临床呼吸系统疾病诊疗规范

马雨霞　主编

中国纺织出版社有限公司

图书在版编目（CIP）数据

临床呼吸系统疾病诊疗规范 / 马雨霞主编． -- 北京：
中国纺织出版社有限公司，2021.12

ISBN 978 - 7 - 5180 - 9084 - 6

Ⅰ．①临… Ⅱ．①马… Ⅲ．①呼吸系统疾病—诊疗—
规范 Ⅳ．①R56 - 65

中国版本图书馆 CIP 数据核字（2021）第 219771 号

责任编辑：樊雅莉 责任校对：高 涵 责任印制：王艳丽

中国纺织出版社有限公司出版发行

地址：北京市朝阳区百子湾东里 A407 号楼 邮政编码：100124

销售电话：010—67004422 传真：010—87155801

http://www.c - textilep.com

中国纺织出版社天猫旗舰店

官方微博 http://weibo.com/2119887771

三河市宏盛印刷有限公司印刷 各地新华书店经销

2021 年 12 月第 1 版第 1 次印刷

开本：787 × 1092 1/16 印张：13.75

字数：320 千字 定价：88.00 元

凡购本书，如有缺页、倒页、脱页，由本社图书营销中心调换

编委会

主 编 马雨霞 哈尔滨医科大学附属第一医院

张明辉 哈尔滨医科大学附属肿瘤医院

浦海宏 哈尔滨医科大学附属肿瘤医院

副主编 马会平 济宁市第一人民医院

编 委 （排名不分先后）

宋 琪 哈尔滨医科大学附属第一医院

矫翠婷 哈尔滨医科大学附属第一医院

胡晓晨 哈尔滨医科大学附属第一医院

孙亚娇 哈尔滨医科大学附属第二医院

刘 露 哈尔滨医科大学附属第一医院

李 恒 哈尔滨医科大学附属第一医院

丛玉玮 哈尔滨医科大学附属第一医院

刘 航 哈尔滨医科大学附属第一医院

赵红丽 哈尔滨医科大学附属肿瘤医院

杨丽姝 哈尔滨医科大学附属第一医院

孙伟玲 哈尔滨医科大学附属肿瘤医院

唐 瑶 哈尔滨医科大学附属第一医院

关媛媛 哈尔滨医科大学附属第一医院

孙 瑜 哈尔滨医科大学附属第一医院

王 婷 哈尔滨医科大学附属第一医院

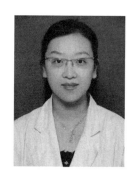

马雨霞,哈尔滨医科大学附属第一医院呼吸科,副主任医师,副教授,医学博士,黑龙江省医学会肺栓塞和肺血管疾病组成员,黑龙江省基层呼吸联盟委员。哈尔滨医科大学第一临床医学院骨干教师,住院医师规范化培训导师,专科医师培训基地导师。主持黑龙江省教育厅课题 1 项,卫生厅课题 1 项,哈尔滨医科大学附属第一医院基金 1 项,主持新技术课题 1 项,发表 SCI 论文多篇。在哈尔滨医科大学附属第一医院开设专科专长门诊,主治慢性阻塞性肺疾病、哮喘、间质性肺炎,促进肺功能的康复。从医 20 余年,呼吸系统常见病和疑难病的治疗经验丰富,长期立足于常见病的规范治疗,致力于慢性病非药物疗法,为患者延缓病情,康复肺功能。

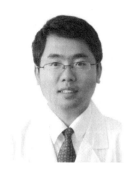

张明辉,医学博士,副主任医师,硕士生导师,长期致力于肺癌的诊断、化疗及靶向治疗,并在肺癌的发病机制、多药耐药机制的研究及个体化治疗方面进行了非常深入的研究,尤其擅长肺癌相关胸腔积液治疗。主持国家级、省部级课题 7 项,发表 SCI 论文 10 余篇。获得黑龙江省技术进步奖一等奖 1 项,三等奖 1 项。

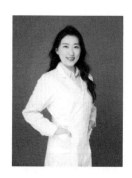

浦海宏,哈尔滨医科大学附属肿瘤医院呼吸二病区副主任医师,医学博士。中国医疗保健国际交流促进会肿瘤内科分会委员,中国医药教育协会肿瘤转移专业委员会委员,黑龙江省医疗保健国际交流促进会肺癌预防和规范化诊疗分会、肿瘤 MDT 专业委员会、疼痛分会委员。发表 SCI 文章数篇、国家级核心期刊文章多篇,主持黑龙江省卫生厅课题 1 项,参与多项厅局级课题。荣获省部级科学技术进步奖及厅级进步奖数项。擅长肺癌、胸膜间皮瘤等恶性肿瘤的化疗、靶向治疗、免疫治疗及个体化治疗,恶性胸腔积液、心包积液处理,并擅长肺癌相关合并症的处理。致力于肺癌的早期诊断、个体化治疗、免疫治疗和临床研究。

前　言

　　呼吸系统疾病是严重危害我国人民身体健康的常见病和多发病,近年来部分疾病的发病率和死亡率呈现上升趋势。随着现代分子生物学、免疫学、影像学及介入医学的发展,医学界对呼吸系统疾病的发病机制不断探索,在诊断方法、治疗手段、预防措施的研究方面取得了长足的进步。大量治疗呼吸系统疾病的新药不断上市,基于循证医学基础上的呼吸系统疾病诊治及药物应用指南相继问世。因此,迫切需要医务工作者更新知识,提高对呼吸系统疾病的诊治水平,尤其是规范治疗和合理用药。

　　呼吸系统疾病诊疗技术的不断改进、新的诊疗技术不断涌现、新药的发展及临床治疗方案的不断总结,使临床部分难题得到了解决。本书在系统地总结呼吸系统疾病治疗方法的基础上,介绍了一些新的诊疗技术与方法。我们希望本书对提高临床医师的呼吸系统疾病诊疗水平有所裨益。

　　本书共分为五章,内容涵盖了临床呼吸系统常见疾病的诊断及治疗,具体包括呼吸系统感染性疾病、气道阻塞性疾病、间质性肺疾病、结核病及肺癌。

　　针对书中涉及的疾病,均进行了详细介绍,包括疾病的病因病理、症状表现、检查诊断方法、鉴别诊断、治疗方法及护理等。本书具有一定的临床价值及实用性,内容丰富,贴近临床实践,为呼吸科相关的医务人员提供参考与帮助。

　　本书在编写过程中,借鉴了许多呼吸系统疾病相关书籍与文献资料,在此表示衷心的感谢。由于本编委会人员均在一线临床工作,编写时间仓促,难免有错误及不足之处,恳请广大读者见谅,并给予批评指正,以更好地总结经验,提高呼吸系统疾病临床诊治水平。

《临床呼吸系统疾病诊疗规范》编委会

2021 年 7 月

目　　录

第一章　呼吸系统感染性疾病

第一节　急性上呼吸道感染

急性上呼吸道感染（acute upper respiratory tract infection）是鼻腔、咽或喉部急性炎症的概称。患者不分年龄、性别、职业和地区。全年皆可发病，冬春季节多发，可通过含有病毒的飞沫或被污染的用具传播，多数为散发性，但常在气候突变时流行。由于病毒的类型较多，人体对各种病毒感染后产生的免疫力较弱且短暂，并且无交叉免疫，同时在健康人群中有病毒携带者，故一个人一年内可有多次发病。

急性上呼吸道感染 70%～80% 由病毒引起。主要有流感病毒（甲型、乙型、丙型）、副流感病毒、呼吸道合胞病毒、腺病毒、鼻病毒、埃可病毒、柯萨奇病毒、麻疹病毒、风疹病毒等。细菌感染可直接或继病毒感染之后发生，以溶血性链球菌多见，其次为流感嗜血杆菌、肺炎链球菌和葡萄球菌等。偶见革兰阴性杆菌。其感染的主要表现为鼻炎、咽喉炎或扁桃体炎。

当有受凉、淋雨、过度疲劳等诱发因素，使全身或呼吸道局部防御功能降低时，原已存在于上呼吸道或从外界侵入的病毒或细菌可迅速繁殖，引起本病，尤其是老幼体弱或有慢性呼吸系统疾病如鼻旁窦炎、扁桃体炎、慢性阻塞性肺疾病者更易罹患。

本病不仅具有较强的传染性，而且可引起严重并发症，应积极防治。

一、诊断

根据病史、流行情况、症状和体征，结合外周血常规和胸部 X 线检查可做出临床诊断。进行细菌培养和病毒分离，或病毒血清学检查、免疫荧光法、酶联免疫吸附法、血凝抑制试验等，可确定病因诊断。

（一）临床表现

根据病因不同，临床表现可有不同。

1.普通感冒

普通感冒俗称"伤风"，又称急性鼻炎或上呼吸道卡他，以鼻咽部卡他症状为主要表现。成人多为鼻病毒引起，其次为副流感病毒、呼吸道合胞病毒、埃可病毒、柯萨奇病毒等。起病较急，初期有咽干、咽痒或烧灼感，发病时或数小时后，可有喷嚏、鼻塞、流清水样鼻涕，2～3 天后变稠。可伴咽痛，有时由于耳咽管炎会出现听力减退，也可出现流泪、味觉迟钝、呼吸不畅、声嘶、轻微咳嗽等。一般无发热及全身症状，或仅有低热、不适、轻度畏寒和头痛。检查可见鼻腔黏膜充血、水肿、有分泌物，咽部轻度充血。如无并发症，一般 5～7 天后痊愈。

2.流行性感冒

流行性感冒简称"流感"，是由流行性感冒病毒引起。潜伏期 1～2 天，最短数小时，最长 3 天。起病多急骤，症状变化很多，主要以全身中毒症状为主，呼吸道症状轻微或不明显。临床表现和轻重程度差异较大。流感根据临床表现可分为单纯型、肺炎型、中毒型、胃肠型。具体分型表现参见第二节流行性感冒。

3.以咽炎为主要表现的感染

(1)病毒性咽炎和喉炎:由鼻病毒、腺病毒、流感病毒、副流感病毒以及肠病毒、呼吸道合胞病毒等引起。临床表现为咽部发痒和灼热感,疼痛不持久,也不突出。当有吞咽疼痛时,常提示有链球菌感染,咳嗽少见。急性喉炎多由流感病毒、副流感病毒及腺病毒等引起,临床特征为声嘶、讲话困难、咳嗽时疼痛,常有发热、咽炎或咳嗽。体检可见喉部水肿、充血,局部淋巴结轻度肿大和触痛,可闻及喘鸣音。

(2)疱疹性咽峡炎:常由柯萨奇病毒 A 引起,表现为明显咽痛、发热,病程约为 1 周。检查可见咽充血,软腭、悬雍垂、咽及扁桃体表面有灰白色疱疹及浅表溃疡,周围有红晕。多于夏季发病,多见于儿童,偶见于成人。

(3)咽结膜热:主要由腺病毒、柯萨奇病毒等引起。临床表现有发热、咽痛、畏光、流泪、咽及结膜明显充血。病程 4~6 天,常发生于夏季,游泳中传播。儿童多见。

(4)细菌性咽-扁桃体炎:多由溶血性链球菌引起,其次为流感嗜血杆菌、肺炎链球菌、葡萄球菌等引起。起病急,明显咽痛、畏寒、发热、体温可达 39℃ 以上。检查可见咽部明显充血,扁桃体肿大、充血,表面有黄色点状渗出物,颌下淋巴结肿大、压痛,肺部无异常体征。

(二)实验室检查

1.血常规

病毒性感染,白细胞计数多为正常或偏低,淋巴细胞比例升高。细菌感染者白细胞计数和中性粒细胞增多以及核左移。

2.病毒抗原的测定

视需要可用免疫荧光法、酶联免疫吸附法、血清学诊断和病毒分离鉴定,以判断病毒的类型,区别病毒和细菌感染。细菌培养可判断细菌类型和进行药物敏感试验。

3.血清 PCT 测定

有条件的单位可检测血清 PCT,有助于鉴别病毒性和细菌性感染。

二、治疗

上呼吸道病毒感染目前尚无特殊抗病毒药物,通常以对症处理、休息、忌烟、多饮水、保持室内空气流通、防治继发细菌感染为主。

(一)对症治疗

可选用含有解热镇痛、减少鼻咽充血和分泌物、止咳的抗感冒复合剂或中成药,如对乙酰氨基酚、双酚伪麻片、美扑伪麻片、银翘解毒片等。儿童忌用阿司匹林或含阿司匹林药物以及其他水杨酸制剂,因为此类药物与流感的肝脏和神经系统并发症(Reye 综合征)相关,偶可致死。

(二)支持治疗

休息、多饮水、注意营养,饮食要易于消化,特别在儿童和老年患者更应重视。密切观察和监测并发症,抗生素仅在明确或有充分证据提示继发细菌感染时应用。

(三)抗流感病毒药物治疗

抗流感病毒的药物治疗参见第二节流行性感冒。

（四）抗生素治疗

一般不需要抗生素治疗。如有细菌感染，可根据病原菌选用敏感的抗生素。经验用药，常选青霉素、第一代和第二代头孢菌素、大环内酯类或喹诺酮类。

（刘　露）

第二节　流行性感冒

一、概述

流行性感冒（简称流感）是由流行性感冒病毒引起的急性呼吸道传染病，是人类面临的主要公共健康问题之一。1918年第一次流感世界大流行死亡人数达2000万，比第一次世界大战死亡人数还多，之后在1957年（H2N2）、1968年（H1N1）、1977年（H1N1）均有大流行。而近年来禽流感病毒H5N1连续在亚洲多个国家造成人类感染，形成了对公共卫生的严重威胁。

二、病因病机

流感病毒呈多形性，其中球形直径为80～120nm，有囊膜。流感病毒属正黏病毒科，流感病毒属，基因组为分节段、单股、负链RNA。根据病毒颗粒核蛋白（NP）和基质蛋白（M1）抗原及其基因特性的不同，流感病毒分为甲型、乙型、丙型3型。

甲型流感病毒基因组由8个节段的单链RNA组成，负责编码病毒所有结构蛋白和非结构蛋白。甲型流感病毒囊膜上有3种突起：H蛋白、N蛋白和M2蛋白，血凝素（H）和神经氨酸酶（N）为2种穿膜糖蛋白，它们突出于脂质包膜表面，分别与病毒吸附于敏感细胞和从受染细胞释放有关。第3种穿膜蛋白是M2蛋白，这是一种离子通道蛋白，为病毒进入细胞后脱衣壳所必需。根据其表面H和N抗原的不同，甲型流感病毒又分成许多亚型。甲型流感病毒的血凝素共有16个亚型（H1～H16）。神经氨酸酶则有9个亚型（N1～N9）。所有16个亚型的血凝素和9个亚型的神经氨酸酶都在禽类中检测出，但只有H1、H2、H3、H5、H7、H9、N1、N2、N3、N7，可能还有N8亚型引起人类流感流行。

流感病毒表面抗原特别是H抗原具有高度易变性，以此逃脱机体免疫系统对它的记忆、识别和清除。流感病毒抗原性变异形式有2种：抗原性飘移和抗原性转变。抗原性飘移主要是由于编码H或N蛋白基因点突变导致H或N蛋白分子上抗原位点氨基酸的替换，并由于人群选择压力使得小变异逐步积累。抗原性转变只发生于甲型流感病毒，当2种不同的甲型流感病毒同时感染同一宿主细胞时，其基因组的各节段可能会重新分配或组合，导致新的血凝素和（或）神经氨酸酶的出现，或者是H、N之间新的组合，从而产生一种新的甲型流感的亚型。

流感病毒在进入宿主细胞之后，其血凝素蛋白需先经宿主细胞的蛋白酶消化，成为2个由二硫键相连的多肽，这一过程病毒的致病性密切相关。在人类呼吸道和禽类胃肠道中有一种胰酶样的蛋白酶能够酶切流感病毒的血凝素，因此流感病毒往往引起人类呼吸道感染和禽类胃肠道感染。宿主细胞表面对病毒血凝素的受体在人和禽类之间是不同的，因此通常多数禽流感病毒不感染人类,但是已经有越来越多的证据表明,某些禽流感病毒可越过种属界限而感染人类。当2种分别来源于人和禽的流感同时感染一例患者时,或另一种可能的中间宿主猪(因为猪对禽流感和人流感都敏感,而且与禽类和人都可能有密切接触),2种病毒就有可能在复制自身的过程中发生基因成分的交换,产生新的"杂交"病毒。由于人类对其缺乏免疫力,因此患者往往病情严重,死亡率极高。

三、流行病学

流感传染源主要为流感患者和隐性感染者。人禽流感的传染源主要是患禽流感或携带禽流感病毒的鸡、鸭、鹅等家禽及其排泄物,特别是鸡。流感病毒主要是通过空气飞沫和直接接触传播。人禽流感是否还可通过消化道或伤口传播,至今尚缺乏证据。人对流感病毒普遍易感,新生儿对流感及其病毒的敏感性与成年人相同。青少年发病率高,儿童病情较重。流感流行具有一定的季节性。我国北方常发生于冬季,而南方多发生在冬夏两季,然而流感大流行可发生在任何季节。

根据发生特点将流感发生可分为散发、暴发、流行和大流行。散发一般在非流行期间,病例在人群中呈散在零星分布,各病例在发病时间及地点上没有明显的联系。暴发是指一个集体或小地区在相当短时间内突然发生很多流感病例。流行是指在较大地区内流感发病率明显超出当地同期发病率水平,流感流行时发病率一般为5%~20%。大流行的发生是由于新亚型毒株出现,由于人群普遍地缺乏免疫力,疾病传播迅速,流行范围超出国界和洲界,发病率可超过50%。世界性流感大流行间隔10年左右,常有2~3个波,通常第一波持续时间短,发病率高,第二波持续时间长,发病率低,有时还有第三波,第一波主要发生在城市和交通便利的地方,第二波主要发生在农村及交通闭塞地区。

四、临床表现

流感的潜伏期一般为1~3天。起病多急骤,症状变化较多,主要以全身中毒症状为主,呼吸道症状轻微或不明显。季节性流感多发于青少年,临床表现和轻重程度差异较大,病死率通常不高,一般恢复快,不留后遗症,死者多为年迈体衰、年幼体弱或合并有慢性疾病的患者。近年在亚洲国家流行的H5N1禽流感病毒有别于常见的季节性流感。感染后的临床症状往往比较严重,死亡率高达50%,并且常累及多种器官。流感根据临床表现可分为单纯型、肺炎型、中毒型、胃肠型。

(一)单纯型

单纯型最为常见,先有畏寒或寒战,发热,继之全身不适,腰背发酸、四肢疼痛,头昏、头痛。大部分患者有轻重不同的打喷嚏、鼻塞、流涕、咽痛、干咳或伴有少量黏液痰,有时有胸骨后烧灼感、紧压感或疼痛。发热,体温可达39~40℃,一般持续2~3天渐降。部分患者可出现食欲不振、恶心、便秘等消化道症状。年老体弱的患者,症状消失后体力恢复慢,常感软弱无力、多汗,咳嗽可持续1~2周或更长。体格检查:患者可呈重病容,衰弱无力,面部潮红,皮肤上偶有类似麻疹、猩红热、荨麻疹样皮疹,软腭上有时有点状红斑,鼻咽部充血水肿。本型中轻者病情似一般感冒,全身和呼吸系统症状均不显著,病程仅1~2天,单从临床表现难以确诊。

(二)肺炎型

本型常发生在 2 岁以下的小儿,或原有慢性基础疾病,如二尖瓣狭窄、肺源性心脏病、免疫力低下以及孕妇、年老体弱者。其特点是在发病后 24 小时内可出现高热、烦躁、呼吸困难、咳血痰和明显发绀。全肺可有呼吸音减低、湿啰音或哮鸣音,但无肺实变体征。胸部 X 线摄片可见双肺广泛小结节性浸润,近肺门较多,肺周围较少。上述症状可进行性加重,抗生素无效。病程 1 周至 2 月余,大部分患者可逐渐恢复,也可因呼吸循环衰竭在 5～10 天内死亡。

(三)中毒型

中毒型较少见。肺部体征不明显,具有全身血管系统和神经系统损害,有时可有脑炎或脑膜炎表现。临床表现为高热不退,神志昏迷,成人常有谵妄,儿童可发生抽搐。少数患者由于血管神经系统紊乱或肾上腺出血,导致血压下降甚至休克。

(四)胃肠型

胃肠型主要表现为恶心、呕吐和严重腹泻,病程 2～3 天,恢复迅速。

五、诊断

流感的诊断主要依据流行病学资料,并结合典型临床表现确定,但在流行初期,散发或轻型的病例诊断比较困难,确诊往往需要实验室检查。流感常用辅助检查。

(一)一般检查

1. 外周血常规

白细胞总数不高或偏低,淋巴细胞相对增加,重症患者多有白细胞总数及淋巴细胞下降。

2. 胸部影像学检查

单纯型患者胸部 X 线检查可正常,但重症尤其肺炎型患者胸部 X 线检查可显示单侧或双侧肺炎,少数可伴有胸腔积液等。

(二)流感病毒病原学检测及分型

流感病毒病原学检测及分型对确诊流感及与其他疾病如严重急性呼吸综合征(SARS)等鉴别十分重要,常用病毒学检测方法主要有以下几种。

1. 病毒培养分离

病毒培养分离是诊断流感最常用和最可靠的方法之一。目前分离流感病毒主要应用马达犬肾细胞为宿主系统。培养过程中观察细胞病变效应,并可应用血清学实验来进行鉴定和分型。传统的培养方法对于流感病毒的检测因需要时间较长(一般需要 4～5 天),不利于早期诊断和治疗。近年来新出现了一种快速流感病毒实验室培养技术——离心培养法,该培养法在流感病毒的快速培养分离上发挥了很大作用。离心培养法是在标本接种后进行长时间的低速离心,使标本中含病毒的颗粒在外力作用下被挤压吸附于培养细胞上,从而大大缩短了培养时间。

2. 血清学诊断

血清学诊断主要是检测患者血清中的抗体水平,即用已知的流感病毒抗原来检测血清中的抗体,此法简便易行、结果可信。血清标本应包括急性期和恢复期双份血清。急性期血样应在发病后 7 天内采集,恢复期血样应在发病后 2～4 周采集。双份血清进行抗体测定,恢复期抗体滴度较急性期有 4 倍或以上升高,有助于确诊和回顾性诊断,单份血清一般不能用作诊断。

3.病毒抗原检测

对于病毒抗原的检测的方法主要有 2 类:直接荧光抗体检测(direct fluorescent antibody test,DFA)和快速酶(光)免法。DFA 用抗流感病毒的单克隆抗体直接检测临床标本中的病毒抗原,应用亚型特异性的单抗能够快速和直接地检测标本中的病毒抗原,并且可以进一步进行病毒的分型,不仅可用于诊断,还可以用于流行病学的调查。目前快速酶免、光免法主要有:Directigen Flu A、Directigen Flu A plus B、Binax Now Flu A and B、Biostar FLU OIA、Quidel Quick vue 和 Zstat Flu test 等。值得注意的是,上述几种检测方法对于乙型流感病毒的检测效果不如甲型。

4.病毒核酸检测

以聚合酶链反应(polymerase chainreaction,PCR)技术为基础发展出了各种各样的病毒核酸检测方法,在流感病毒鉴定和分型方面发挥着越来越大的作用,不仅可以快速诊断流感,并且可以根据所分离病毒核酸序列的不同对病毒进行准确分型。常用的方法有核酸杂交、逆转录聚合酶链反应、多重逆转录聚合酶链反应、酶联免疫 PCR、实时定量 PCR、依赖性核酸序列扩增、荧光 PCR 等方法。以上述各种检测方法为基础,很多生物制品公司开发出多种试剂盒供临床快速检测应用。近年来,应用基因芯片对流感病毒进行检测和分型是研究的一大热点,基因芯片灵敏度极高,并且可以同时检测多种病毒,尤其适用于流感多亚型、易变异的特点。目前多种基因芯片技术已应用到流感病毒的检测和分型中。

六、鉴别诊断

流感主要与除流感病毒的多种病毒、细菌等病原体引起的流感样疾病相鉴别。确诊需依据实验室检查,如病原体分离、血清学检查和核酸检测。

(一)普通感冒

普通感冒可由多种呼吸道病毒感染引起。除注意收集流行病学资料以外,通常流感全身症状比普通感冒重,而普通感冒呼吸道局部症状更突出。

(二)严重急性呼吸综合征(SARS)

SARS 是由 SARS 冠状病毒引起的一种具有明显传染性,可累及多个脏器、系统的特殊肺炎,临床上以发热、乏力、头痛、肌肉关节疼痛等全身症状和干咳、胸闷、呼吸困难等呼吸道症状为主要表现。临床表现类似肺炎型流感。根据流行病学史,临床症状和体征,一般实验室检查,胸部 X 线影像学变化,配合 SARS 病原学检测阳性,排除其他疾病,可做出 SARS 的诊断。

(三)肺炎支原体感染

发热、头痛、肌肉疼痛等全身症状较流感轻,呛咳症状较明显,或伴少量黏痰。胸部 X 线检查可见两肺纹理增深,并发肺炎时可见肺部斑片状阴影等间质肺炎表现。痰及咽拭子标本分离肺炎支原体可确诊。血清学检查对诊断有一定帮助,核酸探针或 PCR 有助于早期快速诊断。

(四)衣原体感染

发热、头痛、肌肉疼痛等全身症状较流感轻,可引起鼻窦炎、咽喉炎、中耳炎、气管支气管炎和肺炎。实验室检查可帮助鉴别诊断,包括病原体分离、血清学检查和 PCR 检测。

(五)嗜肺军团菌感染

夏秋季发病较多,并常与空调系统及水源污染有关。起病较急、畏寒、发热、头痛等,全身症状较明显,呼吸道症状表现为咳嗽、黏痰、痰血、胸闷、气促,少数可发展为急性呼吸窘迫综合征(ARDS);呼吸道以外的症状亦常见,如腹泻、精神症状以及心功能和肾功能障碍,胸部 X线检查示炎症浸润影。呼吸道分泌物、痰、血培养阳性可确定诊断,但检出率低。对呼吸道分泌物用直接荧光抗体法(DFA)检测抗原或用 PCR 检查核酸,对早期诊断有帮助。血清、尿间接免疫荧光抗体测定,也具诊断意义。

七、治疗

隔离患者,流行期间对公共场所加强通风和空气消毒,避免传染他人。

合理应用对症治疗药物,可对症应用解热药、缓解鼻黏膜充血药物、止咳祛痰药物等。尽早应用抗流感病毒药物治疗:抗流感病毒药物治疗只有早期(起病 1～2 天内)使用,才能取得最佳疗效。抗流感病毒化学治疗药物现有离子通道 M_2 阻滞剂(表 1-1)和神经氨酸酶抑制剂2 类,前者包括金刚烷胺和金刚乙胺;后者包括奥司他韦和扎那米韦。

表 1-1　金刚烷胺和金刚乙胺用法和剂量

药名	年龄(岁)			
	1～9	10～12	13～16	≥65
金刚烷胺	5mg/(kg·d)(最高 150mg/d),分 2 次	100mg,每天 2 次	100mg,每天 2 次	≤100mg/d
金刚乙胺	不推荐使用	不推荐使用	100mg,每天 2 次	100mg 或 200mg/d

(一)离子通道 M2 阻滞剂

金刚烷胺和金刚乙胺。对甲型流感病毒有活性,抑制其在细胞内的复制。在发病 24～48小时内使用,可减轻发热和全身症状,减少病毒排出,防止病毒扩散。金刚烷胺在肌酐清除率≤50mL/min 时酌情减少用量,并密切观察其不良反应,必要时停药。血液透析对金刚烷胺清除的影响不大。肌酐清除率<10mL/min 时,金刚乙胺应减为 100mg/d;对老年和肾功能减退患者应监测不良反应。不良反应主要有中枢神经系统反应,如神经质、焦虑、注意力不集中和轻微头痛等,其发生率金刚烷胺高于金刚乙胺;胃肠道反应,如恶心和呕吐。这些不良反应一般较轻,停药后大多可迅速消失。

(二)神经氨酸酶抑制剂

神经氨酸酶抑制剂对甲型、乙型两型流感病毒都是有效的,目前有 2 个品种,即奥司他韦和扎那米韦,我国临床目前只有奥司他韦。

1.用法和剂量

奥司他韦为成人 75mg,每天 2 次,连服 5 天,应在症状出现 2 天内开始用药。儿童用法见表 1-2,1 岁以内不推荐使用。扎那米韦为 6 岁以上儿童及成人剂量均为每次吸入 10mg,每天 2 次,连用 5 天,应在症状出现 2 天内开始用药。6 岁以下儿童不推荐使用。

表 1-2　儿童奥司他韦用量

药名	体重(kg)			
	≤15	16～23	24～40	>40
奥司他韦(mg)	30	45	60	75

2.不良反应

奥司他韦不良反应少,一般为恶心、呕吐等消化道症状,也有腹痛、头痛、头晕、失眠、咳嗽、乏力等不良反应的报道。扎那米韦吸入后最常见的不良反应有头痛、恶心、咽部不适、眩晕、鼻出血等。个别哮喘和慢性阻塞性肺疾病(COPD)患者使用后可出现支气管痉挛和肺功能恶化。肾功能不全的患者无需调整扎那米韦的吸入剂量。对肌酐清除率<30mL/min 的患者,奥司他韦减量至 75mg,每天 1 次。

需要注意的是因神经氨酸酶抑制剂对甲型、乙型两型流感病毒均有效且耐药发生率低,不会引起支气管痉挛,而 M_2 阻滞剂都只对甲型流感病毒有效且在美国耐药率较高,因此美国目前推荐使用抗流感病毒药物仅有奥司他韦和扎那米韦,只有证据表明流感病毒对金刚烷胺或金刚乙胺敏感才用于治疗和预防流感。对于那些非卧床的流感患者,早期吸入扎那米韦或口服奥司他韦能够降低发生下呼吸道并发症的可能性。另外自 2004 年以来,绝大多数 H5N1 病毒株对神经氨酸酶抑制剂敏感,而对金刚胺类耐药,因此确诊为 H5N1 禽流感病毒感染的患者或疑似患者推荐用奥司他韦治疗。

(三)并发症治疗

肺炎型流感常见并且最重要的并发症为细菌的二重感染,尤其是细菌性肺炎。肺炎型流感尤其重症患者往往有严重呼吸窘迫、缺氧,严重者可发生急性呼吸窘迫综合征(ARDS),应给予患者氧疗,必要时行无创或有创机械通气治疗。对于中毒型或胃肠型流感患者,应注意纠正患者水、电解质平衡,维持血流动力学稳定。

八、预防

隔离患者,流行期间对公共场所加强通风和空气消毒,切断传染链,终止流感流行。流行期间减少大型集会及集体活动,接触者应戴口罩。

目前接种流感病毒疫苗是预防流感疾病发生、流行的最有效手段。当疫苗和流行病毒抗原匹配良好时,流感疫苗在<65 岁的健康人群中可预防 70%～90%的疾病发生。由于免疫系统对接种疫苗需要 6～8 周才起反应,所以疫苗必须在流感季节到来之前接种,最佳时间为 10 月中旬至 11 月中旬。由于流感病毒抗原性变异较快,所以人类无法获得持久的免疫力,进行流感疫苗接种后人体可产生免疫力,但对新的变异病毒株无保护作用。因此在每年流感疫苗生产之前,都要根据当时所流行病毒的抗原变化来调整疫苗的组成,以求最大的保护效果。

流感疫苗包括减毒活疫苗和灭活疫苗。至今对于病毒快速有效的减毒方法和准确的减毒标准仍存在许多不确定因素,因此减毒疫苗仍不能广泛应用。现在世界范围内广泛使用的流感病毒疫苗以纯化、多价的灭活疫苗为主。

　　美国疾病预防控制中心制定的流感疫苗和抗病毒剂使用指南推荐,每年接受一次流感疫苗接种的人员:学龄儿童;6 个月至 4 岁的儿童;50 岁以上的成年人;6 个月至 18 岁的高危 Reye 综合征(因长期使用阿司匹林治疗)患者;将在流感季节怀孕的妇女;慢性肺炎(包括哮喘)患者;心脏血管(高血压除外)疾病患者,肾、肝、血液或代谢疾病(包括糖尿病)患者;免疫抑制人员;在某些条件下危及呼吸功能人员;居住在养老院的人员和其他慢性疾病患者的护理人员;卫生保健人员;接触年龄小于 5 岁和年龄大于 50 岁的健康人员和爱心志愿者(特别是接触小于 6 个月婴儿的人员);感染流感可引发严重并发症的人员。

　　流感疫苗接种的不良反应主要为注射部位疼痛,偶见发热和全身不适,大多可自行恢复。

　　应用抗流感病毒药物。明确或怀疑某区域流感暴发时,对所有非流感者和未进行疫苗接种的医务人员可给予金刚烷胺、金刚乙胺或奥司他韦进行预防性治疗,时间持续 2 周或流感暴发结束后 1 周。

(宋　琪)

第三节　急性气管支气管炎

　　急性气管支气管炎(acute tracheobronchitis)是由生物、物理、化学刺激或过敏等因素引起的急性气管支气管黏膜炎症。常发生于寒冷季节或气候突变时,也可由急性上呼吸道感染迁延不愈所致。

一、病因

(一)微生物

病原体与上呼吸道感染类似。

(二)物理、化学因素

冷空气、粉尘、刺激性气体或烟雾。

(三)变态反应

常见的吸入致敏源包括花粉、有机粉尘、真菌孢子、动物毛皮和排泄物;或对细菌蛋白质的过敏,钩虫、蛔虫的幼虫在肺内的移行均可引起气管支气管急性炎症反应。

二、诊断

(一)症状

咳嗽、咳痰,先为干咳或少量黏液性痰,随后转为黏液脓性,痰量增多,咳嗽加剧,偶有痰中带血。伴有支气管痉挛时可有气促、胸骨后发紧感。可有发热(38℃左右)与全身不适等症状,但有自限性,3～5 天后消退。

(二)体征

粗糙的干啰音,局限性或散在湿啰音,常于咳痰后发生变化。

(三)实验室检查及辅助检查

(1)血常规检查,一般白细胞计数正常,细菌性感染较重时白细胞总数升高或中性粒细胞增多。

（2）痰涂片或培养可发现致病菌。

（3）胸部 X 线检查大多正常或肺纹理增粗。

（四）鉴别诊断

1. 流行性感冒

流行性感冒可引起咳嗽，但全身症状重，发热、头痛和全身酸痛明显，血白细胞数量减少。根据流行病史、补体结合试验和病毒分离可鉴别。

2. 急性上呼吸道感染

鼻咽部症状明显，咳嗽轻微，一般无痰。肺部无异常体征。胸部 X 线正常。

3. 其他

如支气管肺炎、肺结核、肺癌、肺脓肿等可表现为类似的咳嗽、咳痰的多种疾病表现，应详细检查，以资鉴别。

三、治疗

（一）对症治疗

干咳无痰者可选用枸橼酸维宁，25mg，每天 3 次；或美沙芬，15～30mg，每天 3 次；或可待因，15～30mg，每天 3 次，或用含中枢性镇咳药的合剂，如联邦止咳露、止咳糖浆，10mL，每天 3 次。其他中成药如咳特灵、克咳胶囊等均可选用，痰多不易咳出者可选用祛痰药，如溴己新，16mg，每天 3 次；或用盐酸氨溴索，30mg，每天 3 次；或桃金娘油提取物化痰，也可雾化帮助祛痰；有支气管痉挛或气道反应性高的患者可选用茶碱类药物，如氨茶碱，100mg，每天 3 次，或长效茶碱舒氟美 200mg，每天 2 次，或多索茶碱 0.2g，每天 2 次或雾化吸入异丙托品，或口服特布他林，1.25～2.5mg，每天 3 次；头痛、发热时可加用解热镇痛药，如阿司匹林 0.3～0.6g，每 6～8 小时 1 次。

（二）有细菌感染时选用合适的抗生素

痰培养阳性，按致病菌及药敏试验选用抗菌药。在未得到病原菌阳性结果之前，可选用大环内酯类如罗红霉素成人每天 2 次，每次 150mg，或 β-内酰胺类如头孢拉定成人 1～4g/d，分 4 次口服，头孢克洛成人 2～4g/d，分 4 次口服。

四、疗效标准与预后

症状体征消失，化验结果正常为痊愈。

（宋 琪）

第四节　慢性支气管炎

慢性支气管炎是指气管、支气管黏膜及其周围组织的慢性非特异性炎症，临床上以咳嗽、咳痰或伴有喘息及反复发作的慢性过程为特征。疾病进展后常并发阻塞性肺气肿，甚至肺源性心脏病。

一、病因病机

(一)感染

慢性支气管炎发生、发展与呼吸道感染有密切的关系。主要为病毒和细菌感染,肺炎支原体和肺炎衣原体有时也可能致病。

(二)吸烟

国内外一致认为吸烟为慢性支气管炎另一重要因素,有资料说明,吸烟者患慢性支气管炎的比率较不吸烟者高 2~8 倍。吸烟时间越长、烟量越大,患病率越高,戒烟后可使病情减轻,甚至痊愈。

(三)气候因素

慢性支气管炎发病和急性加重常见于冬季寒冷季节,特别是气温骤然降低时。寒冷空气刺激呼吸道黏膜,使小血管痉挛,血液循环障碍,导致呼吸道防御功能降低,同时使黏膜上皮的纤毛运动功能障碍,分泌物排出困难,净化清除作用减弱,这些均有利于病毒入侵而继发感染。

(四)理化因素

刺激性烟雾、粉尘、大气污染如二氧化硫、氯、二氧化氮、臭氧等对呼吸道黏膜有刺激和细胞毒性作用,易诱发慢性支气管炎。长期接触工业粉尘和有毒气体的工人其慢性支气管炎的患病率较无接触者高,大气污染严重的大城市较郊区和农村高。

(五)过敏因素

慢性支气管炎与过敏有一定关系,尤其是喘息型慢性支气管炎往往有过敏史,患者痰液中嗜酸性粒细胞数量与组胺含量都有增高倾向,对多种抗原的皮试阳性率高于对照组。尘埃、螨虫、细菌、真菌、寄生虫、花粉等都可以成为过敏因素而致病。有研究认为细菌过敏原对引起慢性支气管炎速发型或速发型变态反应尤为重要。

(六)其他

自主神经功能失调也可能是本病发生的一个内在的因素,大多数患者有自主神经功能失调现象,部分患者的副交感神经功能亢进,气道反应性较正常增高。

二、临床表现

(一)症状

多缓慢起病,病程较长,主要症状有慢性咳嗽、咳痰、喘息。开始症状轻微,反复急性发作而加重。部分患者起病前有急性上呼吸道感染史。患者常在寒冷季节或气温骤变时发病,出现咳嗽、咳痰,痰多呈白色黏液泡沫状,有时黏稠不易咯出。在急性呼吸道感染时,症状迅速加剧,痰量增多,若痰转为黄色黏液脓性或黄绿色,多为继发细菌感染。偶可痰中带血丝,痰量以夜间或清晨较多。喘息型慢性支气管炎有支气管痉挛时可引起喘息。早期一般无呼吸困难,若并发肺气肿,随着病情进展,则呼吸困难逐渐加重。

(二)体征

早期多无体征。有时在背部及肺底部可听到湿性或干性啰音,喘息型慢性支气管炎发作时,可听到较广泛的哮鸣音,缓解后消失。长期发作并发肺气肿病例可有肺气肿的体征。

三、诊断

主要依靠病史和症状,凡咳嗽、咳痰或伴有喘息,每年发病持续 3 个月,连续 2 年或 2 年以上,并排除其他心、肺疾病(如肺结核、肺尘埃沉着病、支气管哮喘、支气管扩张、肺癌、心脏病、心功能不全等)时,可做出诊断。如每年发病持续不足 3 个月而有明确的客观检查依据(如 X 线、肺功能等)亦可诊断。

根据临床表现,慢性支气管炎可分为 2 种类型,即单纯型与喘息型,前者主要表现咳嗽、咳痰;后者除咳嗽、咳痰外还有喘息症状,并有哮鸣音。

根据病情,病程又可分为 3 期。

(一)急性发作期

急性发作期指在 1 周内出现脓性或黏液脓性痰,痰量明显增加,或伴有发热等炎症表现;或 1 周内咳、痰或喘,任何一项症状明显加剧。

(二)慢性迁延期

慢性迁延期指有不同程度的咳、痰、喘,症状迁延到 1 个月以上者。

(三)临床缓解期

临床缓解期指病情自然缓解或经治疗后症状基本消失,或偶有轻微咳嗽和少量痰液,保持 2 个月以上者。

四、鉴别诊断

(一)肺结核

近年肺结核的患病率有增高的趋势,具有低热、盗汗、乏力、消瘦、咯血等表现的肺结核,结合胸部 X 线检查与痰结核分枝杆菌检查,容易与慢性支气管炎鉴别。但老年肺结核菌的毒血症状不明显,慢性咳嗽、咳痰症状常易被慢性支气管炎的症状相混淆与掩盖,长期未被发现。因此,应特别引起注意。

(二)支气管哮喘

支气管哮喘常于幼年或青年发病,常有个人或家族过敏性疾病史,发病的季节性较强,一般无慢性咳嗽、咳痰史,以发作哮喘为特征,支气管扩张剂效果明显,缓解后可无症状。喘息型慢性支气管炎多见于中老年人,以咳嗽、咳痰为主要表现,伴有喘息,单纯的平喘药物治疗效果不佳,感染控制后,症状多可缓解。典型病例不难区别,但支气管哮喘并发慢性支气管炎或肺气肿时则难以鉴别。

(三)支气管扩张

本病也有慢性咳嗽、咳痰,胸片也可表现为双肺中下野纹理增粗、紊乱或伴有小斑点状阴影,易与慢性支气管炎混淆。但大多数支气管扩张患者有咯大量脓性痰或反复咯血的病史。高分辨率 CT 肺部检查有助诊断,支气管碘水(油)造影可确诊。

(四)硅沉着病及其他肺尘埃沉着病

有粉尘接触和职业史,X 线检查可见肺部矽结节,肺门阴影扩大及网状纹理增多,可做鉴别。

五、治疗

（一）急性发作期及慢性迁延期的治疗

1. 控制感染

应视感染的主要致病菌和严重程度或根据病原菌药敏选用抗生素。常用的抗生素有青霉素类、大环内酯类、喹诺酮类、头孢菌素类、氨基苷类等。轻者可选用口服，较重患者肌内注射或静脉滴注抗生素。对严重感染应强调依据痰菌培养与药敏试验的结果选用抗生素，使用原则为及时、有效、足量，感染控制后即予停用，以免产生细菌耐药或导致二重感染。

2. 祛痰、镇咳

慢性支气管炎患者除刺激性干咳外，不宜单纯采用镇咳药物如可卡因等，因痰液不能排出，反而加重病情。应用祛痰止咳药物，常用的药物有氯化铵棕色合剂、复方甘草片、溴己新或氨溴索等，或用超声雾化吸入，稀释气管内分泌物，促进其排出。

3. 解痉、平喘

与祛痰剂合用有利于痰液的排出及通气功能的改善。因此慢性支气管炎患者常规应用氨茶碱或茶碱控释片，有喘息者还可使用糖皮质激素或 β_2 受体激动剂等。

（二）缓解期治疗

以增强体质、提高机体抗病能力和预防复发为主。加强锻炼，提高耐寒能力，避免各种诱发因素的接触和吸入，气管炎菌苗、卡介苗素及中医扶正固本治疗，对预防感冒、减少慢性支气管炎的急性发作均有一定疗效。

六、预防

戒烟，注意保暖，避免受凉，预防感冒；改善环境卫生，加强个人劳动保护，消除及避免烟雾、粉尘和有害气体对呼吸道的影响；开展体育锻炼，增强体质，提高抗病能力。

（矫翠婷）

第五节　弥漫性泛细支气管炎

弥漫性泛细支气管炎（diffuse panbronchiolitis，DPB）是以两肺弥漫性呼吸性细支气管及其周围慢性炎症为特征的独立性疾病。目前认为 DPB 是东亚地区所特有的人种特异性疾病。DPB 的病理学特点为以呼吸性细支气管为中心的细支气管炎及细支气管周围炎，因炎症累及呼吸性细支气管壁的全层，故称弥漫泛细支气管炎。临床表现主要为慢性咳嗽、咳痰、活动后呼吸困难。胸部听诊可闻及间断性啰音。80％以上的 DPB 患者合并或既往有慢性鼻窦炎。胸部 X 线可见两肺弥漫性颗粒样结节状阴影，尤其胸部 CT 显示两肺弥漫性小叶中心性颗粒样结节状阴影对协助诊断具有重要意义。肺功能检查主要为阻塞性通气功能障碍，但早期出现低氧血症，而弥散功能通常在正常范围内。实验室检查血清冷凝集试验效价升高，多在 1∶64 以上。本病是一种可治性疾病，治疗首选红霉素等大环内酯类，疗效显著。

一、流行病学

1969 年日本学者山中根据病理学改变首次报道了 DPB。20 世纪 70 年代本间等提出

DPB为一种独立性疾病。20世纪90年代初欧美教科书对DPB加以描述,使其成为世界公认的新疾病。1980年日本开始进行DPB流行病学调查,80年代初调查结果推测日本DPB的发病率为11.1/10万,1995年为3.4/10万。目前DPB最多见于日本,自1992年开始在东亚地区如韩国、中国等也有报道,然而欧美报道的病例极少且其中约50%是亚洲人种。我国1996年首次报道明确诊断的DPB,以后陆续报道了一些病例,但至今我国仍无流行病学调查资料。最近研究表明DPB是东亚地区所特有的人种特异性疾病。

二、病因

DPB的病因至今不明,但可能与以下因素有关。

(一)遗传因素

近年研究表明DPB发病有明显的人种差别,且部分患者有家族发病史。此外,84.8%的DPB患者合并有慢性鼻窦炎或家族内鼻窦支气管综合征,因此有学者推测遗传因素可能是DPB及其与慢性鼻窦炎相关性的发病基础。目前认为DPB可能是一种具有多基因遗传倾向的呼吸系统疾病。最近研究结果表明,DPB与人体白细胞抗原(HLA)基因密切相关,日本DPB患者与$HLA-B_{54}$(尤其是$HLA-B_{5401}$)基因有高度的相关性;而在韩国DPB患者与$HLA-A_{11}$,有高度的相关性。有报道我国DPB患者可能与$HLA-B_{54}$及$HLA-A_{11}$有一定相关性。2000年Keicho等认为DPB的易感基因存在于第6染色体短臂上的HLA-B位点和A位点之间,距离B位点300kb为中心的范围内。最近研究推测DPB发病可能与TAP基因、白介素8(IL-8)基因、CETR基因以及与黏蛋白基因(MUC5B)有关。

(二)慢性气道炎症与免疫系统异常

部分DPB患者支气管肺泡灌洗液(BALF)中中性粒细胞、IL-8及白三烯B4等均明显升高提示本病存在慢性气道炎症病变。此外,以下因素提示本病可能与免疫系统功能障碍有关:①血清冷凝集试验效价升高以及部分患者IgA增高;②病理检查显示呼吸性细支气管区域主要为淋巴细胞、浆细胞浸润和聚集;③DPB患者BALF中CD8淋巴细胞总数增高;④部分DPB患者与类风湿关节炎、成人T淋巴细胞白血病、非霍奇金淋巴瘤等并存。

(三)感染

DPB患者常合并铜绿假单胞菌感染,但铜绿假单胞菌是DPB的病因还是继发感染尚不清楚。有报道应用铜绿假单胞菌接种到动物气道内可成功建立DPB动物模型。也有人认为由于细菌停滞于气道黏膜上,引起由铜绿假单胞菌产生的弹性硬蛋白酶和一些炎症介质的生成,可能是造成DPB气道上皮细胞的损伤和气道炎症的原因。

三、病理

DPB的病理学特征为以两肺呼吸性细支气管为中心的细支气管炎及细支气管周围炎。因炎症病变累及两肺呼吸性细支气管的全层,故称为弥漫性泛细支气管炎。

大体标本肉眼观察肺表面及切面均可见弥漫性分布的浅黄色或灰白色2~3mm的小结节,结节大小较均匀,位于呼吸性细支气管区域,以两肺下叶多见。通常显示肺过度充气。镜下可见在呼吸性细支气管区域有淋巴细胞、浆细胞、组织细胞等圆形细胞的浸润,导致管壁增厚,常伴有淋巴滤泡增生。由于息肉样肉芽组织充填于呼吸性细支气管腔内,导致管壁狭窄或闭塞;呼吸性细支气管壁及周围的肺间质、肺泡隔、肺泡腔内可见吞噬脂肪的泡沫细胞聚集。病情进展部分患者可见支气管及细支气管扩张和末梢气腔的过度膨胀。有日本学者提出以下DPB病理诊断标准:①病变为累及两肺的弥漫性慢性气道炎症;②慢性炎症以细支气管及肺小叶中心部为主;③呼吸性细支气管壁、肺泡壁及肺泡间质泡沫细胞聚集和淋巴细胞浸润。

四、临床表现

本病常隐匿,缓慢发病。发病可见于任何年龄,但多见于40～50岁的成年人。发病无性别差异。

（一）症状

主要为慢性咳嗽、咳痰、活动后呼吸困难。首发症状常为咳嗽、咳痰,逐渐出现活动后呼吸困难。患者常在疾病早期反复合并有下呼吸道感染,咳大量脓性痰,而且痰量异常增多,每日咳痰量可达数百毫升。如不能及时治疗,病情呈进行性进展,可发展为继发性支气管扩张、呼吸衰竭、肺动脉高压和肺源性心脏病。

（二）体征

胸部听诊可闻及间断性湿啰音或粗糙的捻发音,有时可闻及干啰音或哮鸣音,尤以两下肺明显。啰音的多少主要取决于支气管扩张及气道感染等病变的程度。祛痰药物或抗生素治疗后,啰音均可减少。部分患者因存在支气管扩张可有杵状指。

（三）合并慢性鼻窦炎

80%以上DPB患者都合并有或既往有慢性鼻窦炎,部分患者有鼻塞、流脓涕或嗅觉减退等,但有些患者无症状,仅在进行影像学检查时被发现。如疑似DPB患者,应常规拍摄鼻窦X线或鼻窦CT。

五、辅助检查及实验室检查

（一）胸部X线/肺部CT

胸部X线可见两肺野弥漫性散在分布的边缘不清的颗粒样结节状阴影,直径在2～5mm,多在2mm以下,以两下肺野显著,常伴有肺过度膨胀。随病情进展,常见肺过度膨胀及支气管扩张的双轨征。

肺部CT或胸部高分辨率CT（HRCT）特征:①两肺弥漫性小叶中心性颗粒状结节影;②结节与近端支气管血管束的细线相连形成"Y"字形树芽征;③病情进展细小支气管扩张呈小环状或管状影,伴有管壁增厚。HRCT的这种特征性改变是诊断DPB非常重要的影像学依据。影像学显示的颗粒样小结节状阴影为呼吸性细支气管区域的炎性病变所致,随着病情加重或经大环内酯类抗生素治疗后,小结节状阴影可扩大或缩小乃至消失。

（二）肺功能检查及血气分析

肺功能主要为阻塞性通气功能障碍,病情进展可伴有肺活量下降,残气量（率）增加,但通常弥散功能在正常范围内。部分患者可伴有轻、中度的限制性通气功能障碍或混合性通气功能障碍。一秒用力呼气容积与用力肺活量比值（FEV_1/FVC）小于70%,肺活量占预计值的百分比（VC%）小于80%。残气量占预计值的百分比（RV%）大于150%或残气量占肺总量的百分比（RV/TLC%）大于45%。在日本早期的DPB诊断指标中,曾要求在以上肺功能检查中至少应具备 3 项,但弥散功能和肺顺应性通常在正常范围内,这对于我国临床诊断 DPB 患者有一定的参考价值。动脉血氧分压(PaO_2)小于 10.7kPa(80mmHg),发病初期就可以发生低氧血症,进展期可有高碳酸血症。

(三)实验室检查

日本 DPB 患者 90%血清冷凝集试验效价升高,多在 1:64 以上,但支原体抗体多为阴性。我国患者冷凝集试验阳性率较低。部分患者可有血清 IgA、IgM 和血 CD4/CD8 比值增高,γ-球蛋白增高,红细胞沉降率增快,类风湿因子阳性,但非特异性。部分患者可有血清 $HLA-B_{54}$ 或 $HLA-A_{11}$ 阳性。痰细菌学检查可发现起病初期痰中多为流感嗜血杆菌及肺炎链球菌,晚期多为铜绿假单胞菌感染。

(四)慢性鼻窦炎的检查

可选择鼻窦 X 线或鼻窦 CT 检查,以确定有无鼻窦炎。受累部位可为单侧或双侧上颌窦、筛窦、额窦等。

(五)病理检查

病理检查是确诊 DPB 的金标准。如果肺活检能发现典型的 DPB 病理学改变即可确诊。经支气管镜肺活检(TBLB)方法简便且安全,但常因标本取材少,而且不一定能取到呼吸性细支气管肺组织,有一定的局限性。如欲提高检出率,应在 TBLB 检查时,取 3~5 块肺组织,如仍不能确诊,应行胸腔镜下肺活检或开胸肺活检,可提高本病的确诊率。

六、诊断与鉴别诊断

(一)临床诊断标准

日本于 1980 年首次推出 DPB 诊断标准后,厚生省于 1995 年进行了修改,1998 年其再次对 DPB 临床诊断标准进行了重新修改。目前日本和我国均使用 1998 年修改的临床诊断标准。

DPB 临床诊断标准(1998 年日本厚生省)如下。

1. 必要条件

①持续咳嗽、咳痰、活动后呼吸困难。②影像学确定的慢性鼻窦炎或有明确的既往史。③胸部 X 线可见弥漫性分布的两肺颗粒样结节状阴影或胸部 CT 见两肺弥漫性小叶中心性颗粒样结节状阴影。

2. 参考条件

①胸部间断性湿啰音。②第一秒用力呼气容积与用力肺活量比值($FEV_1/FVC\%$)小于 70%以及动脉血氧分压(PaO_2)小于 10.7kPa(80mmHg)。③血清冷凝集试验效价大于 1:64。

3. 临床诊断

(1)临床确诊:符合全部必要条件加参考条件中的 2 项以上。

(2)临床拟诊:符合全部必要条件。

(3)临床疑似诊断:符合必要条件①和②。

(二)病理确诊

肺组织病理学检查是诊断 DPB 的金标准。肺活检如能发现前述典型的 DPB 病理学改变即可确诊。

(三)鉴别诊断

本病应与慢性阻塞性肺疾病、支气管扩张症、阻塞性细支气管炎(BO)、肺间质纤维化等相鉴别。

1.慢性阻塞性肺疾病

本病主要临床特点为长期咳嗽、咳痰或伴有喘息,晚期有呼吸困难,在冬季症状加重。患者多有长期或较大量吸烟史。多见于老年男性。胸部 X 线可出现肺纹理增多、紊乱,呈条索状、斑点状阴影,以双下肺野明显。晚期肺充气过度,肺容积扩大,肋骨平举,肋间隙增宽,横膈低平下移,心影呈垂滴形,部分患者有肺大疱。胸部 CT 检查可确定小叶中心型或全小叶型肺气肿。肺功能检查为阻塞性通气功能障碍,$FEV_1/FVC\%$ 下降和残气量(RV)增加更为显著,弥散功能可有降低。COPD 的病理改变为终末细支气管远端气腔持续性不均、扩大及肺泡壁的破坏,而 DPB 病理为局灶性肺充气过度,极少有肺泡破坏。80％以上 DPB 患者存在慢性副鼻窦炎,大部分患者血清冷凝集试验效价增高,而且 DPB 患者的肺弥散功能和顺应性通常在正常范围,此外,DPB 影像学胸部 X 线可见弥漫性分布两肺的颗粒样结节状阴影或胸部 CT 可见两肺弥漫性小叶中心性颗粒样结节状阴影也与 COPD 不同,可资鉴别。

2.支气管扩张症

本病主要症状为慢性咳嗽、咳痰和反复咯血。肺部可闻及固定持续不变的湿性啰音。本病胸部 HRCT 可见多发囊状阴影及明确均匀的壁,然而支气管扩张的囊状阴影一般按支气管树分布,位于肺周围者较少,囊壁较厚,同时可见呈轨道征或纤曲扩张的支气管阴影。DPB 患者一般无咯血,晚期患者胸部 X 线可有细支气管扩张改变,但 DPB 影像学主要表现为两肺弥漫性分布的颗粒样结节状阴影。对可疑患者应进一步检查有无慢性副鼻窦炎和血清冷凝集试验效价等,排除在 DPB 的基础上合并继发性支气管扩张症。

3.阻塞性细支气管炎(BO)

本病是一种小气道疾病。临床表现为急速进行性呼吸困难,肺部可闻及高调的吸气中期干鸣音;X 线提示肺过度通气,但无浸润影,也很少有支气管扩张;肺功能显示阻塞性通气功能障碍,而弥散功能正常;肺组织活检显示直径为 1～6mm 的小支气管和细支气管的瘢痕狭窄和闭塞,管腔内无肉芽组织息肉,而且肺泡管和肺泡正常。DPB 患者起病缓慢,先有慢性咳嗽、咳痰史,活动时呼吸困难逐渐加重。胸部听诊多为间断性湿啰音。胸部 X 线可见弥漫性分布的两肺颗粒样结节状阴影,HRCT 可见两肺弥漫性小叶中心性颗粒样结节阴影,与 BO 不同。此外,病理改变也与阻塞性细支气管炎不同,故可以鉴别。

4.肺间质纤维化

本病最主要的症状是进行性加重的呼吸困难,其次为干咳。体征上本病有半数以上的患者双肺可闻及爆裂音。胸片主要为间质性改变,早期可有磨玻璃样阴影,此后可出现细结节样或网状结节影,易与 DPB 混淆,但肺间质纤维化有肺容积的缩小和网状、蜂窝状阴影。此外,肺间质纤维化有明显的肺弥散功能降低,而且病理可以与 DPB 不同,可资鉴别。

七、治疗

1987 年日本有研究者发现红霉素等大环内酯类药物治疗 DPB 具有显著疗效。目前红霉素、克拉霉素及罗红霉素等大环内酯类药物已成为 DPB 的基本疗法。大环内酯类药物阿奇霉素可能也有效,但尚需更多临床研究来证实。本病一旦确诊后应尽早开始治疗。2000 年日本厚生省重新修改了DPB的治疗指南。

（一）治疗方案

1.一线治疗

日本方案：红霉素400～600mg/d，分2次口服。我国红霉素剂型不同于日本，具体方案：红霉素250mg，每天口服2次。用药期间应注意复查肝功能等。如果存在以下情况可选用二线治疗药物：①存在红霉素的不良反应；②药物相互拮抗作用；③使用红霉素治疗1～3个月无效。

2.二线治疗

日本方案：克拉霉素200～400mg/d，或服用罗红霉素150～300mg/d，每天口服1～2次。我国具体方案：克拉霉素250～500mg/d，每天口服1～2次；罗红霉素150～300mg/d，每天口服1～2次。用药期间应监测肝功能等不良反应。

（二）疗效评估及疗程

在用药后1～3个月，评估临床症状并进行肺功能、动脉血气分析及胸部影像学检查，以确定是否有效。如果有效（临床症状、肺功能、血气分析及胸部影像学改善），可继续使用红霉素、克拉霉素或罗红霉素，用药至少需要6个月。服药6个月后如果仍有临床症状应继续服用以上药物2年。如果应用以上药物治疗3个月以上仍无效者应考虑是否为DPB患者，应谨慎排除其他疾病的可能。

（三）停药时间

（1）早期DPB患者，经6个月治疗后病情恢复正常者可考虑停药。

（2）进展期DPB患者，经2年治疗后病情稳定者可以停药。停药后复发者再用药仍有效。

（3）DPB伴有严重肺功能障碍、广泛支气管扩张或伴有呼吸衰竭的患者，需长期给药，疗程不少于2年。

（四）DPB急性发作期治疗

如果DPB患者出现发热、咳脓痰、痰量增加等急性加重情况时，多为铜绿假单胞菌等细菌导致支气管扩张合并感染，此时应加用其他抗生素，如β内酰胺类/酶抑制药、头孢三代或喹诺酮类抗生素等，或根据痰培养结果选择抗生素。

（五）其他辅助治疗

其他辅助治疗包括使用祛痰药和支气管扩张药，有低氧血症时进行氧疗。

（马雨霞）

第六节　闭塞性细支气管炎伴机化性肺炎

闭塞性细支气管炎伴机化性肺炎（bronchiolitis obliterans with organizing pneumonia，BOOP）是以小气道内肉芽组织机化闭塞为突出表现，包括结缔组织增生形成腔内息肉，纤维渗出，肺泡内巨噬细胞聚集，肺泡壁炎症，但肺组织结构完整。现认为称隐源性机化性肺炎（COP）更合适。多见于50～60岁，但也可发生于21～80岁患者，男女性别无差异，与吸烟关系不大。临床表现差异较大，大多数发病呈亚急性，通常病程在1～6个月。对糖皮质激素疗效好，约2/3患者经治疗后临床和病理生理异常可完全恢复正常，因病情进展而死亡者少。

一、病因及分类

(1)特发性 BOOP 最多见。

(2)与已知病因的疾病有关 BOOP,如感染(细菌、病毒、寄生虫和真菌),药物(金制剂、甲氨蝶呤、先锋霉素、胺碘酮和博来霉素等)及胸部放疗后。

(3)与未知病因的疾病有关 BOOP,如结缔组织疾病(如类风湿关节炎,干燥综合征常见,SLE 和系统性硬化较少),骨髓移植或肺移植(10%的患者可发生)、淋巴瘤、白血病、慢性甲状腺炎、酒精性肝硬化等。

二、诊断

(一)临床表现

1.流感样前驱症状

如发热、咽痛、干咳、浑身不适、呼吸困难(以活动后明显)。

2.体征

约 1/4 的患者查体无阳性发现,多数患者可闻吸气爆裂音(约 2/3),发绀及杵状指少见。

(二)实验室检查

1.胸部 X 线及 HRCT

(1)双侧多发性片状实变影最常见,且最具特征性,阴影可游走,也可见到磨玻璃样改变,但较非特异性间质性肺炎(NSIP)少。

(2)双侧弥漫性不对称网格样间质渗出,伴斑片状肺泡浸润或网格结节样改变,但无蜂窝样改变。很少导致肺结构畸形。

(3)孤立的局灶性肺炎型病灶多位于上肺,阴影内常显示"空气-支气管造影"征,偶有空洞。常需手术探查方可确诊。

2.实验室检查

红细胞沉降率显著增快,可达 100mm/h,其中大于 60mm/h 的约占 30%;C 反应蛋白增加;白细胞及中性粒细胞轻度到中度增加;自身抗体阴性或轻度阳性,与典型自身免疫性疾病不一样。

3.肺功能

轻或中度限制性通气功能障碍和 CO 弥散量降低,偶可正常。虽有闭塞性细支气管炎之称,但并无阻塞性通气功能改变。

4.BALF

淋巴细胞(20%～40%)、中性粒细胞(10%)及嗜酸性细胞(5%)混合性增加,在多发性肺泡渗出型具有相当的特殊性。巨噬细胞减少且常有"空泡"状改变(泡沫状巨噬细胞),CD4/CD8 下降。

5.肺活检

病理特点为细支气管、肺泡管、肺泡腔内肉芽组织增生形成肉芽或栓子,肉芽可从一个肺泡通过 Kohn 孔扩展到邻近肺泡,形成"蝴蝶"。肺泡腔内空泡样巨噬细胞聚集、肺泡壁炎症、纤维蛋白渗出、黏液样结缔组织形成圆球。

6.其他

肾上腺皮质激素治疗效果明显。临床上不支持是由肺结核、支原体和真菌等肺部感染导致的,抗生素治疗无效。

三、鉴别诊断

(一)特发性肺间质纤维化(IPF)

与 BOOP 临床表现极为相似。但普通型间质性肺炎(UIP)全身症状相对较重,有较多、较密的细湿啰音,杵状指多见,血沉较低;BALF 中淋巴细胞不多;X 线及 CT 主要表现为间质性改变,常有肺容积降低及蜂窝肺;对糖皮质激素治疗反应欠佳。

(二)慢性嗜酸性细胞肺炎(CEP)

两者都有嗜酸性粒细胞增加,但 BOOP 很少超过 10%;病理特点:肺泡腔内和基质内有较多的嗜酸性粒细胞浸润。

(三)外源性过敏性肺泡炎

农民,种植蘑菇、养鸟、饲养家禽人员;安装湿化器或空调的工作人员;吸入诱发试验;抗体补体血清学检查大多可查出抗致病抗原的沉淀抗体。

(四)闭塞性细支气管炎(BO)

BO 是一种真正的小气道疾病,与 BOOP 在临床上和病理学上完全不同,常有因狭窄、瘢痕收缩所致的气道阻塞,但管腔内无息肉。其特点如下:①快速进行性呼吸困难,肺部闻及高调吸气中期干啰音;②胸部 X 线显示过度充气,无浸润阴影;③肺功能显示阻塞性通气功能障碍,CO 弥散功能正常。病理特征可见直径 1～6mm 的小支气管和细支气管的瘢痕狭窄及闭塞腔内无肉芽组织,肺泡管及肺泡正常。

四、治疗

(一)糖皮质激素

糖皮质激素为首选药物,疗效甚好,用后临床表现可在 48 小时内好转,大部分在治疗 1 周后出现明显的临床症状的改善,但影像学完全正常则需数周。其剂量个体差异较大,泼尼松 $0.75～1.5mg/(kg \cdot d)$,因减量可出现复发,疗程因人而异,对反复复发者应相应延长治疗时间,常需 6～12 个月。

(二)免疫抑制药

常与糖皮质激素联合使用,如 CTX 或 MTX。

(三)大环内酯类

如红霉素、罗红霉素及阿奇霉素,有研究认为长期小剂量治疗病情可逐渐好转。

(马雨霞)

第七节 肺炎球菌肺炎

肺炎球菌肺炎,尤其下叶肺炎,累及膈胸膜引起疼痛,部位多在中上腹部,易与外科急腹症混淆。

细菌性肺炎的致病菌,在 20 世纪 70 年代以前肺炎球菌占绝大多数(90%～95%)。此后,随着抗生素的广泛应用,虽然病原菌已有很大改变,但肺炎球菌肺炎仍是院外感染(社区感染)的细菌性肺炎中最为常见的一种。以往原发性肺炎球菌肺炎常侵犯整个肺叶,但自从抗生素广泛应用以后,此类典型病变已甚为少见。

一、病因

肺炎球菌肺炎的病原菌是肺炎球菌,常称为肺炎双球菌,有 86 种亚型,其中只有 12 种是致病的,尤以 Ⅲ 型毒力最高。

在 20%～70% 的健康人上呼吸道,可有肺炎球菌寄居。当人体抵抗力减弱时肺炎球菌进入下呼吸道至肺泡引起肺炎。

二、临床表现

90% 的患者急骤发病有畏寒、高热、咳嗽,咯黏痰或脓样痰,典型的铁锈痰,约有半数以上的患者有锐性胸痛,咳嗽或吸气后加重。下叶肺炎,炎症刺激膈胸膜时。由于 7～12 对肋间神经穿过膈肌分布于腹壁,当膈肌受累时,沿同一传入神经进入脊神经后传至痛觉中枢,引起牵涉性腹痛,有时误诊为急腹症,甚至误行手术。细菌毒性作用,常引起食欲缺乏、恶心、呕吐、腹泻和腹胀等消化系统症状,易误诊为急性胃肠炎。有时患者可出现黄疸,可能与溶血、肝脏缺氧胆红素清除减退和肺组织内红细胞破坏有关。严重者,可出现休克征象。

体征:约有 1/3 患者出现单纯性疱疹、发绀。胸部体征,根据肺病变的不同时期和实变程度而异,相当于病理充血期。体征不多,可有患侧呼吸运动减弱,叩诊轻度浊音,呼吸音减弱,可有捻发音和胸膜摩擦音。进入肝变期则有实变体征:叩诊有浊音,听诊支气管呼吸音或混合性呼吸音,语音和语颤增强。消散期又出现捻发音,其他体征逐步减少或消失。腹部可有压痛,但无肌抵抗。

三、实验室检查

(1)白细胞计数在 $(15～30)\times10^9/L$,中性粒细胞占比增多,常有核左移和中毒颗粒。少数患者白细胞总数明显增高,甚至出现类白血病反应。约 20% 的患者白细胞正常或降低,这种患者病情多较严重。动脉血氧分压下降,由于伴有分流增加,给氧后低氧血症常不能立即恢复。半数患者可有氮质血症。

(2)痰涂片检查和培养,可做诊断参考,但不能作为依据。

四、辅助检查

典型病例常呈大叶一致或与肺段一致的均匀阴影,但自 20 世纪 80 年代以来发生改变。如早在 1981 年 Kantor 报告的 43 例肺炎球菌肺炎中,呈现弥漫性阴影、斑片状阴影、间质性改变的各 12 例,混合性 7 例。Ort(1983 年)报告,61% 病例呈现斑片状阴影(支气管肺炎型)。39% 为弥漫性阴影(大叶性肺炎型)。早期病例可只有肺纹理增强,不易诊断。X 线改变多在 2～3 周内吸收,老年人吸收较慢,常需 1 个月。如超过 1 个月仍不吸收者,尤以 40 岁以上的男性要高度警惕肺癌。

五、诊断与鉴别诊断

本病的诊断主要依靠病史、体征、胸部 X 线检查、白细胞计数和痰细菌学检查。其中胸部 X 线检查结合临床更为重要。痰细菌学检查只作参考。

不典型者需与其他病原菌引起的肺炎、肺结核、肺梗死、肺癌、结核性胸膜炎、急性胃肠炎及腹部疾病鉴别。肺炎位于下叶，常可出现腹痛及其他腹部表现，应与阑尾炎、膈下脓肿、胆囊炎和胰腺炎鉴别。反之，外科医生在诊断急性腹部疾病时不要忘记排除肺炎的可能。

六、治疗

肺炎球菌对青霉素和磺胺药物，在绝大多数情况下并无耐药性。一般病例治疗并不困难，首选青霉素 80 万 U，每天 2 次，肌内注射。病情严重可能伴有菌血症者，可用青霉素 480 万～960 万 U/d，分次静脉滴注。过大剂量（超过 1200 万 U）并不能使预后改观。对青霉素过敏者可用红霉素或林可霉素（1.2g/d）。头孢菌素对肺炎球菌肺炎虽有效，但因对青霉素过敏的患者可有交叉反应，使用时宜慎重。

合并肺炎球菌脑膜炎者，青霉素剂量要大，成人 1200 万～2400 万 U/d，必要时可加用氯霉素 1～2g/d，分次静脉滴注。

青霉素对肺炎球菌肺炎疗效较好，疗程一般为 5～7 天。体温恢复正常后 3 天停药。应用大剂量青霉素时避免加入碱性溶液，以免降低青霉素疗效。

如合并中毒性休克，在治疗原发病的同时，进行抗休克，与抢救其他中毒性休克类似。

（刘　露）

第八节　葡萄球菌肺炎

一、定义

葡萄球菌肺炎（staphylococcal pneumonia）是致病性葡萄球菌引起的急性化脓性肺部炎症，主要为原发性（吸入性）金黄色葡萄球菌肺炎和继发性（血源性）金黄色葡萄球菌肺炎。临床上化脓坏死倾向明显，病情严重，细菌耐药率高，预后多较凶险。

二、流行病学

多见于儿童和年老体弱者，尤其是长期应用糖皮质激素、抗肿瘤药物及其他免疫抑制剂者，慢性消耗性疾病患者，如糖尿病、恶性肿瘤、再生障碍性贫血、严重肝病、急性呼吸道感染和长期应用抗生素的患者。金黄色葡萄球菌炎的传染源主要有葡萄球菌感染病灶，特别是感染医院内耐药菌株的患者，其次为带菌者。主要通过接触和空气传播，如医务人员的手、诊疗器械、患者的生活用品及铺床、换被褥都可能是院内交叉感染的主要途径。细菌可以通过呼吸道吸入或血行播散导致肺炎。目前介入治疗的广泛开展和各种导管的应用为表皮葡萄球菌的入侵提供了更多的机会，其在院内感染性肺炎中的比例也在提高。

三、病因

葡萄球菌为革兰阳性球菌,兼性厌氧,分为金黄色葡萄球菌、表皮葡萄球菌、腐生葡萄球菌,其中金黄色葡萄球菌致病性最强。血浆凝固酶可以使纤维蛋白原转变成纤维蛋白,后者包绕于菌体表面,从而逃避白细胞的吞噬,与细菌的致病性密切相关。凝固酶阳性的葡萄球菌,如金黄色葡萄球菌;凝固酶阴性的葡萄球菌,如表皮葡萄球菌、腐生葡萄球菌。目前抗甲氧西林金黄色葡萄球菌(MRSA)和抗甲氧西林凝固酶阴性葡萄球菌(MRSCN)的感染日益增多,同时对多种抗生素耐药,包括喹诺酮类、大环内酯类、四环素类、氨基糖苷类等。近年来,国外还出现了耐万古霉素金黄色葡萄球菌(VRSA)的报道。目前 MRSA 分为 2 类,分别是医院获得性 MRSA(HA-MRSA)和社区获得性 MRSA(CA-MRSA)。

四、诊断

(一)临床表现

(1)多数急性起病,血行播散者常有皮肤疖痈史,皮肤黏膜烧伤、裂伤、破损,一些患者有金黄色葡萄球菌败血症病史,部分患者找不到原发灶。

(2)通常全身中毒症状突出,衰弱、乏力、大汗、全身关节肌肉酸痛,急起高热、寒战、咳嗽,由咳黄脓痰演变为脓血痰或粉红色乳样痰,无臭味、胸痛和呼吸困难进行性加重、发绀,重者甚至出现呼吸窘迫及血压下降、少尿等末梢循环衰竭的表现。少部分患者肺炎症状不典型,可亚急性起病。

(3)血行播散引起者早期以中毒性表现为主,呼吸系统症状不明显。有时虽无严重的呼吸系统症状和高热,但是患者可以发生中毒性休克,出现少尿、血压下降。

(4)早期呼吸系统体征轻微与其严重的全身中毒症状不相称是其特点之一,不同病情及病期体征不同,典型大片实变少见,如有则病侧呼吸运动减弱,局部叩诊浊音,可闻及管样呼吸音。有时可闻及湿啰音,双侧或单侧。合并脓胸、脓气胸时,视程度不同可有相应的体征。部分患者可有肺外感染灶、皮疹等。

(5)社区获得性肺炎中,若出现以下情况需要高度怀疑 CA-MRSA 的可能:流感样前驱症状;严重的呼吸系统症状伴迅速进展的肺炎,并发展为 ARDS;体温超过 39℃;咯血;低血压;白细胞降低;X 线片显示多叶浸润阴影伴空洞;近期接触 CA-MRSA 的患者;属于 CA-MRSA 寄殖群体;近 6 个月来家庭成员中有皮肤脓肿或疖肿的病史。

(二)实验室及辅助检查

外周血白细胞在 $20 \times 10^9/L$ 左右,可高达 $50 \times 10^9/L$,重症者白细胞可低于正常。中性粒细胞百分比增高,有中毒颗粒、核左移现象。血行播散者血培养阳性率可达 50%。原发吸入者阳性率低。痰涂片革兰染色可见大量成堆的葡萄球菌和脓细胞,白细胞内见到球菌有诊断价值。普通痰培养阳性有助于诊断,但有假阳性,通过保护性毛刷采样定量培养,细菌数量＞10^3 cfu/mL 时几乎没有假阳性。

血清胞壁酸抗体测定对早期诊断有帮助,血清滴度≥1：4 为阳性,特异性较高。

(三)影像学检查

肺浸润、肺脓肿、肺气囊肿和脓胸或脓气胸是金黄色葡萄球菌感染的四大 X 线征象,在不同类型和不同病期以不同的组合表现。早期病变发展,金黄色葡萄球菌最常见的胸片异常是支气管肺炎伴或不伴脓肿形成或胸腔积液。原发性感染者早期胸部 X 线表现为大片絮状、密度不均的阴影,可呈节段或大叶分布,也呈小叶样浸润,病变短期内变化大,可出现空洞或蜂窝状透亮区,或在阴影周围出现大小不等的气肿大泡。血源性感染者的胸部 X 线表现呈两肺多发斑片状,或团块状阴影,或多发性小液平空洞。

五、鉴别诊断

(一)其他细菌性肺炎

如流感嗜血杆菌、克雷伯杆菌、肺炎链球菌引起的肺炎,典型者可通过发病年龄、起病急缓、痰的颜色、痰涂片、胸部 X 线等检查加以初步鉴别。各型不典型肺炎的临床鉴别较困难,最终的鉴别均需病原学检查。

(二)肺结核

肺上叶金黄色葡萄球菌肺炎易与肺结核混淆,尤其是干酪性肺炎,也有高热、畏寒、大汗、咳嗽、胸痛,X 线胸片也有相似之处,还应与发生在肺下叶的不典型肺结核鉴别,通过仔细询问病史及相关的实验室检查大多可以区别,还可以观察治疗反应帮助诊断。

六、治疗

1. 对症治疗

休息、祛痰、吸氧、物理或化学降温、合理饮食、防止脱水和电解质紊乱,保护重要脏器功能。

2. 抗菌治疗

(1)经验性治疗:治疗的关键是尽早选用敏感有效的抗生素,防止并发症。可根据金黄色葡萄球菌感染的来源(社区还是医院)和本地区近期药敏资料选择抗生素。社区获得性感染考虑为金黄色葡萄球菌感染,不宜选用青霉素,应选用苯唑西林和头孢唑林等第一代头孢菌素,若效果欠佳,在进一步病原学检查时可换用糖肽类抗生素治疗。怀疑医院获得性金黄色葡萄球菌肺炎,则首选糖肽类抗生素。经验性治疗中,尽可能获得病原学结果,根据药敏结果修改治疗方案。

(2)针对病原菌治疗:治疗应依据痰培养及药物敏感试验结果选择抗生素。对青霉素敏感株,首选大剂量青霉素治疗,过敏者,可选大环内酯类、克林霉素、半合成四环素类、SMZco或第一代头孢菌素。甲氧西林敏感的产青霉素酶淋球菌仍以耐酶半合成青霉素治疗为主,如甲氧西林、苯唑西林、氯唑西林,也可选头孢菌素(第一代或第二代头孢菌素)。对 MRSA 和 MRSCN 首选糖肽类抗生素。①万古霉素,1～2g/d,(或去甲万古霉素 1.6g/d),但要将其血药浓度控制在 $20\mu g/mL$ 以下,防止其耳、肾毒性的发生。②替考拉宁,0.4g,首 3 剂每 12 小时 1 次,以后维持剂量为 0.4g/d,肾功能不全者应调整剂量。疗程不少于 3 周。MRSA、MRSCN 还可选择利奈唑胺,(静脉或口服)一次 600mg,每 12 小时 1 次,疗程 10～14 天。

3. 治疗并发症

如并发脓胸或脓气胸时可行闭式引流,抗感染时间可延至 8～12 周。合并脑膜炎时,最好选用脂溶性强的抗生素,如头孢他啶、头孢哌酮、万古霉素及阿米卡星等,疗程要长。

4. 注意事项

避免应用可导致白细胞减少的药物和糖皮质激素。

七、预防

增强体质,防止流感,可进行疫苗注射。彻底治疗皮肤及深部组织的感染,加强年老体弱者的营养支持,隔离患者和易感者,严格抗生素的使用规则,规范院内各项操作及消毒制度,减少交叉感染。

（马雨霞）

第九节　流感嗜血杆菌肺炎

一、定义

流感嗜血杆菌肺炎(Haemophilus influenzae pneumonia)是由流感嗜血杆菌引起的肺炎,易发生于3岁以下婴幼儿,近年成人发病逐渐增多,发病率仅次于肺炎链球菌肺炎,位居第2位。

二、病因

(1)人群中流感嗜血杆菌的带菌率很高,多寄生于上呼吸道(鼻咽部),为条件致病菌,一般并不致病,在6个月至5岁的婴幼儿和慢性肺部疾病患者中易诱发肺炎,秋冬季节为发病高峰季节,常发生于上呼吸道感染之后。

(2)流感嗜血杆菌肺炎的传染源为本病患者、恢复期患者及带菌者,主要通过呼吸道传播。

三、诊断

流感嗜血杆菌肺炎的临床表现及胸部X线征象与其他病原体引起的肺炎相似。因此,本病的诊断主要依据流感嗜血杆菌的分离。

(一)病史

(1)有慢性肺部疾病或者有基础免疫缺陷病史。

(2)上呼吸道感染史。

(二)临床表现

起病前多有上呼吸道感染,有高热、咳嗽、咳脓痰,伴气急、胸痛,偶有肌肉疼痛、关节痛。原有慢性阻塞性肺疾病的患者通常起病较为缓慢,表现为咳嗽、咳痰加重,可出现呼吸困难和发绀,严重患者有呼吸衰竭的临床表现。免疫功能低下的患者多数起病急,临床表现与肺炎链球菌肺炎相似。但本病并发脓胸较肺炎链球菌肺炎多见。75%的患者可出现胸腔积液,少数患者并发脑膜炎、败血症。

1.体征

与一般肺炎相似,有实变时可有轻度叩诊浊音,听诊呼吸音减低,可闻及支气管呼吸音,散在或局限的干、湿啰音,偶有胸膜摩擦音。

2.胸部X线检查

3/4的患者可呈斑片状支气管肺炎表现,1/4的患者显示肺段或肺叶实变,很少形成脓肿,但可伴有类肺炎样胸腔积液,肺炎吸收后形成肺气囊。

(三)实验室检查

1.血液检查

白细胞总数大多增高,重症患者白细胞计数可减低。

2.病原学检查

用痰液或胸腔积液做细菌培养,分离出流感嗜血杆菌可确诊。近年来应用 DNA 探针与外膜蛋白特异性单克隆抗体技术检测流感嗜血杆菌,阳性率与特异性均较高。

四、鉴别诊断

1.肺炎链球菌肺炎

(1)起病急骤,寒战、高热、咳嗽、咳铁锈色痰。

(2)胸部 X 线表现大叶性,肺段或亚段分布的均匀密度增高阴影。

(3)病原菌检查:痰直接涂片染色,发现典型的革兰染色阳性、带荚膜的双球菌即可初步诊断。痰培养分离出典型的菌落是确诊的主要依据。

2.军团菌肺炎

(1)典型症状有高热、相对缓脉、肌肉痛、乏力。

(2)肺外表现:恶心、呕吐、腹痛、腹泻、头痛、嗜睡等神经系统症状及肾功能损害。

(3)胸部 X 线表现肺外周的斑片状实质浸润阴影,可多叶受累,少数可有空洞形成。

(4)实验室检查:低钠血症,可有血肌酐、转氨酶及乳酸脱氢酶升高。

(5)抗体测定:血清军团菌抗体滴度升高 4 倍或 4 倍以上。

(6)病原菌检查:痰培养,分离出军团杆菌,对本病诊断有决定意义。

五、治疗

1.抗生素治疗

(1)首选头孢噻肟、头孢曲松或其他第二、第三代头孢菌素。

(2)次选大环内酯类、环丙沙星、氧氟沙星、左氧氟沙星、亚胺培南或美罗培南。

(3)对青霉素一般不敏感,非产 β-内酰胺酶者经典用药为氨苄西林 6～12g/d,分 2～3 次静脉滴注;或用阿莫西林 1.5～3g,分 3 次静脉滴注。

(4)β-内酰胺类药物与 β-内酰胺酶抑制剂的复合制剂,如替卡西林-克拉维酸复合制剂(每次 3.2g,每天 3～4 次静脉滴注),对 β-内酰胺酶稳定,目前可作为优先选用的药物。

2.对症治疗

严重患者应卧床休息,高热者给予退热治疗,气急者给予吸氧,加强营养,维持水、电解质平衡。

(刘　航)

第十节　铜绿假单胞菌肺炎

铜绿假单胞菌是自然界普遍存在的革兰阴性需氧菌,分布广泛,几乎在任何有水的环境中均可生长,包括土壤、水、植物、食物等。铜绿假单胞菌无芽孢,菌体一端单毛或多毛,有动力,能产生蓝绿色水溶性色素而形成绿色脓液。通过黏附和定植于宿主细胞,局部侵入及全身扩散而感染机体。其感染途径为皮肤、消化道、呼吸道、泌尿生殖道、骨关节、各种检查等。

一、流行病学

由于铜绿假单胞菌是人体的正常菌群之一,很少引起健康人的感染,而多发生于有基础疾病的患儿,包括严重心肺疾病、早产儿、烧伤、中性粒细胞缺乏、原发性免疫缺陷病、支气管扩张症、恶性肿瘤等。接受免疫抑制和长期(至少 7 天以上)广谱抗生素治疗、外科手术和机械通气后的儿童患铜绿假单胞杆菌肺炎(Pseudomonas aeruginosa pneumonia)的概率增加。故铜绿假单胞菌是院内获得性感染的重要病原菌。最近的研究表明在院内获得性肺炎中铜绿假单胞菌占 21%,是继金黄色葡萄球菌之后的第 2 位常见病原菌。沙特阿拉伯在 PICU 的一项研究表明,呼吸机相关肺炎中铜绿假单胞菌感染占 56.8%。虽然铜绿假单胞菌是院内获得性感染的常见病原菌,但 1.5%～5% 社区获得性肺炎是铜绿假单胞菌感染引起的。

二、病因病机

铜绿假单胞菌的主要致病物质为铜绿假单胞菌外毒素 A(pseudomonas exotoxin A,PEA)及内毒素,后者包括脂多糖及原内毒素蛋白(original endotoxin protein,OEP),OEP 具有神经毒作用。PEA 对巨噬细胞的吞噬功能有抑制作用。铜绿假单胞菌肺炎的发病机制较复杂,引起感染的原因包括微生物及宿主 2 方面,而宿主的局部和全身免疫功能低下为主要因素。当人体细胞损伤或出现病毒感染时有利于铜绿假单胞菌的黏附。感染的严重程度依赖于细菌致病因子和宿主的反应。铜绿假单胞菌可以仅是定植,存在于碳水化合物的生物被膜中,偶尔有少数具有免疫刺激作用的基因表达。但也可以出现侵袭性感染,附着并损害上皮细胞,注射毒素,快速触发编程性细胞死亡和上皮细胞的完整性。上皮细胞在防御铜绿假单胞菌感染中起重要作用,中性粒细胞是清除细菌的主要吞噬细胞,肺泡巨噬细胞通过激活细胞表面受体产生细胞因子而参与宿主的炎症应答。许多细胞因子在铜绿假单胞菌感染宿主的免疫应答中起重要作用,包括 TNF-α、IL-4 和 IL-10。

由于抗生素的广泛应用可以引起铜绿假单胞菌定植,由于机械通气、肿瘤、前驱病毒感染,使患者气道受损,引起定植在气道的铜绿假单胞菌感染,出现肺炎、脓毒症甚至导致死亡。囊性纤维化(cystic fibrosis,CF)患者存在气道上皮和黏液下腺跨膜传导调节蛋白功能缺陷,因此 CF 患者对铜绿假单胞菌易感,而且可以引起逐渐加重的肺部疾病。美国对 CF 患者的研究数据表明,58.7% 患者存在铜绿假单胞菌感染。反复铜绿假单胞菌感染引起的慢性气道炎症是 CF 患者死亡的主要原因。在一项对儿童 CF 患者的纵列研究中表明,3 岁时 97% CF 儿童患者气道存在铜绿假单胞菌定植。接受免疫抑制剂治疗、中性粒细胞缺乏和 HIV 患者,由于丧失黏膜屏障,减少细菌的清除而感染。

当健康人暴露于严重污染的烟雾、水源时也可以感染,引起重症社区获得性肺炎。

三、病理

一些动物实验的研究表明,铜绿假单胞菌感染的家兔肺部早期病理改变为出血、渗出、中性粒细胞浸润、肺小脓肿形成等急性炎症反应。随着细菌反复吸入,逐渐出现较多的慢性炎症及在慢性炎症基础上急性发作的病理改变,如细支气管纤毛倒伏、部分脱落,管腔有脓栓形成,肺泡间隔增宽,炎细胞浸润以淋巴细胞为主。当停止吸入菌液后,这种慢性炎症改变持续存在,长时间不消失。

四、临床表现

铜绿假单胞杆菌肺炎是一种坏死性支气管肺炎。表现为寒战、中等度发热,体温早晨比下午高,感染中毒症状重,咳嗽、胸痛、呼吸困难和发绀;咳出大量绿色脓痰,可有咯血;脉搏与体温相对缓慢;肺部无明显大片实变的体征,有弥漫性细湿啰音及喘鸣音,合并胸腔积液可出现病变侧肺部叩浊音,呼吸音减低或出现胸膜摩擦音;可有低血压、意识障碍、多系统损害表现,出现坏疽性深脓疱病、败血症、感染中毒性休克、DIC。一半患者有吸入病史。

五、实验室检查

多数患者白细胞轻至中度增高,但 1/3 患者白细胞可减少,并可见贫血、血小板减少及黄疸。根据临床观察铜绿假单胞菌感染患儿外周血白细胞最高可达 $71.9×10^9$/L,最低 $1.0×10^9$/L,血小板最低 $24×10^9$/L。C 反应蛋白显著增高,大部分患儿大于 100mg/L;痰或胸腔积液中可找到大量革兰阴性杆菌,培养阳性。部分患儿血培养阳性。

六、影像学表现

胸部 X 线和 CT:可见结节状浸润阴影及许多细小脓肿,后可融合成大脓肿;一侧或双侧出现,但以双侧或多叶病变为多,多伴有胸腔积液或脓胸。

Winer-Muram 等对呼吸机相关铜绿假单胞菌肺炎的影像学研究显示,83%有肺内局限性透光度降低,多为多部位或双侧弥漫性病变,49.7%有胸腔积液,其中约 1/4 为脓胸;10.3%出现肺气肿;23%出现空洞,可单发或多发,可以是薄壁空洞或厚壁空洞,以大空洞(直径>3cm)多见。Shah 等对铜绿假单胞菌肺炎的胸部 CT 研究显示,肺内实变见于所有患者,82%为多叶病变或上叶病变;50%为结节状病变,32%呈小叶中心芽孢状分布,18%为随机分布的大结节;31%可见磨玻璃样改变,57%为支气管周围渗出病变,46%双侧胸腔积液,18%单侧胸腔积液,29%为坏死病变(图 1-1～图 1-3)。

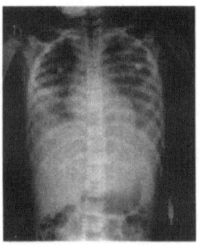

图 1-1 铜绿假单胞菌肺炎胸部 X 线

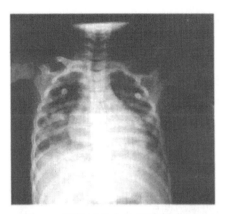

图 1-2　铜绿假单胞菌肺炎胸部 X 线

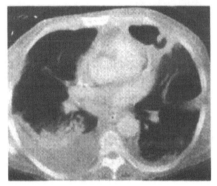

图 1-3　铜绿假单胞菌肺炎胸部 CT

注:肺内实变,磨玻璃样改变,左舌、下叶空洞,右侧胸腔积液和右下叶肺不张

七、鉴别诊断

(1)其他细菌性肺炎。临床和影像学表现与其他细菌性肺炎相似。但如果在高危人群中出现上述表现,应考虑到铜绿假单胞菌肺炎,确诊需要依靠痰、胸腔积液或血培养。

(2)小叶性干酪性肺炎。

八、治疗

提倡早期、及时应用敏感抗生素联合治疗,保护重要脏器功能和加强支持治疗。

美国胸科学会(ATS)于 2005 年发表的关于成人医院获得性肺炎经验性治疗指南,推荐对于有铜绿假单胞菌感染可能的患者使用氨基糖苷类(阿米卡星、庆大霉素或妥布霉素)或喹诺酮类(环丙沙星或左氧氟沙星),联合以下药物中的一种:抗假单胞菌的头孢菌素(头孢吡肟或头孢他啶)或抗假单胞菌的碳青酶烯类(亚胺培南或美罗培南)或 β-内酰胺类加酶抑制剂(哌拉西林/他唑巴坦),作为经验性治疗的抗生素选择。但由于喹诺酮类和氨基糖苷类抗生素不良反应严重或可以引起未成熟动物的软骨发育不良,在儿童患者中慎用或禁用。

由于铜绿假单胞菌在自然界普遍存在,具有天然和获得性耐药性,目前耐药菌株有随抗生素使用频率的增加而逐年增多的趋势,存在较严重的交叉耐药现象,因此常给治疗带来困难。有研究表明静脉使用多黏菌素 E 治疗多重耐药铜绿假单胞菌感染效果良好(有效率61%)。对铜绿假单胞菌无抗菌活性的罗红霉素与 β-内酰胺类药物联合治疗后疗效明显增强。阿奇霉素也可以在治疗铜绿假单胞菌生物被膜感染中对亚胺培南起到协同作用。

在成人患者中有雾化吸入妥布霉素和多黏菌素 E 预防和治疗多重耐药铜绿假单胞菌感染的研究,但缺乏在儿童中的安全性和有效性的研究。

对铜绿假单胞菌感染的免疫治疗越来越被重视,静脉注射丙种球蛋白可提高重症患者的治愈率。

九、预后

本病的预后与机体的免疫状态、是否存在基础疾病、细菌的接种量、对抗生素的敏感性及是否早期使用有效抗生素有关。社区获得性铜绿假单胞菌肺炎病死率相对较低,约 8%,院内获得性感染死亡率较高,铜绿假单胞菌引起的呼吸机相关肺炎的病死率高达 50%～70%。免疫缺陷患者中铜绿假单胞菌肺炎的死亡率高达 40%。

(刘　航)

第十一节　支原体肺炎

支原体肺炎(mycoplasmal pneumonia)是由肺炎支原体(mycoplasma pneumomiae)所引起的呼吸道和肺部急性炎症改变,常同时有咽炎、支气管炎和肺炎。本病约占非细菌性肺炎的 1/3 以上,或各种原因引的肺炎的 10%。常于秋冬季发病,但季节性差异并不显著。

一、病因和发病机制

病原菌为肺炎支原体,是一种介于细菌和病毒之间的微生物,无细胞壁结构,兼性厌氧,能独立生活的最小微生物。主要通过呼吸道传播,健康人吸入患者咳嗽或打喷嚏时喷出的口、鼻分泌物而感染。病原体通常存在于呼吸道纤毛上皮之间,不侵入肺实质,通过细胞膜上的神经氨酸受体位点,吸附于宿主呼吸道上皮细胞表面,抑制纤毛活动并破坏上皮细胞。肺炎支原体的致病性可能与患者对病原体或其代谢产物的变态反应有关。

二、临床表现

起病缓慢,潜伏期约 2～3 周,症状主要有乏力、头痛、咳嗽、发热、食欲不振、腹泻、肌肉疼痛、耳痛等。咳嗽多为阵发性、刺激性呛咳,咳少量黏痰。发热可持续 2～3 周,体温正常后可能仍有咳嗽。偶有胸骨后疼痛。肺外表现更为常见,如皮疹(斑丘疹和多形红斑)等。体格检查可见咽部充血,儿童可并发鼓膜炎或中耳炎,颈部淋巴结肿大。胸部体格检查与肺部病变程度常不相称,可无明显体征。

三、实验室检查和辅助检查

1. 实验室检查

外周血白细胞总数正常或稍增多,以中性粒细胞为主;起病后 2 周,约 2/3 患者血清冷凝集试验阳性,滴定效价大于 1：32,特别是当滴度逐步升高时,有诊断价值;血清中支原体 IgM 抗体的测定可进一步确诊。直接测标本中肺炎支原体抗原可用于快速诊断。

2.胸部 X 线

多样化,无特异性。早期多呈间质性肺炎改变。发生肺实质病变后多种形态的浸润影,呈节段性分布,以肺下野为多见。有的从肺门附近向外伸展,部分患者出现少量胸腔积液,病变常经 3～4 周后自行消散。

四、诊断

借助流行病学史,呼吸道症状伴明显头痛、鼻咽部炎症及缺乏细菌性肺炎证据,胸部 X 线表现早期以肺间质肺炎为主可初步做出诊断,进一步做特异性抗体检查和痰培养分离到支原体而确诊。

五、治疗

早期使用适当抗生素可减轻症状及缩短病程。本病有自限性,多数病例不经治疗可自愈。大环内酯类抗生素为首选,如红霉素、罗红霉素和阿奇霉素。喹诺酮类如左氧氟沙星、加替沙星和莫西沙星等,四环素类也用于支原体肺炎的治疗。疗程一般 2～3 周。因肺炎支原体无细胞壁,青霉素或头孢菌素类等抗生素无效。对剧烈呛咳者,应适当给予镇咳药。若继发细菌感染,可根据痰病原学检查,选用针对性的抗生素治疗。

(孙亚娇)

第十二节　衣原体肺炎

一、定义

衣原体肺炎(chlamydia pneumonia)是由肺炎衣原体引起的肺部炎症。衣原体作为一类细胞内微生物,主要包括沙眼衣原体、肺炎衣原体、鹦鹉热衣原体和家畜衣原体 4 种。

二、病原

衣原体是一种革兰染色阴性的胞内寄生病原体。与病毒不同的是,它同时具有 DNA、RNA 以及革兰阴性菌类似的细胞壁。衣原体包括 2 层细胞膜,外膜和内膜,其外膜蛋白成分丰富且由一种单一主要外膜蛋白(MOMP)和 2 种次要外膜构成。MOMP 的多态性决定了衣原体的血清型。

三、病因和发病机制

肺炎衣原体引起人类感染的具体发病机制不详。

衣原体可同时诱发细胞免疫和体液免疫,因主要为胞内感染,因此 T 细胞介导的免疫反应是永久的。同时发生的还有 HLA 限制性 CD4 及 CD8 细胞免疫反应、CD4＋Th 细胞激活、γ 干扰素分泌以及 CD4＋T 细胞分泌白介素-10。但上述反应在免疫病理损伤中的作用目前还不明确。衣原体感染在适应性免疫发生后仍可持续存在。未经抗感染治疗沙眼衣原体感染在感染后的 1 年及 3 年持续感染率分别为 50％和 10％。衣原体引起宿主细胞损伤主要由于感染细胞释放的炎症介质和细胞因子导致组织损伤和持续感染。

四、流行病学

血清流行病学调查显示人类衣原体感染是普遍性的,一半以上的成年人感染过衣原体。大多数人为隐性感染,之后出现血清学转化。沙眼衣原体主要通过性接触或产道传播,可引起沙眼、性病淋巴肉芽肿、包涵体结膜炎、非淋病性尿道炎、宫颈炎、输卵管炎、直肠炎、附睾炎及新生儿肺炎。鹦鹉热衣原体主要来自鸟类,通过吸入气溶胶传播,可引起非典型性肺炎及培养阴性的感染性心内膜炎。肺炎衣原体主要通过飞沫传播,可引起急性呼吸道感染,如咽炎、鼻窦炎、支气管炎、非典型性肺炎等。衣原体肺炎包括上述 3 种衣原体感染引起的肺部炎症。其中肺炎衣原体是目前临床上最常引起呼吸道感染的衣原体。其发病率可达 1.2‰。衣原体肺炎占所有社区获得性肺炎的 5%～10%,其中在门诊非典型肺炎(包括军团菌肺炎、支原体肺炎、衣原体肺炎)患者中,衣原体肺炎占 10.7%,同时合并支原体及衣原体感染占 3.4%。支原体感染以青少年好发,四季均可发病,有 70%～75% 的人群为易感人群,但衣原体肺炎以成年人及老年人多见。传染源为患者及无症状感染者,通过呼吸道飞沫在人与人之间传播。

五、诊断

(一)临床表现

1. 沙眼衣原体肺炎

沙眼衣原体肺炎主要见于 2～12 周新生儿和婴儿,常见症状有气急、阵发性咳嗽、咳嗽后发绀,甚至窒息。通常不发热,肺部可闻及啰音和少量哮鸣音。

2. 鹦鹉热肺炎

鹦鹉热肺炎为累及单核-吞噬细胞系统的系统性感染。潜伏期 7～14 天,可出现突发寒战、发热(可高达 40℃)、头痛、肌肉疼痛、剧烈关节痛。患者可有咳嗽,多以干咳为主,疾病早期即可出现。可出现与军团菌肺炎类似的表现,如谵妄、嗜睡、木僵、抽搐等神经精神症状。体征不明显,部分患者可出现双下肺湿啰音,严重者有实变体征。与肺炎衣原体感染相比,发热更加严重,而上呼吸道症状少见。肺外症状常见,可出现肌肉痛。暴发性鹦鹉热可出现脑脊髓膜炎、肝炎、类似伤寒的游走性斑疹,也可出现类似伤寒的腹痛、腹泻、便秘、脾肿大。少数伴有基础瓣膜病变的患者可出现感染性心内膜炎。自然病程 10～21 天。

诊断:血清学可见补体结合抗体滴度升高,急性期血液及呼吸道分泌物可分离出致病菌。

3. 衣原体肺炎

尽管急性感染多见于儿童时期,但是大多数支原体肺炎发生于成人,特别是老年人。可出现无发热的相对轻微的肺炎。临床症状无特异性,潜伏期 15～23 天。较为特征性的症状为干咳伴有咽痛、声音嘶哑。肺外表现不显著,可有发热、肌肉疼痛等。查体肺部可闻及湿啰音。

肺炎衣原体也可导致支气管炎和鼻窦炎。支气管炎多为亚急性起病,可持续数周。一些支气管炎起病的患者胸片也可发现肺炎表现。鼻窦炎常表现为鼻窦区压痛。单纯咽峡炎很少是由于肺炎衣原体感染所致。但如果肺炎患者同时出现鼻窦炎、支气管炎和咽峡炎则肺炎衣原体感染可能是病因。

（二）X线表现

1. 沙眼衣原体肺炎

胸部X线显示间质浸润或网状、结节阴影，肺充气过度。

2. 鹦鹉热肺炎

两肺可见自肺门向外放射的浸润病灶，下叶较多，有时可见粟粒样结节或明显实变阴影，如弥漫性支气管肺炎或间质性肺炎，但无特异性。肺内病变吸收缓慢。

3. 衣原体肺炎

衣原体肺炎主要表现为单个肺段以下的浸润性阴影，下叶多见，重症患者可出现双侧间质和肺泡浸润。

（三）实验室检查

衣原体患者常规检查外周血白细胞多正常，但有80%的患者红细胞沉降率增快。特异性实验室检查方法如下。

1. 细胞培养

HL细胞对于肺炎衣原体的生长最为敏感，也有报道Hep-2细胞对于衣原体的生长敏感。鼻咽部或者咽后壁拭子是最常用的标本，气管和支气管吸取物、支气管肺泡灌洗液标本最理想。留取标本时应尽量擦下更多细胞。拭子不宜采用木质或竹棉签，因其可能含有支原体抑制物。标本应4℃保存，如24小时内不能接种则需－70℃保存。标本接种离心培养管或培养板。阳性标本在接种72～96小时时可出现包涵体。培养液中分离出鹦鹉热衣原体（革兰阴性）可确诊，但肺炎衣原体培养要求高，一般实验室难以实现。

2. 直接微量免疫荧光试验（MIF）

直接微量免疫荧光试验是国际上最常用的肺炎衣原体血清学检测方法，是目前诊断衣原体感染的首选措施。通过MIF测定衣原体抗体滴度诊断是否存在衣原体感染。诊断标准如下：①IgG≥1∶16但IgG<1∶512，且IgM抗体阴性提示肺炎衣原体既往感染；②IgG≥1∶512和（或）IgM≥1∶32，在排除RF所致假阳性之后可诊断为近期感染；③双份血清抗体效价4倍或4倍以上升高诊断为近期感染。

3. PCR技术

支原体DNA的PCR比培养的敏感性高25%，也可作为一种诊断方法。但目前尚未常规应用于临床，其项目本身有待于国家药品监督管理局批准。

六、鉴别诊断

（一）病毒性肺炎

病毒性肺炎多发生于冬春季节，可散发流行或暴发；儿童多见，临床表现一般较轻，体征不明显；X线呈斑点状、片状或均匀的阴影。病毒的分离、血清学检查及抗体的检测都有助于诊断。

（二）真菌性肺炎

真菌性肺炎多见于年老体弱，机体抵抗力低下，长期使用抗生素、激素、免疫抑制剂的人群。多种抗生素治疗无效；痰病原学检测有助于鉴别。

（三）肺结核

可有结核病接触史，一般抗感染治疗无效，肺内病灶形态不规则、密度不均匀，可出现空洞；血清结核抗体、皮肤 PPD 试验、痰抗酸菌检查及诊断性抗结核治疗等有助于诊断。

七、治疗

（一）抗生素治疗

肺炎衣原体对于四环素类抗生素或大环内酯类抗生素敏感，但临床疗效往往不显著。推荐剂量为四环素（不用于孕妇和儿童）每次 0.25～0.5g，每天 4 次，或红霉素每次 0.5g，每天 4 次。口服，疗程均为 10～14 天。沙眼衣原体肺炎的治疗与肺炎衣原体相似。

鹦鹉热衣原体是疗效最显著的衣原体感染。对四环素和大环内酯类抗生素敏感。应用最广泛的为四环素。剂量为四环素 500mg，每天 4 次，或多西环素 100mg，每天 2 次。用药 24～48 小时后患者开始退热并出现明显的症状缓解。总疗程为 10～21 天。

治疗失败的患者，特别是应用红霉素治疗者，更换多西环素仍可有效。阿奇霉素因其半衰期更长，且胃肠道不良反应更小，目前越来越多应用于肺炎衣原体治疗。预防性服用阿奇霉素对于暂时性高危人群有预防作用。

（二）一般治疗

注意隔离，对症支持。

（三）并发症治疗

如出现呼吸衰竭可行机械通气等处理。

八、预后

本病在健康人群预后良好。有基础慢性病的老年患者及同时合并其他细菌性肺部感染的患者预后不佳。

（矫翠婷）

第十三节　军团菌肺炎

一、定义

军团菌肺炎是由革兰染色阴性的嗜肺军团杆菌引起的一种以肺炎为主的全身感染性疾病，是军团菌病（LD）的一种临床类型。

二、病因

军团菌是一种无荚膜、不产气、对热耐力强的胞内寄生革兰阴性杆菌，广泛存在于人工和天然水环境中。菌株有 50 种、70 种血清型，其中 50% 对人有致病性。其中 90% 军团菌肺炎由嗜肺军团杆菌引起。嗜肺军团菌包括 16 种血清型，其中血清Ⅰ型是引起军团菌肺炎最常见的致病菌。

三、流行病学

在蒸馏水、河水和自来水的存活时间分别为 3～12 个月、3 个月、1 年。静止水源或沉积物浓度高的水源为军团菌生长繁殖的理想场地。可经供水系统、空调或雾化吸入进入呼吸道引起感染。易感人群包括年老体弱,慢性心、肺、肾病,糖尿病、恶性肿瘤、血液病、艾滋病或接受免疫抑制剂治疗者。军团菌流行高峰为每年夏秋,全年均可发病。传染途径有 2 种:呼吸道吸入,以及误饮含军团菌的水。潜伏期 2～10 天。军团菌肺炎的危险因素包括近期旅游、接触不洁水流、肝肾衰竭、糖尿病、恶性肿瘤,其他的有高龄、免疫功能下降,特别是 AIDS、血液系统肿瘤,以及终末期肾脏病患者中发病率明显增高。

四、病机及病理

军团菌进入呼吸道后可被单核细胞吞噬,在细胞内增生逃脱宿主免疫。军团菌与宿主的相互作用结果决定是否致病。病理改变为急性纤维蛋白化脓性肺炎。病变多实变或呈小叶分布,严重者形成小脓肿。显微镜下可见肺泡上皮、内皮弥漫急性损伤,透明膜形成。病灶内可见中性粒细胞、巨噬细胞、红细胞和纤维素样渗出。直接免疫荧光或银染可见军团菌,病变可侵犯血管和淋巴管。肺外病变可见间质性肾炎、血管炎、心肌炎、化脓性心包炎、肌溶解等。

五、临床表现

临床表现差异很大,可无症状至多器官损伤。潜伏期 2～10 天。典型患者常为亚急性起病,发热(体温大于 39℃,弛张热)、畏寒、寒战、头痛、无力、肌肉疼痛等。

(一)肺部表现

90％的患者有咳嗽,非刺激性干咳,可有少量非脓性痰;40％的患者胸痛,多呈胸膜样胸痛,较为剧烈;17％的患者可出现咯血,痰中带血丝为主;94％的患者有不同程度的呼吸困难。

(二)肺外表现

1.神经系统

神经系统症状发生率为 50％,常见神经状态改变,意识模糊、头痛、嗜睡、定向力障碍,偶见谵妄。神经系统异常严重程度与发热、低氧、代谢紊乱无明显相关性。脑脊液检查多正常,可有淋巴细胞或蛋白轻度增高。脑电图可呈典型弥漫慢波,偶见颈项强直。

2.消化系统

消化系统症状多在病初发生,25％军团菌肺炎患者有恶心、呕吐,30％有腹泻或稀便,多为糊状或水样便,无脓血和黏液便。可有肝功能异常。肝肿大、腹膜炎、胰腺炎、直肠周围脓肿和阑尾脓肿罕见。

3.肾脏

25％～30％的患者可出现镜下血尿和蛋白尿,极少数可偶见肌红蛋白尿、急性间质性肾炎、肾盂肾炎、肾脓肿、肾小球肾炎,近 10％可发生急性肾衰竭。

4.心脏、血液系统

军团菌肺炎患者可出现相对缓脉,偶可出现心肌炎、心包炎、白细胞和血小板减少。

(三)体征

查体可见呼吸加快,相对性缓脉,可出现低血压。肺部听诊可闻及湿啰音,部分可闻及哮鸣音;随着疾病的进展出现肺部实变体征;1/3 的患者有少量胸腔积液。严重患者有明显呼吸困难和发绀。

(四)肺外表现

军团菌肺炎患者常有明显的肺外症状。早期出现的消化道症状,约半数有腹痛、呕吐、腹泻,多为水样便,无脓血便。神经症状亦较常见,如焦虑、神志迟钝、谵妄。患者可有肌肉疼痛及关节疼痛。部分患者有心包炎、心肌炎和心内膜炎,偶可合并急性肾衰竭、休克和DIC。

六、实验室检查与辅助检查

(一)非特异性检查

白细胞中度升高、红细胞沉降率增快、低钠血症常见,可有碱性磷酸酶升高、高氮质血症;部分重症患者有肝功能和肾功能损害的表现,出现蛋白尿、显微镜下血尿或转氨酶异常。

(二)胸部影像学检查

胸片无特异性,常表现为进展迅速的非对称、边缘不清的肺实质性浸润阴影。呈肺叶或肺段分布,下叶多见,部分患者出现心包积液、胸腔积液,免疫低下人群可出现空洞,甚至肺脓肿。胸部病灶吸收缓慢,可达1～2个月,有时临床治疗有效的情况下胸部X线仍然呈进展表现。CT的表现主要以片状的肺泡浸润为主,也可以表现为肺实质的浸润,病变以肺的下叶为主,可以发生在双侧或单侧,一般进展迅速,常可伴有胸腔积液。如果积液过多,可能会压迫肺组织,引起代偿性的肺气肿或者肺不张。

(三)特异性检查

1. 标本分离和培养

痰液、血液、胸腔积液、气管抽取物、肺活检材料均可作为军团菌培养标本。军团菌在普通培养基上不能生长。需要在活性炭酵母浸液琼脂(BCYE)在$2.5\%～5\%$ CO_2环境下培养1周。大多数嗜肺军团菌出现阳性结果需3～7天,非嗜肺军团菌阳性需要10天以上。培养是军团菌诊断的金标准。敏感性可达60%,特异性可达100%。

2. 直接免疫荧光抗体(DFA)

敏感性为50%～70%,特异性为96%～99%。该方法与其他细菌包括脆弱杆菌、假单胞菌、产黄杆菌属等有交叉反应。

3. 尿抗原测定

尿抗原主要检测的抗原是军团菌细胞壁脂多糖成分。具有热稳定性及抗胰蛋白酶活性。最早可在出现症状后1天内检测到,可持续到有效抗生素治疗后数天或数周。尿抗原敏感性与疾病严重程度相关。因采用的俘获抗体是嗜肺军团菌血清Ⅰ型特异的,因此对于检测Ⅰ型军团菌敏感性为70%～100%,特异性接近100%。对于非Ⅰ型军团菌阳性率较低,为14%～69%。

4. 血清抗体测定

特异性IgM抗体在感染后1周左右出现。IgG在发病2周开始升高,1个月左右达峰。①间接免疫荧光试验(IFA):双份血清测定,急性期与恢复期血清抗体滴度呈4倍或4倍以上增高,且效价≥1∶128,可作为军团菌诊断依据;单份血清测定,抗体滴度≥1∶256,提示军团菌感染。②微量凝集试验(MAA)与试管凝集试验(TAT):军团菌全菌为抗原,检测患者血中抗体。起病4周和8周分别采血1次,抗体滴度升高4倍以上为阳性。③酶联免疫吸附试验(ELISA):常用于流行病学调查。

七、诊断

军团菌肺炎的诊断应结合患者状况综合判断。典型病例有持续高热、寒战、刺激性干咳、胸痛、相对缓脉。影像学表现为下肺为主的非对称性浸润影。病程早期出现腹泻、ALT 升高、低磷血症、尿蛋白阳性、少量红细胞，提示军团菌肺炎的诊断。

诊断标准：①临床表现有发热、寒战、咳嗽、胸痛症状；②胸部 X 线具有浸润性阴影伴胸腔积液；③呼吸道分泌物、痰、血液、胸腔积液 BCYE 培养基上有军团菌生长；④呼吸道分泌物荧光抗体检查军团菌抗体阳性；⑤血清间接免疫荧光法检查急性期和恢复期 2 次军团菌抗体增高 4 倍或 4 倍以上；⑥尿 I 型军团菌抗原阳性。凡是具有①～②条加③～⑥条任何一项可诊断。

八、鉴别诊断

（一）肺炎支原体肺炎

儿童及青年人居多，血清冷凝集试验阳性。血清支原体 IgM 抗体阳性。

（二）肺炎球菌肺炎

冬季与初春季发病，不引起原发组织坏死或形成空洞，早期抗生素治疗效果好。

（三）肺部真菌感染

特有生态史，如潮湿发霉环境。广泛使用抗生素、糖皮质激素、细胞毒药物，痰、咽拭子、胸腔积液涂片发现真菌菌丝或孢子，培养有真菌生长。

（四）病毒性肺炎

冬季多见，前驱症状如上呼吸道感染、皮疹。白细胞降低多见，特定病毒抗体有助于诊断，抗生素治疗无效。

九、治疗

（一）针对军团菌治疗

首选大环内酯类和喹诺酮类抗生素。疗程依据临床表现不同而有所不同，大多数患者为 7～14 天，对于有肺脓肿、脓胸和肺外感染的患者需要适当延长疗程至 3 周以上。对于合并细菌感染的患者可同时应用覆盖球菌的药物并根据病原学调整用药（表 1-3）。

表 1-3 针对军团菌治疗

抗生素	用量	用法
大环内酯类		
红霉素	2～4g/d	静脉滴注或口服
阿奇霉素	500mg/d	静脉滴注或口服
喹诺酮类		
环丙沙星	400mg/8～12h	静脉滴注
加替沙星	200～400mg/d	静脉滴注或口服
左氧氟沙星	500～750mg/d	静脉滴注或口服
莫西沙星	400mg/d	静脉滴注或口服

（二）对症支持治疗

止咳、化痰、退热、纠正水电解质紊乱等对症治疗。

十、预后

对于呼吸衰竭、需要气管插管及高龄、合并恶性肿瘤或其他细菌感染的患者预后差。肾脏受累患者预后更差。

（马雨霞）

第十四节　病毒性肺炎

病毒性肺炎是由不同种类病毒侵犯肺脏引起的肺部炎症,通常是由于上呼吸道病毒感染向下呼吸道蔓延所致。临床主要表现为发热、头痛、全身酸痛、干咳等。本病一年四季均可发生,但冬春季更为多见。肺炎的发生除与病毒的毒力、感染途径及感染数量有关外,还与宿主年龄、呼吸道局部和全身免疫功能状态有关。通常小儿发病率高于成人,婴幼儿发病率高于年长儿童。据报道在非细菌性肺炎中病毒性肺炎约占 25%～50%,婴幼儿肺炎中约 60% 为病毒性肺炎。

一、流行病学

罹患各种病毒感染的患者为主要传染源,通常以空气飞沫传播为主,患者和隐性感染者说话、咳嗽、打喷嚏时可将病毒播散到空气中,易感者吸入后即可被感染。其次通过被污染的食具、玩具及与患者直接接触也可引起传播。粪-口传播仅见于肠道病毒。此外,也可以通过输血和器官移植途径传播,在新生儿和婴幼儿中母婴间的垂直传播也是重要途径。

病毒性肺炎以婴幼儿和老年人多见,流感病毒性肺炎则好发于原有心肺疾病和慢性消耗性疾病患者。某些免疫功能低下者,如艾滋病患者、器官移植者,肿瘤患者接受大剂量免疫抑制剂、细胞毒药物及放射治疗时,病毒性肺炎的发生率明显升高。据报道骨髓移植患者中约 50% 可发生弥漫性间质性肺炎,其中约半数为巨细胞病毒(CMV)所致。肾移植患者中约 30% 发生 CMV 感染,其中 40% 为 CMV 肺炎。

病毒性肺炎一年四季均可发生,但以冬春季节为多,流行方式多表现为散发或暴发。一般认为,在引起肺炎的病毒中以流感病毒最多见。根据近年来我国北京、上海、广州、河北、新疆等地区病原学监测,小儿下呼吸道感染中腺病毒和呼吸道合胞病毒引起者分别占第 1、第 2 位。北方地区发病率普遍高于南方,病情也比较严重。此外,近年来随着器官移植的广泛开展,CMV 肺炎的发生率有明显增高趋势。

二、病因

(一)流感病毒

流感病毒属正黏液病毒科,系单股 RNA 类病毒,有甲型、乙型、丙型三型,流感病毒性肺炎多由甲型流感病毒引起,由乙型和丙型引起者较少。甲型流感病毒抗原变异比较常见,主要是血凝素和神经氨酸酶的变异。当抗原转变产生新的亚型时可引起大流行。

(二)腺病毒

腺病毒为无包膜的双链 DNA 病毒,主要在细胞核内繁殖,耐湿、耐酸、耐脂溶剂能力较强。现已分离出 41 个与人类有关的血清型,其中容易引起肺炎的有 3 型、4 型、7 型、11 型、14

型和 21 型。我国以 3 型、7 型最为多见。

(三)呼吸道合胞病毒(RSV)

RSV 系具有包膜的单股 RNA 病毒,属副黏液病毒科肺病毒属,仅 1 种血清型。RSV 极不稳定,室温中 2 天内效价下降 100 倍,为下呼吸道感染的重要病原体。

(四)副流感病毒

副流感病毒属副黏液病毒科,与流感病毒一样表面有血凝素和神经氨酸酶。与人类相关的副流感病毒分为 1 型、2 型、3 型、4 型,其中 4 型又分为 A、B2 个亚型。在原代猴肾细胞或原代人胚肾细胞培养中可分离出本病毒。近年来在我国北京和南方一些地区调查结果表明引起婴幼儿病毒性肺炎的病原体排序中副流感病毒仅次于合胞病毒和腺病毒,居第 3 位。

(五)麻疹病毒

麻疹病毒属副黏液病毒科,仅有 1 种血清型。电镜下呈球形或多形性。外壳小突起中含血凝素,但无神经氨酸酶,故与其他副黏液病毒不同。该病毒在人胚和猴肾细胞中培养5～10天后可出现多核巨细胞和核内包涵体。本病毒经上呼吸道和眼结膜侵入人体引起麻疹。肺炎是麻疹最常见的并发症,也是引起麻疹患儿死亡的主要原因。

(六)水痘带状疱疹病毒(VZV)

VZV 为双链 DNA 病毒,属疱疹病毒科,仅对人有传染性。其在外界环境中生存力很弱,可被乙醚灭活。该病毒在被感染的细胞核内增生,存在于患者疱疹的疱浆、血液及口腔分泌物中。接种人胚羊膜等组织内可产生特异性细胞病变,在细胞核内形成包涵体。成人水痘患者发生水痘肺炎的较多。

(七)鼻病毒

鼻病毒属微小核糖核酸病毒群,为无包膜单股 RNA 病毒,已发现 100 多种血清型。鼻病毒是人类普通感冒的主要病原,亦可引起下呼吸道感染。

(八)巨细胞病毒(CMV)

CMV 属疱疹病毒科,系在宿主细胞核内复制的 DNA 病毒。CMV 具有很强的种族特异性。人的 CMV 只感染人。CMV 通常是条件致病原。除可引起肺炎外还可引起全身其他脏器感染。

此外,EB 病毒、冠状病毒、柯萨奇病毒、埃可病毒等也可引起肺炎,只是较少见。

三、病机与病理

病毒性肺炎通常是由于上呼吸道病毒感染向下蔓延累及肺脏的结果。正常人群感染病毒后并不一定发生肺炎,只有在呼吸道局部或全身免疫功能低下时才会发病。上呼吸道发生病毒感染时常损伤上呼吸道黏膜,屏障和防御功能下降,造成下呼吸道感染,甚至引起细菌性肺炎。

单纯病毒性肺炎的主要病理改变为细支气管及其周围炎症和间质性肺炎。细支气管病变包括上皮破坏、黏膜下水肿,管壁和管周可见以淋巴细胞为主的炎性细胞浸润,在肺泡壁和肺泡间隔的结缔组织中有单核细胞浸润,肺泡水肿,被覆着含有蛋白和纤维蛋白的透明膜,使肺泡内气体弥散距离增大。严重时出现以细支气管为中心的肺组织片状坏死,在坏死组织周边可见包涵体。在由合胞病毒、麻疹病毒、CMV 引起的肺炎患者的肺泡腔内还可见到散在的多核巨细胞。腺病毒性肺炎患者常可出现肺实变,以左下叶最多见,实质以外的肺组织可有明显过度充气。

继发细菌性肺炎时肺泡腔可见大量的以中性粒细胞为主的炎性细胞浸润。严重者可形成小脓肿,或形成纤维条索性、化脓性胸膜炎及广泛性出血。

四、临床表现

病毒性肺炎通常起病缓慢,绝大部分患者开始时均有咽干、咽痛,然后出现打喷嚏、鼻塞、流涕、发热、头痛、食欲减退、全身酸痛等上呼吸道感染症状,病变进一步向下发展累及肺脏发生肺炎时则表现为咳嗽,多为阵发性干咳,并有气急、胸痛、持续高热。此时体征尚不明显,有时可在下肺区闻及细湿啰音。病程多为2周左右,病情较轻。婴幼儿及免疫缺陷者罹患病毒性肺炎时病情比较严重,除肺炎的一般表现外,还多有持续高热、剧烈咳嗽、血痰、气促、呼吸困难、发绀、心悸等。体格检查可见三凹征和鼻翼翕动。在肺部可闻及广泛的干、湿性啰音和哮鸣音,也可出现急性呼吸窘迫综合征(ARDS)、心力衰竭、急性肾衰竭、休克。胸部X线检查主要为间质性肺炎,两肺呈网状阴影,肺纹理增粗、模糊。严重者两肺中下野可见弥漫性结节性浸润,但大叶性实变少见。胸部X线改变多在2周后逐渐消退,有时可遗留散在的结节状钙化影。

流感病毒性肺炎多见于流感流行时,慢性心肺疾病患者及孕妇为易感人群。起病前流感症状明显,多有高热,呼吸道症状突出,病情比较严重,病程达3~4周,病死率较高。腺病毒感染所致肺炎表现突然高热,体温达39~40℃,呈稽留热,热程较长。约半数以上患者出现呕吐、腹胀、腹泻,可能与腺病毒在肠道内繁殖有关。

合胞病毒性肺炎绝大部分为2岁以内儿童,多有一过性高热,喘憋症状明显。

麻疹病毒性肺炎为麻疹并发症,起病初期多有上呼吸道感染症状,典型者表现为起病2~3天后,首先在口腔黏膜出现麻疹斑,大约1~2天后从耳后发际开始出皮疹,以后迅速扩展到颜面、颈部、躯干、四肢。麻疹肺炎可发生于麻疹的各个病期,但以出疹后一周内最多见。因此在患儿发疹期,尤其是疹后期发热持续不退,或退热后又发热,同时呼吸道症状加重,肺部出现干湿性啰音,提示继发肺炎。

水痘是由水痘带状疱疹病毒引起的一种以全身皮肤水疱疹为主要表现的急性传染病。成人水痘并发肺炎较为常见。原有慢性疾病和(或)免疫功能低下者水痘并发肺炎的机会多。水痘肺炎多发生于水痘出疹后1~6天,高热、咳嗽、血痰,两肺可闻及湿啰音和哮鸣音,很少有肺实变。

五、实验室检查与辅助检查

(一)血液及痰液检查

病毒性肺炎患者白细胞总数一般多正常,也可降低,红细胞沉降率往往正常。继发细菌感染时白细胞总数增多和中性粒细胞占比增高。痰涂片所见的白细胞以单核细胞为主,痰培养多无致病细菌生长。

(二)病原学检查

1.病毒分离

由于合胞病毒、流感病毒、单纯疱疹病毒等对外界温度特别敏感,故发病后应尽早用鼻咽拭子取材,或收集鼻咽部冲洗液、下呼吸道分泌物,取材后放置冰壶内尽快送到实验室。如有可能最好床边接种标本,通过鸡胚接种、人胚气管培养等方法分离病毒。上述方法可靠、重复性好、特异性强,但操作烦琐费时,对急性期诊断意义不大。但对流行病学具有重要作用。

2.血清学检查

血清学诊断技术包括补体结合试验、中和试验和血凝抑制试验等。比较急性期和恢复期双份血清抗体滴度,效价升高 4 倍或 4 倍以上即可确诊。本法主要为回顾性诊断,不适合早期诊断。采用急性期单份血清检测合胞病毒、副流感病毒的特异性 IgM 抗体,其敏感性和特异性比较高,可作为早期诊断指标。

3.特异性快速诊断

(1)电镜技术:用于合胞病毒、副流感病毒、单纯疱疹病毒及腺病毒的诊断。由于检查耗时、技术复杂、费用昂贵,难以推广使用。

(2)免疫荧光技术:其敏感性和特异性均与组织培养相近。其合胞病毒抗原检测的诊断准确率达 70%～98.9%,具有快速、简便、敏感、特异性高等特点。

(3)酶联免疫吸附试验及酶标组化法:广泛用于检测呼吸道病毒抗原,既快速又简便。

4.包涵体检测

CMV 感染时可在呼吸道分泌物,包括支气管肺泡灌洗液和经支气管肺活检标本中发现嗜酸粒细胞核内和胞质内含包涵体的巨细胞。

六、诊断

病毒性肺炎的诊断主要依据是其临床表现及相关实验室检查。由于各型病毒性肺炎缺乏明显的特征,因而最后确诊往往需要借助于病原学检查结果。当然某些病毒原发感染的典型表现,如麻疹早期颊黏膜上的麻疹斑、水痘时典型皮疹均可为诊断提供重要依据。

七、鉴别诊断

病毒性肺炎主要需与细菌性肺炎进行鉴别。病毒性肺炎多见于小儿,常引起流行,发病前多有上呼吸道感染和全身不适等前驱表现,外周血白细胞总数正常或偏低,中性粒细胞不高。而细菌性肺炎以成人多见,无流行性,白细胞总数及中性粒细胞明显增高。X 线检查时病毒性肺炎以间质性肺炎为主,肺纹理增粗,而细菌性肺炎多以某一肺叶或肺段病变为主,显示密度均匀的片状阴影。中性粒细胞碱性磷酸酶试验、四唑氮盐还原试验、C 反应蛋白水平测定以及疫苗培养和病毒学检查均有助于 2 种肺炎的鉴别。需要注意的是呼吸道病毒感染容易继发肺部细菌感染,其中以肺炎链球菌、金黄色葡萄球菌、流感嗜血杆菌及溶血性链球菌为多见,通常多发生于原有病毒感染热退 1～4 天后患者再度畏寒、发热,呼吸道症状加剧,咳嗽、咳黄痰、全身中毒症状明显。

此外病毒性肺炎尚需与病毒性上呼吸道感染、急性支气管炎、支原体肺炎、衣原体肺炎和某些传染病的早期进行鉴别。

八、治疗

目前缺少特效抗病毒药物,以对症治疗为主。

（一）一般治疗

退热、止咳、祛痰、维持呼吸道通畅、给氧,纠正水和电解质、酸碱失衡。

（二）抗病毒药物

金刚烷胺,成人 0.1g,每天 2 次;小儿酌减,连服 3～5 天。早期应用对防治甲型流感有一定效果。病毒唑对合胞病毒、腺病毒及流感病毒性肺炎均有一定疗效,每天用量为 10mg/kg,口服或肌内注射。近来提倡气道内给药。≤2 岁者每次 10mg,＞2 岁者每次 20～30mg,溶于 30mL 蒸馏水内雾化吸入,每天 2 次,连续 5～7 天。由 CMV、疱疹病毒引起的肺炎患者可用阿昔洛韦、阿糖腺苷等治疗。

（三）生物制剂

有报道肌内注射 γ 干扰素治疗小儿呼吸道病毒感染,退热快、体征恢复迅速、缩短疗程、无明显不良反应。雾化吸入从初乳中提取的 SIgA 治疗婴幼儿 RSV 感染也取得良好效果。此外还可试用胸腺肽、转移因子等制剂。继发细菌性肺炎时应给予敏感的抗生素。

九、预后

大多数病毒性肺炎预后良好,无后遗症。但是如系流感后发生重症肺炎,或年老体弱、原有慢性病者感染病毒性肺炎后易继发细菌性肺炎,预后较差。另外 CMV 感染者治疗也有一定难度。

十、预防

接种流感疫苗、水痘疫苗和麻疹疫苗对于预防相应病毒感染有一定效果,但免疫功能低下者禁用麻疹减毒活疫苗。口服 3 型、4 型、7 型腺病毒减毒活疫苗对预防腺病毒性肺炎有一定效果。早期较大剂量注射丙种球蛋白对于麻疹和水痘的发病有一定预防作用。应用含高滴度 CMV 抗体免疫球蛋白被动免疫对预防 CMV 肺炎也有一定作用。对于流感病毒性肺炎、CMV 肺炎、水痘疱疹病毒性肺炎患者应予隔离,减少交叉感染。

（孙亚娇）

第十五节　肺奴卡菌病

一、定义

肺奴卡菌病（pulmonary nocardiosis）是由腐生性需氧的放线菌纲中的奴卡菌属病原体所引起的亚急性或慢性肺炎,是免疫受损宿主机会感染的主要原因。患者常因吸入病原体至肺部而致病,并可引起全身性播散。易感者以免疫功能受损者为主,其主要表现为咳嗽、咳痰、发热、食欲减退、体重减轻及乏力不适等,而呼吸困难、胸痛及咯血则相对少见。20％～45％的患者可出现肺外受累,并以中枢神经系统、皮肤及软组织多见。病程较长,一般持续 1 周到数周。本病相对较为少见,但由于严重细胞免疫缺陷患者的增多、器官移植的广泛开展、临床医师对其认识水平升高,以及对病原体检出能力的提高,有关该病的报道也在逐渐增多,引起了广泛的关注。

二、病原

奴卡菌（Nocardia）为丝状分枝杆菌，属于原核生物界—厚壁细菌门—放线菌纲—放线菌目—奴卡菌科，广布于世界各地，主要存在于土壤之中，靠分解土壤中的有机物生存，大多需氧，少数厌氧。该菌的共同特性是可形成纤细的气生菌丝，直径 $0.5 \sim 1.0 \mu m$，长 $10 \sim 20 \mu m$。HE、PAS 和常规抗酸染色不着色，但革兰、改良抗酸和乌洛托品染色阳性。在室温或 37℃ 培养条件下，奴卡菌在血琼脂、普通琼脂、沙氏琼脂及肉骨汤等多种培养基中均易生长，但生长速度较慢，常需 5 天至 4 周以上。由于奴卡菌呈丝状，形态和染色特征类似于真菌，同时，奴卡菌病呈慢性或亚急性，与许多真菌病相似，因而奴卡菌常被归为真菌。但由于该菌无完整的核和细胞壁成分，对噬菌体及抗生素的反应也不同于真菌，因此，该菌实际上应属于细菌。

引起人类疾病的奴卡菌以星形奴卡菌最为多见，84%～94% 奴卡菌病由该菌所致，但其常表现为机会性感染，一般在机体免疫功能降低时致病。现认为星形奴卡菌为种属复合物，其包括星形奴卡菌、马鼻疽奴卡菌及新星奴卡菌。其他病原菌包括巴西奴卡菌、假巴西奴卡菌、豚鼠耳炎奴卡菌（以前称为豚鼠奴卡菌）及南非奴卡菌，其中巴西奴卡菌在所有致病性奴卡菌中其毒性最强，多引起原发性感染，并可引起暴发流行。

三、流行病学

1888 年 Ed mond Nocard 首次从患慢性鼻疽的病牛体内分离出鼻疽奴卡菌。1890 年 Eppinger 首次描述了表现为肺炎和脑脓肿的人类奴卡菌病。20 世纪上半叶期间人类奴卡菌病少见报道，但此后有关该病的报道明显增加。奴卡菌病散发于世界各地。据 Beaman 等 1976 年报道，美国每年诊断奴卡菌病的病例数在 500～1000 例，其中 85% 为肺部和（或）全身受累，Beaman 估计美国奴卡菌病的年发病率为 3.5/100 万，这与澳大利亚皇后岛（约 4/100 万）及法国（约 3.4/100 万）的报道极其相似。我国自 1962 年后于新疆、江苏、四川、北京、广州、上海、湖北等地也陆续有奴卡菌病的报道，总例数在 34 例以上。

奴卡菌病可发生于任何年龄，但成人多于儿童，男性多于女性，男性发病率比女性高 2～3 倍。无明显季节性。伴一种或多种危险因素者患奴卡菌病的风险增加。如细胞免疫缺陷患者，尤其是患淋巴瘤、获得性免疫缺陷及接受器官移植者。本病也与原发性肺泡蛋白沉着症、结核病及其他分枝杆菌病有关，同时，奴卡菌病在慢性阻塞性肺疾病、酒精中毒和糖尿病患者中也常有报道，但由于这些疾病很常见，因而很难证实它们与奴卡菌病是否具有明确相关性。

四、病机

大约半数的奴卡菌病发生在健康状况不佳的人群，尤其是机体免疫力低下者，同时，这部分人群并无奴卡菌暴露的增加，这说明完整的宿主防御功能对避免奴卡菌感染相当重要。目前的研究发现，有多种宿主防御机制参与阻止奴卡菌感染。研究发现，中性粒细胞可抑制奴卡菌，尽管其并不能如对普通细菌那样能有效杀灭。细胞介导的免疫也相当重要，体外研究证实，激活的巨噬细胞能有效地抑制和杀灭奴卡菌，但未激活的巨噬细胞则无此功能。T 淋巴细胞也能杀灭奴卡菌，同时其对激活巨噬细胞和其他宿主防御机制相当重要。患慢性肉芽肿性病变者极易发生奴卡菌感染，说明吞噬细胞的呼吸爆发具一定的重要性，中性粒细胞对奴卡菌的抑制作用即源于呼吸爆发产生的溶酶体和其他阳离子蛋白。

　　另外,细菌的毒力也与发病有关,毒力高的菌株能抑制巨噬细胞内的吞噬体,使溶酶体活力发生变化,从而有助于病原菌在细胞内存活。而奴卡菌的毒力又与其生长时期有关,当其呈丝状相时,毒力较强,并对吞噬细胞具有抵抗性。奴卡菌的毒力还与其能产生过氧化氢酶及超氧化物歧化酶有关,可能这正是导致奴卡菌对吞噬细胞的呼吸爆发产物极具抵抗力的原因之一。另外,体外研究发现,奴卡菌容易被诱导成 L-型,同时 L-型奴卡菌已从实验动物及复发的奴卡菌病患者体内分离到,但 L-型奴卡菌是否与奴卡菌病的持续和复发有关,尚不清楚。

　　此外,Beaman 发现,奴卡菌具有亲小鼠脑的特性,因此,阐明这种倾向性的机制有可能解释为什么播散性奴卡菌感染容易波及脑部。

五、病理

　　肺脏为奴卡菌首先感染的部位,其典型病变为脓肿,常为多发性脓肿,脓肿大小不一,可互相融合,中心坏死明显,外周绕以肉芽组织形成脓肿壁,但纤维化及包裹较少见。病变可累及一个或多个肺叶,也可表现为肺叶实变、多发性粟粒状、结节状病变、空洞或粘连等。胸膜被累及时可出现纤维蛋白性胸膜炎、脓胸及胸膜粘连等。肺部病变还可引起代偿性肺气肿。约 50%肺奴卡菌病发生播散性感染,脑部为最常见播散部位,其他常见部位包括皮肤、肾、肌肉及骨骼等。脑脓肿常突入脑室或蛛网膜下隙,皮肤脓肿可形成窦道。镜下可见病灶内大量革兰染色阳性的分枝菌丝,直径 $0.5\sim1.0\mu m$,长 $10\sim20\mu m$,由中心的核向周围呈放射状扩展,菌丝末端常轻微膨大,但极少像放线菌菌丝那样扩大成明显的杵状。大量的炎症细胞,主要是中性粒细胞,排列在菌丝周围,有时也可见较多的淋巴细胞、浆细胞或成纤维细胞聚集其周围。

六、临床表现

　　星形奴卡菌病呈典型的亚急性或慢性过程,症状常持续 1 周到数周,伴免疫抑制的患者则起病较急。起病时表现为小叶或大叶性肺炎,以后逐渐演变为慢性过程,与肺结核的表现类似。主要表现为咳嗽、咳少许痰,典型痰液呈黏稠脓痰,但不伴恶臭,可有痰中带血;发热,体温 $38\sim40℃$;食欲不振、体重减轻和全身不适也较常见。肺部空洞形成时,可有咯血,甚至出现大咯血,但较少见。呼吸困难和胸痛也少见。病变累及胸膜时,可出现胸膜增厚、胸腔积液或液气胸。肺部奴卡菌病还可直接波及邻近组织,引起心包炎、纵隔炎症及上腔静脉综合征等,但直接扩散到胸壁者少见,其发生率远低于放线菌病。奴卡菌还可侵入血循环而播散到其他部位,引起肺外症状和体征,此约见于 50%的肺部奴卡菌病患者。最常见的播散部位为中枢神经系统,占 25%,主要表现为小脑幕上脓肿,常为多个,引起头痛、恶心、呕吐及神志不清,除病程较慢外,其与一般的细菌性脑脓肿并无较大差别。脑膜炎较少见,约半数病例与脑脓肿合并存在。其他常见播散部位为皮肤、皮下组织、肾、骨及肌肉。腹膜炎和心内膜炎也有报道。典型的播散常累及少数部位,表现为亚急性或慢性脓肿,脓肿常保持稳定,很少或没有变化,但也可引起广泛的全身播散性脓肿。奴卡菌脓肿较少发生纤维化或窦道形成,此与放线菌脓肿不同。胸部体格检查:病变部位叩诊呈浊音,呼吸音减低,可闻及湿性啰音。

七、实验室检查与辅助检查

(一)影像学检查

胸部 X 线检查无特异性,可表现为中等密度以上的小片状或大片状肺部浸润性病变,单发或多发性结节及单个或多个肺脓肿。可出现空洞,并可伴肺门淋巴结肿大,但少有钙化。胸膜受累时可有胸膜增厚、胸腔积液、气胸或液气胸等表现。CT 扫描常可发现更多、更小的结节影。

(二)真菌学检查

1. 直接镜检

取痰液、脓液、脑脊液、尿液或组织块等标本经消化后再离心集菌,即可制片作直接镜检。奴卡菌用常规 HE 染色不着色,需进行革兰和改良抗酸染色。镜下见奴卡菌纤细,直径约 $1\mu m$,以二分裂方式增生,但单个细胞仍彼此黏附在一起,因而形成较长的分支菌丝。这些菌丝的革兰染色阳性部分在革兰染色阴性部分的点缀下,可形成特征性的串珠状外观。最后菌丝分裂成杆状或球菌样。用改良的 Kinyoun 法、Ziehl-Neelsen 法或 Fite-Faraco 法进行弱酸脱色,绝大多数奴卡菌具有抗酸性,但实验室培养可使它们失去这一特性。放线菌和链霉菌革兰染色也呈阳性,但无抗酸特性。而使用一些抗酸染色方法,诸如 Ziehl-Neelsen 的 Putt 改良法,则放线菌仍可保持酚品红染色,从而表现抗酸性。因此,这类染色方法不能用于奴卡菌和放线菌的鉴别。

2. 组织标本培养

将痰液、脓液、血液、尿液、脑脊液或其他组织标本进行需氧培养,培养基内避免加入抗生素。痰液宜多次送检,常规血培养常呈阴性,但如果采用两阶段培养瓶接种并进行需氧孵育 30 天以上,则可明显提高培养阳性率。脑脊液或尿液于培养前应进行浓缩,皮肤病损涂片及培养多呈阴性,故需进行活检。

奴卡菌在大多数非选择性介质,包括血琼脂、沙氏琼脂、普通琼脂、肉骨汤和硫乙醇酸盐肉汤中均易生长,但生长速度比大多数细菌缓慢,菌落一般于 2~14 天开始出现,而特征性的菌落则需 4 周以上方始出现。由于奴卡菌是较少的几种可利用石蜡作为其唯一碳源的需氧菌之一,因而对于较难诊断的病例,可采用石蜡诱饵法对其进行培养。接种后将固体石蜡置于琼脂表面,如为阳性标本,则可观察到奴卡菌生长。典型的菌落常硬而皱缩,可产生橘色、红色、粉色、黄色、奶油色或紫色色素。部分菌株可产生较深的棕绿色可溶性色素渗入到琼脂中。奴卡菌可产生气生菌丝,从而使菌落呈干的天鹅绒或粉色样外观。大多数菌株可产生特征性的泥土味。

3. 鉴定

(1)传统鉴定法:包括酪蛋白、次黄嘌呤、黄嘌呤、淀粉、腺嘌呤等水解实验及糖利用、硝酸盐还原酶产生等。

(2)抗生素敏感性鉴定:体外实验证实,临床重要的奴卡菌的抗生素敏感性有所不同,因而有人建议,对于较难诊断的病例,可将其作为该菌鉴别诊断的可行性推断实验。

(3)血清学检查:星形奴卡菌可产生特异的 55kD 蛋白,用这种蛋白作抗原,采用酶免疫实验可对奴卡菌进行快速血清学诊断。该法敏感而特异,且不与结核患者血清起交叉反应。Augeles 发现巴西奴卡菌及豚鼠奴卡菌也具有 55kD 蛋白,并可用点印迹法作奴卡菌感染的诊断,即将含 55kD 硝酸纤维方块放入无菌培养皿中,加入孵育液,再加待检血清,置 37℃ 孵育 1 小时,冲洗后立即用 4-氯-1 萘酚显色。5～10 分钟后用蒸馏水代替溶液终止反应,在抗原位置处出现颜色反应为阳性,准确率可达 100%。

(4)其他鉴定方法:近来有人用半巢式 PCR 方法检测血清和内脏的奴卡菌,该方法快速、敏感,并可用于不易在常规培养基介质中生长的 L-型奴卡菌的检测,故明显优于培养法。其他还有用脉冲电子捕捉气液相色谱法检测奴卡菌病患者血清或脑脊液中奴卡菌代谢产物等方法,但皆处于试验阶段,且假阳性率高。

八、诊断与鉴别诊断

由于肺部奴卡菌病起病缓慢,症状和体征无特异性,常造成诊断的延迟。临床医生在考虑到该病时,往往已经给予患者短期的抗生素治疗,由此导致奴卡菌培养的阳性率降低,使该病的诊断难度增加。因此,在临床工作中,对于慢性肺炎伴免疫力减低的患者,如淋巴瘤、获得性免疫缺陷综合征、慢性肉芽肿疾病、接受器官移植或糖皮质激素治疗的患者,皆应警惕该病的可能。另外,由于约 50% 的肺部奴卡菌病伴有肺外播散,因而对上述患者中伴脑、皮肤或肾等感染性炎症而病原体不明者,尤其要考虑到该病的可能。同时,肺部奴卡菌病的确诊取决于实验室检查,病原菌阳性者方可确诊,故对疑为该病者,应进行多途径检查。

肺部奴卡菌病需与肺结核、肺部肿瘤、肺部细菌性脓肿及肺部放线菌病等进行鉴别。

九、治疗和预防

(一)治疗

原则上应进行药敏实验,以选择敏感抗生素,但由于奴卡菌生长缓慢,易凝集及其他特点,使其在许多重要检测条件方面皆与普通细菌有所不同,且很少有证据显示药敏检测对临床治疗具有指导意义,故除了药物治疗无效或因特殊原因不能用药的疑难病例外,一般根据临床经验选择有效抗生素。

磺胺类药为首选药物,使用较广泛的磺胺类药物为磺胺嘧啶和磺胺甲噁唑,常用剂量为 4～6g/d,分 4～6 次使用。对疑难病例应监测血浆磺胺水平,使之维持在 100～150g/mL。甲氧苄啶与磺胺类具协同作用,二者合用,甲氧苄啶可提高磺胺类疗效,复方磺胺甲噁唑[TMP 5～20mg/(kg·d),SMZ 25～100mg/(kg·d),分 2～3 次使用]治疗肺部奴卡菌病效果良好。

其他抗生素,米诺环素、环丝氨酸、氨苄西林对肺部奴卡菌病也有一定疗效,但多需与其他抗生素如磺胺等联用。推荐剂量分别为:米诺环素 100～200mg/(kg·d),每天 3 次;氨苄西林 1g,每天 4 次;氨苄西林和红霉素 500～750mg,每天 4 次,也有一定疗效,红霉素单用对新星奴卡菌有一定效果。

经胃肠外给药的抗生素中使用最广泛者为阿米卡星,常用剂量为 0.4g/d,对老年或肾功能减低需进行较长时间治疗者,应监测血浆浓度。β-内酰胺类药物也有一定疗效,以亚胺培南最佳。此外,头孢噻肟、头孢曲松、头孢呋辛也具有较好抗菌活性,头孢唑林、头孢哌酮和头孢西丁等则抗菌活性较差。含 β-内酰胺酶抑制剂的氨苄西林也有一定疗效,但临床研究尚不多。

单用抗生素治疗对肺部脓肿效果良好,但对肺外病变则疗效欠佳,对这些病变,尤其是脑脓肿应进行手术治疗,可采用针吸、切除或引流,具体的方法取决于患者的个体情况。如诊断不清、脓肿较大、脓肿呈进行性发展或药物治疗无效者,皆应进行手术治疗。而对脓肿位于难以手术的部位等则应先尝试药物治疗,同时采用 CT 或 MRI 仔细监测脓肿大小。

由于奴卡菌感染易于复发,因而抗生素治疗疗程宜长,无免疫功能低下的肺部奴卡菌病患者,疗程宜达到 6～12 个月,免疫功能低下或伴中枢神经系统感染者,宜持续 1 年。同时,在治疗结束后,应对患者进行随访,且随访期限应达到 6 个月。

(二)预防

在磺胺类药物问世之前,肺部和全身奴卡菌病几乎是致死性的,该类药物的应用则明显改善了奴卡菌病的预后。但也有研究发现,1945～1968 年所有奴卡菌病患者的死亡率达到61%,另有文献报道,1948～1975 年所有接受过治疗的奴卡菌病患者,其死亡率为 21%,后又有文献报道,奴卡菌病的死亡率主要取决于疾病的部位,局限于肺部者,死亡率仅为7.6%,而伴有脑脓肿者则高达 48%。Simpson 和 Smego 等发现,奴卡菌病早期诊断并及时治疗,死亡率可降至 5%以下。

药物对奴卡菌病的预防作用,尚未形成一致结论。但总的来说,该病难作特异性预防,关键在于增强人群体质,同时,医务人员应提高对本病的认识。对免疫力低的患者,要警惕该病的发生,做到早期诊断,及时治疗。

(胡晓晨)

第十六节　肺脓肿

肺脓肿是由多种病原菌引起的肺组织化脓性坏死性炎症,早期为肺组织化脓性感染,继而坏死、液化形成脓肿。临床特点为高热、胸痛、咳嗽、咳大量脓臭痰,X 线显示肺部空洞伴液平面。本病多见于青壮年,男性多于女性。自抗生素广泛应用以来,发病率已明显下降,治愈率显著提高。

一、病因和病机

病原体常为上呼吸道、口腔的定植菌,包括需氧、厌氧和兼性厌氧菌。90%的患者合并有厌氧菌感染,毒力较强的厌氧菌在部分患者可单独致病。常见的其他病原体包括金黄色葡萄球菌、化脓性链球菌、肺炎克雷白杆菌和铜绿假单胞菌。大肠埃希菌和流感嗜血杆菌也可引起坏死性肺炎。根据途径,肺脓肿可分为以下类型。

(一)吸入性肺脓肿

吸入性肺脓肿又称原发性或支气管源性肺脓肿,此类型最多见。致病菌主要为数种厌氧菌的混合感染,但上呼吸道存在的病原体如葡萄球菌、链球菌、肺炎球菌、梭形菌、螺旋体等均可致病。正常呼吸道的黏液纤毛系统及咳嗽反射能防止误吸,但在上呼吸道感染、龋齿、扁桃体炎、鼻旁窦炎、过度疲劳或在熟睡、醉酒、全身麻醉及昏迷时,上述保护机制被削弱或丧失,带菌分泌物自口、鼻、咽部吸入下呼吸道而阻塞支气管,病原菌即可繁殖致病。

(二)继发性肺脓肿

某些细菌性肺炎、支气管扩张症、肺囊肿、支气管肺癌、肺结核空洞等继发化脓感染等可导致继发性肺脓肿;支气管异物造成管腔阻塞,其远端也会形成肺脓肿;肺邻近器官的化脓性病变如肝脓肿、膈下脓肿、肾周脓肿等也可以直接蔓延甚至穿破至肺形成脓肿。

(三)血源性肺脓肿

原发病灶常为皮肤或组织器官的化脓性感染,如创伤、疖、痈、骨髓炎等引起的败血症或脓毒血症,细菌或脓毒栓子经血流进入肺循环,造成肺小血管的栓塞及肺组织的炎症坏死而形成脓肿。致病菌多为金黄色葡萄球菌、表皮葡萄球菌及链球菌,其特点为两肺多发性病变,常发生于肺的边缘。

二、病理

以吸入性肺脓肿为例,早期致病菌进入下呼吸道,阻塞细支气管,使其远端肺小叶不张,肺泡充血,大量中性粒细胞浸润伴有周围小血管栓塞,肺组织缺血坏死。1周左右由于细菌与死亡的细胞释放出蛋白溶解酶,使坏死组织液化形成脓肿,脓腔与支气管相通则会咳出大量脓痰,并形成空洞,同时空气进入脓腔而出现液平面。此时经有效的治疗则可排净坏死组织,其周围炎症逐渐消退,脓腔缩小,病变愈合仅留少许纤维组织。如引流不畅或治疗不利则会使病变扩大至一个肺段甚至可超越叶间裂,侵犯邻近的肺段或全肺。肺脓肿靠近肺表面,可发生局限性纤维蛋白性胸膜炎;脓肿破溃入胸膜腔则会形成脓胸、脓气胸和支气管胸膜瘘。急性期感染未能及时控制,迁延3个月以上者为慢性肺脓肿,病变部位坏死组织残存于脓腔中,炎症持续不退,脓腔周围被纤维组织包绕使腔壁变厚,周围支气管扩张,空洞长期不能闭合。

由于右主支气管陡直、管径粗,吸入性肺脓肿好发于右肺。段叶分布与吸入时的体位有关,若仰卧深睡时吸入,多位于上叶后段及下叶背段;坐位吸入则易发生于下叶后基底段。血源性肺脓肿因肺小动脉的菌栓或脓栓而多发生于两肺,并常位于肺的边缘。继发性肺脓肿多发生于原发病变处。

三、临床表现

(一)症状

1. 全身中毒症状

多数患者急性起病,吸入性肺脓肿发病前大多有口咽部感染性疾病,或手术、劳累、受凉等病史。患者畏寒、发热,体温可高达 39～40℃,呈弛张热,伴精神不振、乏力、食欲减退,还可有头痛、谵妄、意识障碍等神经系统症状。血源性肺脓肿中毒症状更为严重。

2. 呼吸系统症状

咳嗽、咳痰,初期为黏液痰或黏液脓性痰,7～10 天后咳嗽加重,因脓肿破溃于支气管而咳出大量脓性痰,每天可达 300～500mL,脓臭痰为厌氧菌感染的特征。之后体温下降,全身中毒症状减轻。部分可有痰中带血或中等量咯血。病变累及胸膜者伴胸痛,脓肿破溃至胸膜腔时并发脓气胸,患者突感胸痛、呼吸困难。慢性肺脓肿患者表现为反复咳嗽、咳脓臭痰及咯血、不规则发热、贫血等。血源性肺脓肿先有原发病引起的脓毒血症的表现,数天至 2 周才出现呼吸系统症状,咳嗽,痰量不多,很少咯血。

(二)体征

肺脓肿较小且位置深者及血源性肺脓肿肺部体征均不明显。病变范围大,位置贴近胸壁时叩诊呈浊音,局部闻及湿啰音或病理性支气管呼吸音,形成大脓腔可有空瓮音。慢性肺脓肿常有杵状指(趾)、消瘦和贫血。

四、实验室检查及辅助检查

(一)血常规

急性期白细胞计数明显增高,可达$(20\sim30)\times10^9/L$,中性粒细胞百分比为$80\%\sim90\%$,可伴有核左移。慢性肺脓肿可有红细胞及血红蛋白降低。

(二)细菌学检查

有助于确定致病菌及选择有效抗生素,可行痰涂片革兰染色、痰细菌培养及药敏试验,有条件行厌氧菌培养。留痰宜在应用抗生素之前,应防止口咽部寄生菌污染标本,采集痰液后立即送检。血源性肺脓肿血培养可发现致病菌。

(三)X线检查

根据肺脓肿的不同类型、病期、支气管引流是否通畅及有无并发症,胸部X线表现各异。

吸入性肺脓肿早期炎症阶段,胸片表现为好发部位的大片浓密模糊的阴影,边界不清,与细菌性肺炎易混淆;脓肿形成后上述浓密阴影中出现圆形透亮区及液平面;在消散期,脓腔逐渐变小,周围炎症逐渐吸收,最后遗留少许索条状阴影。

慢性肺脓肿因其周围纤维增生而形成厚壁空洞,内壁不规则,有时呈多房性,周围有纤维组织增生及邻近胸膜增厚,不同程度的肺叶膨胀不全或不张,纵隔移向患侧,健侧代偿性肺气肿。结合侧位胸片或胸部CT可明确脓肿的具体部位、范围,有助于体位引流或外科治疗。

血源性肺脓肿在单侧或双侧肺边缘呈现多发的小片状阴影或球形病灶,常可见到多发性含气液平面的张力性薄壁小空腔,短期内阴影变化大,发展迅速,炎症吸收后可出现局部纤维化或小气囊样改变。并发脓胸者,患侧可见大片密度增高阴影,伴有气胸者可见到气液平面。

(四)纤维支气管镜检查

可明确异物或肿瘤阻塞性肺脓肿。在支气管引流不畅或炎症长期不能愈合者,可通过纤维支气管镜吸痰,并在病变部位注入抗生素,促进支气管引流和脓腔愈合。

五、诊断

(1)发病前可有诱因,例如口腔手术、昏迷呕吐、异物吸入等,或有皮肤创伤感染、疖、痈等化脓性病灶。

(2)起病急骤、畏寒、高热、咳嗽、咳大量脓臭痰。

(3)白细胞计数及中性粒细胞百分比增高。

(4)胸部X线显示大片浓密炎性阴影,其中可见脓腔及气液平面,或多发性小片状、结节状阴影及张力性含气囊肿。

(5)痰、血培养包括厌氧菌培养,对确定病因、指导用药有重要价值。

(6)排除其他疾病。

六、鉴别诊断

(一)细菌性肺炎

早期肺脓肿在症状、X线表现上与细菌性肺炎很相似,但随着病程变化鉴别不难。肺脓肿约在7~10天后咳出大量脓臭痰,胸部X线显示空洞和液平面,经治疗不会短期吸收。细菌性肺炎多伴有口周疱疹、铁锈色痰而无大量脓臭痰,胸部X线示肺叶段性实变或成片状淡薄炎症病变,边缘模糊不清,没有空洞形成。

(二)肺结核空洞继发感染

本病也会有发热、咳嗽、咳黄脓痰,X线表现好发部位与肺脓肿相似。但肺结核起病缓慢、病程长,继发感染之前常有结核中毒症状,如午后低热、乏力、盗汗、长期咳嗽、咯血等,痰量较少,无臭味。胸部X线显示厚壁空洞,空洞内一般无液平面,其周围可见到结核卫星病灶。反复查痰可找到抗酸杆菌。

(三)肺囊肿继发感染

肺囊肿继发感染时可有发热、咳脓痰等需与肺脓肿鉴别。但其感染中毒症状及病灶周围炎症较肺脓肿轻,感染控制后胸片可见边缘光滑、薄壁的囊腔,与既往胸片相比较则更容易鉴别。

(四)支气管肺癌

支气管肺癌阻塞支气管导致远端肺化脓性感染形成脓肿,或癌性空洞继发感染均应与肺脓肿鉴别。肺癌一般起病缓慢,脓痰量较少,中毒症状轻,经抗生素治疗,症状、体征及胸片均不能完全改善。胸片示肺癌空洞呈偏心空洞,内壁凹凸不平,周围炎性反应少,纤维支气管镜检查及痰脱落细胞检查查到肿瘤细胞可确诊。

七、治疗

急性肺脓肿的治疗原则是积极抗菌和充分脓液引流。

(一)抗菌治疗

吸入性肺脓肿病原菌中的大多数厌氧菌对青霉素敏感,仅脆弱拟杆菌对青霉素不敏感,而对林可霉素、克林霉素和甲硝唑敏感。故可首选青霉素160万～240万U/d,重症应给800万～1200万U/d,分2～4次静脉滴注,以使药物在坏死组织中达到较高浓度。一般用药后3～10天体温下降,中毒症状明显减轻,体温降至正常可改为肌内注射。对青霉素过敏者,可用林可霉素1.8～3.0g/d,静脉滴注或分3次肌内注射;也可用克林霉素0.6～1.8g/d。甲硝唑多对厌氧菌敏感,可与上述药物联用,常用0.4g,每天3次,口服或静脉滴注。如疗效不佳应参考细菌培养及药物敏感试验结果,选择有效抗生素。如耐甲氧西林的金黄色葡萄球菌感染,可选用万古霉素0.5g,每天3～4次;革兰阴性杆菌应选用第二、第三代头孢菌素类、喹诺酮类,必要时联合氨基糖苷类。抗生素应用疗程宜长,一般需8～12周,停药指征为临床症状完全消失,X线显示脓腔及炎性病变完全消散,仅残留条索状纤维阴影。

全身应用抗生素的同时也可局部治疗,如环甲膜穿刺、气管导管内滴药、经纤维支气管镜支气管内滴药等,均可提高疗效,缩短疗程。

(二)引流排脓

对于支气管通畅咳痰顺利者,可按脓肿位置采用体位引流,让患者采取病变位于高位,支气管近端开口处于低位的体位,如上叶后段、下叶背段肺脓肿可取健侧俯卧头低位,基底段病变采取头低脚高俯卧位,轻轻拍击患部,利用重力的作用使脓液排出,一般每天2～3次,每次15～20分钟。病情较重,衰竭或有大咯血者暂不宜行体位引流,避免窒息经纤维支气管镜冲洗吸痰为有效的引流方法。痰液黏稠者可选用祛痰药物如沐舒坦或吸入生理盐水等均有利于排痰。血源性肺脓肿要及时处理原发病灶。

（三）一般治疗

急性期中毒症状明显者应卧床休息，加强支持疗法，供给足够热量和维生素、必需氨基酸和血浆等，注意补充水分，维持电解质平衡，必要时吸氧。对症治疗包括解热、止咳祛痰等。

（四）外科治疗

下列情况可行外科手术治疗。①肺脓肿内科规律治疗3个月脓腔不缩小，感染不能控制者。②并发支气管扩张反复感染及大量咯血者。③伴支气管胸膜瘘或脓胸经引流冲洗疗效不佳者。④支气管阻塞疑为支气管肺癌者。

八、预后

急性肺脓肿经积极有效的治疗，治愈率可达86％。少数因治疗不彻底可使病程延长或成为慢性肺脓肿，并发支气管扩张易反复感染和发生大咯血，急性期引流不畅而发生肺坏疽者预后较差。

九、预防

要重视口腔、上呼吸道慢性感染病如龋齿、化脓性扁桃体炎、鼻窦炎、牙槽脓肿等的治疗。口腔和胸腹手术前应注意保持口腔清洁，手术中注意清除口腔和上呼吸道血块和分泌物，鼓励患者咳嗽，及时取出呼吸道异物，保持呼吸道引流通畅，昏迷患者更要注意口腔清洁。

（胡晓晨）

第十七节 变应性支气管肺曲霉菌病

变应性支气管肺曲霉菌病（ABPA）是过敏性支气管真菌病中最常见和最具特征性的一种疾病，1952年在英国首先报道。其致病曲霉以烟曲霉最常见，黄曲霉、稻曲霉、土曲霉偶可见到。急性期主要症状有喘息、咯血、脓痰、发热、胸痛和咳出棕色痰栓等。

一、病因和病机

ABPA大部分病例是由于对曲霉菌高度过敏所致，尤其以烟曲霉最常见，对曲霉敏感的特异性个体吸入高浓度烟曲霉的孢子是该病的主要致病途径。本病的变应原主要为曲菌属，其中以烟曲菌（Af）最常见。Af有超过20种抗原成分，其中以Af2、Af3、Af6最常涉及。因此，在讨论本病时常以Af为例。其他曲菌也可偶尔引起，文献报道其他真菌如青霉菌、念珠菌、弯孢霉等也曾引起与本病相同的病理改变和临床特点，这种情况应诊断为变应性支气管肺真菌病（ABPM）发病机制。首先，Af孢子被哮喘病患者吸入，到达中等大小支气管的黏痰中，由于排除困难，长期聚居在那里，繁殖，发出菌丝，释放抗原，致敏机体，最后引起一系列免疫反应，特别是Th2CD4细胞反应，导致Th2细胞因子如IL-4、IL-5、IL-13的合成和分泌增加，使IgE生成增加、嗜酸性粒细胞聚集等。此外，IgG-Af、IgA-Af也增加。这些免疫反应和Af分泌的蛋白酶还引起肺浸润、组织损伤，该蛋白酶也会减低纤毛功能。

二、临床表现

1. 典型表现

急性期主要症状有喘息、咯血、脓痰、发热、胸痛和咳出棕色痰栓。其中咯血绝大多数为痰血，但有少数患者咯血量偏大。急性期症状持续时间较长，往往需要激素治疗半年才能消退，少数病例进展至激素依赖期。由于对急性发作期界定不一，其发生频率报道不一。ABPA虽然哮喘症状较轻，但有近半数患者需要长期局部吸入或全身应用激素。

2. 不典型表现

偶见ABPA与曲霉球同时存在。ABPA在极少数患者也可以出现肺外播散，如出现脑侵犯、脑脊液淋巴增多、胸腔积液等。

3. ABPA的临床病程分为5期

第Ⅰ期（急性期）：主要特点为发作性症状，如喘息、发热、体重减轻等。IgE水平显著升高，嗜酸性粒细胞增多，肺部浸润影，血清IgE-Af和IgG-Af阳性。

第Ⅱ期（缓解期）：通常靠支气管扩张剂及吸入糖皮质激素可控制症状，X线胸片正常，血清IgE-Af和IgG-Af无明显升高或轻度升高，血清IgE水平降低但未恢复正常，无嗜酸性粒细胞增多。在治疗6～12周内血清IgE下降了35%～50%或经口服糖皮质激素治疗6～9个月停用激素后，超过3个月病情没有加重即为完全缓解。

第Ⅲ期（加重期）：多数患者表现为急性发作症状，部分患者复发是无症状的，仅出现血清总IgE升高2倍以上或肺部出现新的浸润影，因此该期需密切监测。

第Ⅳ期（激素依赖期）：表现为激素依赖型哮喘，哮喘症状必须靠口服糖皮质激素才能控制，激素减量时哮喘加重，即使哮喘缓解也难以停药。血清IgE水平升高或正常。通常X线没有肺部浸润影，但少数患者胸片表现多样性，可伴有中心性支气管扩张。绝大部分病例在此期得到诊断。

第Ⅴ期（纤维化期）：患者常有广泛的支气管扩张、肺纤维化、肺动脉高压、固定的气流阻塞、严重不可逆的肺功能损害等，可有胸闷、气急、呼吸困难、发绀和呼吸衰竭，可见杵状指。患者血清学检查可有活动期的表现，预后较差。

并非每个患者都要经过5期的临床病程。

三、检查

血清总IgE升高，目前诊断标准中血清总IgE升高所采用的界值一般为1000IU/mL，如果采用另一个界值1000μg/L（相当于417IU/mL）可能会导致对ABPA的过度诊断，曲霉沉淀素抗体阳性，血清特异性IgE和IgG抗体升高。外周血嗜酸性粒细胞增加。

ABPA非特异性的影像表现为反复性、移行性的肺浸润影，80%～90%患者出现不同程度的肺浸润，从小片状至大片状的整叶实变，大多出现于病程的某一阶段，并不总是与急性症状相关联。30%～40%患者出现普遍性肺过度充气或肺容积减少。

ABPA的特异性影像表现为以上叶为主的中心性支气管扩张，CT扫描可见支气管管壁增厚、管径扩张和双轨征、印戒征，由于分泌物痰栓阻塞支气管可表现为条带状、分支状或牙膏样、指套样阴影。黏液嵌塞也是ABPA常见、并有一定特征性的X线征象，有37%～65%患者在病程某一时间有黏液嵌塞的X线证据，占全部一过性病变的近1/3。典型表现为2～

3cm、5～8mm 直条状或指套状分叉的不透光阴影从磨玻璃样到实变影,以及因痰栓引起的肺不张等,晚期可出现肺气肿和纤维化等。影像学改变以肺上叶改变更常见,为肺下叶改变的2～3 倍。

ABPA 患者的肺功能损害包括肺通气功能和气体交换功能的异常,其主要取决于疾病的活动程度。一定程度上可逆的阻塞性通气功能障碍最为常见。慢性 ABPA 患者晚期出现肺纤维化时可表现为限制性通气功能障碍、弥散障碍和固定的气流受限。有研究表明,ABPA 可逆性气道阻塞伴弥散量降低与肺容积减少相平行。随着病程进展,常出现不可逆性气道阻塞及不同程度的肺纤维化,肺功能损害进一步加重。

四、诊断

1. ABPA Rosenberg Patterson 版诊断标准

(1)主要标准:①支气管哮喘;②存在或以前曾有肺部浸润;③中心性支气管扩张;④外周血嗜酸性粒细胞增多(1000/mm³);⑤烟曲霉变应原速发性皮肤试验阳性;⑥烟曲霉变应原沉淀抗体阳性;⑦血清抗曲霉特异性 IgE、IgG 抗体增高;⑧血清总 IgE 浓度增高(>1000μg/L)。

(2)次要诊断标准:①多次痰涂片或曲霉培养阳性;②咳褐色痰栓;③曲霉变应原迟发性皮肤反应阳性。

2. 1997 年 Greenberger 版最低诊断标准

①哮喘。②皮肤试验曲霉抗原呈阳性速发反应。③血清总 IgE 升高。④血清抗烟曲霉IgE 增高和(或)IgG 水平升高。⑤现在或既往肺浸润诊断为 ABPA-S。⑥合并中心性支气管扩张者诊断为 ABPA-CB。

3. 2008 年美国感染学会制定的曲霉病诊治指南中 ABPA 的诊断标准

(1)有 7 条主要标准:①支气管阻塞症状发作(哮喘);②外周血嗜酸性粒细胞增多;③曲霉变应原速发性皮肤试验阳性;④血清曲霉变应原沉淀抗体阳性;⑤血清总 IgE 浓度增高;⑥肺部影像学检查存在或以前曾有肺部浸润影;⑦中央型支气管扩张。

(2)次要诊断标准:①痰涂片和(或)培养反复找到曲霉;②咳出棕色黏液栓或斑片的病史;③血清曲霉特异性 IgE 抗体增高;④曲霉变应原迟发性皮肤试验阳性。

五、鉴别诊断

需与哮喘、慢性嗜酸粒细胞肺炎、Churg-Strauss 综合征、肺结核等相鉴别。在 ABPA 出现肺浸润者,外周血嗜酸性粒细胞增加和血清总 IgE 升高(平均 2000～14000ng/mL)均相当显著,可以与曲霉皮肤试验阳性哮喘患者明确区分。

六、治疗

糖皮质激素可以缓解和消除急性加重期症状,并可预防永久性损害如支气管扩张、不可逆性气道阻塞和肺纤维化的发生。推荐应用泼尼松,剂量根据临床症状、X 线表现和血清总IgE 水平酌定。泼尼松一般每天口服 0.5mg/kg,半月后如症状减轻,痰减少,肺浸润消失,可改为隔天一次同量,顿服,以后酌情渐减量,3～6 个月一个疗程(如用其他糖皮质激素,如甲强龙等剂量相同)。辅以口服伊曲康唑,成人 0.2g,每天 2 次,一般 3～4 个月一个疗程。治疗中应随时观察患者情况。其他各种维生素、钙片也应适当补充。

(关媛媛)

第二章　气道阻塞性疾病

第一节　慢性阻塞性肺疾病

慢性阻塞性肺疾病(COPD)简称慢阻肺,是以持续气流受限为特征的可以预防和治疗的疾病,其气流受限多呈进行性发展,与气道和肺组织对香烟烟雾等有害气体或有害颗粒的异常慢性炎症反应有关。肺功能检查对确定气流受限有重要意义。在吸入支气管扩张剂后,第1秒用力呼气容积(FEV_1)与用力肺活量(FVC)的比值,即 $FEV_1/FVC<0.70$ 表明存在持续气流受限。

慢阻肺与慢性支气管炎和肺气肿有密切关系。慢性支气管炎是在除慢性咳嗽等其他已知原因后,患者每年咳嗽、咳痰 3 个月以上并连续 2 年者。肺气肿则指肺部终末细支气管远端气腔出现异常持久的扩张,并伴有肺泡壁和细支气管的破坏,而无明显的肺纤维化。当慢性支气管炎、肺气肿患者肺功能检查出现持续气流受限时,则能诊断为慢阻肺;当患者只有慢性支气管炎和(或)肺气肿,而无持续气流受限,则不能诊断为慢阻肺。

其他疾病也可导致持续气流受限,如支气管扩张症、肺结核纤维化病变、严重的间质性肺疾病、弥散性泛细支气管炎以及闭塞性细支气管炎等,但均不属于慢阻肺。

慢阻肺是呼吸系统疾病中的常见病和多发病,患病率和病死率均居高不下。因肺功能进行性减退,严重影响患者的工作和生活。

一、病因

COPD 的病因至今仍不十分清楚,但已知与某些危险因素有关,吸烟是最主要的危险因素,但吸烟者中也只有 15%~20% 发生 COPD,因此个体的易感性也是重要原因,环境因素与个体的易感因素相结合导致发病。

(一)环境因素

1. 吸烟

已知吸烟为 COPD 最主要的危险因素,大多数患者均有吸烟史,吸烟数量越大,年限越长,则发病率越高。被动吸烟能够增加吸入有害气体和颗粒的总量,也可以导致 COPD 的发生。

2. 职业性粉尘和化学物质

职业性粉尘和化学物质包括有机粉尘或无机粉尘,化学物质和烟雾,如二氧化硅、煤尘、棉尘、蔗尘、盐酸、硫酸、氯气。

3. 室内空气污染

用生物燃料如木材、畜粪等或煤炭做饭或取暖,通风不良,在不发达国家,是不吸烟而发生 COPD 的重要原因。

4. 室外空气污染

在城市里汽车、工厂排放的废气,如一氧化氮、二氧化氮、二氧化硫、二氧化碳,其他如臭氧等,在 COPD 的发生上作为独立的因素,可能起的作用较小,但联合作用可以引起 COPD

的急性加重。

(二)易感性

易感性包括易感基因和后天获得的易感性。

1. 易感基因

易感基因比较明确的是表达先天性 α_1 抗胰蛋白酶缺乏的基因,是 COPD 的一个致病原因,但这种病在我国还未见报道。有报道 COPD 在一个家庭中多发,但迄今尚未发现明确的基因,COPD 的表型较多,其很可能是一种多基因疾病,流行病学调查发现吸烟者与早期慢支患者,其 FEV_1 逐年下降率与气道反应性有关,气道反应性高者,其 FEV_1 下降率加速,因此认为气道高反应性也是 COPD 发病的危险因素。某些研究表明气道高反应性与基因有关,总之基因与 COPD 的关系,尚待深入研究。

2. 出生低体重

学龄儿童调查发现出生低体重者肺功能较差,这些儿童以后若吸烟,可能是 COPD 的一个易感因素。

3. 儿童时期下呼吸道感染

许多调查报告表明儿童时期下呼吸道感染与成年后 COPD 的发病有关,如果这些患病的儿童以后吸烟,则 COPD 的发病率显著增加,如果不吸烟,则对 COPD 的发生无明显影响,上述结果显示儿童时期下呼吸道感染可能是吸烟者发生 COPD 的易感因素,因儿童时期肺组织尚在发育,下呼吸道感染对肺组织的结构与功能均会发生不利影响,如果再吸烟,气道就更容易受到损害而发生 COPD,这种因果关系尚有待今后更多的研究证实。

4. 气道高反应性

气道高反应性是 COPD 的一个危险因素。气道高反应性除与基因有关外也可以是后天获得,继发于环境因素,如氧化应激反应,可使气道反应性增高。

二、病机

近年来对 COPD 的研究已有了很大进展,但对其发病机制至今尚不完全明了。

(一)气道炎症

香烟的烟雾与大气中的有害物质能激活气道内的肺泡巨噬细胞,巨噬细胞处在 COPD 慢性炎症的关键位置,它被激活后释放各种细胞因子,包括白细胞介素 8(IL-8)、肿瘤坏死因子 α(TNF-α)、干扰素诱导性蛋白 10(IP-10)、单核细胞趋化肽 1(MCP-1)与白三烯 B_4(LTB$_4$)。IL-8 与 LTB$_4$ 是中性粒细胞的趋化因子,MCP-1 是巨噬细胞的趋化因子,IP-10 是 CD8+T 细胞的趋化因子,这些炎症细胞被募集至气道后,在与组织细胞相互作用下,发生了慢性炎症。TNF-α 能上调血管内皮细胞间黏附分子 1(ICAM-1)的表达,使中性粒细胞黏附于血管壁并移行至血管外并向气道内聚集,巨噬细胞与中性粒细胞释放的弹性蛋白酶与 TNF-α 均能损伤气道上皮细胞,使其释放更多的 IL-8,进一步加剧了气道炎症,蛋白酶还可刺激黏液腺增生肥大,使黏液分泌增多,上皮细胞损伤后脱纤毛,以及免疫球蛋白受到蛋白酶的破坏,削弱气道的防御功能,容易继发感染。气道潜在的腺病毒感染,可以激活上皮细胞内的核因子 NF-κB 的转录,产生 IL-8 与 ICAM-1,吸引更多的中性粒细胞,使炎症持久不愈,这也可以解释为何 COPD 患者在戒烟以后,病情仍持续进展。CD8+T 细胞也是重要的炎症细胞,其释放的 TNF-α、穿孔素等能使肺泡细胞溶解和凋亡,导致肺气肿。

气道炎症导致分泌物增多,使气道狭窄,炎症细胞释放的递质可引起气道平滑肌的收缩,使其增生肥厚,上皮细胞与黏膜下组织损伤后的修复过程可导致气道壁的纤维化与气道重塑,以上的病理改变共同导致阻塞性通气障碍。

(二)蛋白酶与抗蛋白酶的失衡

香烟等有害气体与颗粒除了引起支气管、细支气管的炎症以外,还可引起肺泡的慢性炎症,肺泡腔内有多量的巨噬细胞与中性粒细胞聚集,前者可产生半胱氨酸蛋白酶与基质金属蛋白酶(MMP),后者可产生丝氨酸蛋白酶与基质金属蛋白酶,它们可水解肺泡壁中的弹性蛋白与胶原蛋白,使肺泡壁溶解破裂,许多小的肺泡腔融合成大的肺泡腔,产生肺气肿,在呼吸性细支气管,则可引起呼吸性细支气管的破坏、融合,产生小叶中心型肺气肿。

在正常情况下,抗蛋白酶可与蛋白酶保持平衡,使其不致对组织产生过度的破坏,血浆中的 α_2 巨球蛋白、α_1 抗胰蛋白酶能与中性粒细胞释放的丝氨酸蛋白酶结合而使其失去活性。此外,气道的黏液细胞、上皮细胞尚可分泌低分子的分泌型白细胞蛋白酶抑制因子(SLPI),能够抑制中性粒细胞释放的弹性蛋白酶的活性。许多组织能产生半胱氨酸蛋白酶抑制药与组织基质金属,COPD 患者可能是由于基因的多态性,影响了某些蛋白酶抑制药(TIMPs),使这两种蛋白酶失活同时影响了某些抗蛋白酶的产量或功能,使其不足以对抗蛋白酶的破坏作用而发生肺气肿。

(三)氧化与抗氧化的不平衡

香烟的烟雾中含有许多活泼的氧化物,包括氮氧化物、氧自由基等,此外炎症细胞如巨噬细胞与中性粒细胞均可产生氧自由基,它们可氧化抗蛋白酶,使其失去活性,氧化物还可激活上皮细胞中的 NF-κB,促使其进入细胞核,加强了某些炎症因子的转录,如 IL-8 与 TNF-α 等,加重了气道的炎症。中性粒细胞释放的活性氧还可以上调黏附分子的表达和增加气道的反应性,放大慢性炎症。

三、病理

COPD 的病理特征可包括 3 种重叠症状,即慢性支气管炎(气道黏液高分泌)、慢性细支气管炎(小气道疾病)和肺气肿(由于肺泡毁损导致气腔扩大)。

(一)大气道

常见病理改变有黏液腺增生、浆液腺管的黏液腺化生、腺管扩大、杯状细胞增生、灶状鳞状细胞化生和气道平滑肌肥大,支气管黏膜上皮细胞的纤毛发生粘连、倒伏、脱失,纤毛细胞数减少,异常纤毛的百分率明显增加,纤毛结构异常发生在干和顶部,包括纤毛细胞空泡变性、细胞膜凸出、形状改变等。

(二)小气道

呼气相内径小于 2mm 的细支气管主要表现为管壁单核巨噬细胞和 CD8+T 细胞浸润,杯状细胞化生,平滑肌增生及纤维化,管腔扭曲狭窄,腔内不同程度黏液栓形成,管壁因肺气肿引起气道外部附着力降低。

(三)肺气肿

肺气肿是指终末支气管远端部分(包括呼吸性细支气管、肺泡管、肺泡囊和肺泡)膨胀,并伴有气道壁破坏,可为小叶中央型和全小叶型肺气肿。前者主要发生在吸烟者,后者在 α_1-AT 缺乏者更明显。这 2 种类型肺气肿是不同的病理过程还是同一种病理改变所致不同程度,还有争议。

四、病理生理

(一)黏液分泌亢进和黏液、纤毛功能障碍

平衡的黏液分泌和清除有助于物理防御功能,持续过多的黏液分泌会阻塞呼吸道,导致气流受限。慢阻肺患者往往合并纤毛结构、功能和黏液流变学特征改变,引起气道黏液纤毛清除功能障碍,从而加重慢性炎症。慢性黏液腺增生对预后的影响虽不如 FEV_1 但可使患者死亡的危险性增加 $3\sim4$ 倍。

(二)呼吸生理异常和肺功能改变

1. 肺容量增加

肺容量增加,又称肺过度充气,是慢阻肺的特征,表现为肺总量(TLC)、功能残气量(FRC)和残气量(RV)增高。依据其发生机制,可将其分成静态过度充气和动态过度充气(DH)。

静态肺过度充气主要与肺弹性回缩力降低有关。由于肺弹性纤维组织破坏,使其弹性回缩力减小,结果 FRC 增加。静态肺过度充气主要见于慢阻肺后期及抗胰蛋白酶缺乏者,而DH 可发生在所有慢阻肺患者,是引起肺容量增加的最常见原因。其形成机制主要与呼气受限和呼吸频率增加有关。在运动时需要增加通气量时,随着呼吸频率增加和呼气时间缩短,慢阻肺即可发生。值得注意的是当 FRC 接近 TLC 且需要增加通气量时,增加潮气量(VT)和补呼气量(ERV)的潜力已显著减小,患者只有通过增加呼吸频率来增加分钟通气量。结果缩短呼气时间,加剧肺内气体潴留和 DH。DH 具有可逆性,已成为许多药物治疗的靶点。

肺过度充气还会对患者呼吸力学产生不利影响。正常人吸气时,由于肺容量远远低于胸廓自然位置(相当于 TLC 的67%),克服肺弹性回缩力和表面液体张力即可扩张胸廓。慢阻肺时由于 FRC 超过胸廓自然位置,吸气时还需克服胸廓弹性回缩力,明显增加呼吸功。DH和肺容积增加还使膈肌低平及曲率半径变大,吸气肌纤维初长度缩短,导致患者吸气肌力量和耐力均降低,进一步诱发呼吸肌疲劳甚至呼吸衰竭。这在患者运动时或急性加重期尤为明显,与呼吸困难加重密切相关。

2. 肺通气功能障碍

不完全可逆性进行性气流受限、小气道纤维化和狭窄、肺泡弹性回缩力降低,以及维持小气道开放的支撑结构破坏和不同程度的可逆阻塞,均会降低慢阻肺患者用力肺活量(FVC)、第1秒用力肺活量(FEV_1)、FEV_1/FVC 和最大通气量(MVV),而最大呼气流速的降低往往不明显。

3. 气体分布和换气功能障碍

肺泡壁膨胀破裂,肺泡面积减少及肺泡周围毛细血管广泛损害,可使弥散功能减退。COPD 肺部病变程度不一,同一部位支气管和血管受累程度也不一致。患者某些肺区支气管病变严重,而肺泡毛细血管血流量减少不显著,致通气/血流比例降低,或称静-动脉分流样效应。另一些肺区的通气变化不大,但肺泡周围毛细血管受损(如毛细血管网破坏、血管重建、血管收缩及肺泡内压增高等)使血流灌注减少,致通气/血流比例增高,或称无效腔样效应。弥散功能减退和通气/血流比例失调是除通气功能障碍外导致慢阻肺低氧血症的重要原因,在 COPD 急性加重期更为明显。肺通气和换气功能障碍发展到一定程度(一般 $FEV_1<40\%$

预计值)便会发生低氧血症和(或)二氧化碳潴留。慢阻肺早期机体可通过代偿,保持 $PaCO_2$ 正常,主要为低氧血症。随着病情进展,患者不能对抗增加的通气负荷时,即出现 CO_2 潴留,低氧血症也将更为严重。部分患者在运动和睡眠时 PaO_2 可明显下降,出现低氧血症或使既存的低氧血症加重,有时睡眠较运动时更为明显。

(三)对心血管等系统的影响

尽管慢阻肺患者肺毛细血管稀疏、狭窄和破坏,但不是引起肺动脉高压的主要原因,低氧性肺血管收缩是肺动脉高压最主要的病因。缺氧解除后,肺动脉压可恢复正常。长期慢性缺氧可引起肺小动脉平滑肌肥厚、内膜灶性坏死、纤维组织增生、血管狭窄和肺血管重构。慢性缺氧还可导致红细胞增多,血容量和黏度增高,形成多发性肺微小动脉原位血栓,增加肺循环阻力,加重肺动脉高压,最终发展成肺心病和右心衰。慢阻肺系统性炎症反应和全身氧化应激增强可产生全身影响,引发一系列合并症。

五、临床表现

(一)病史

COPD 患病过程有以下特征:①患者多有长期较大量吸烟史,或生物燃料暴露史;②职业性或环境有害物质接触史,如较长期粉尘、烟雾、有害颗粒或有害气体接触史;③COPD 有家族聚集倾向;④发病年龄多于中年后发病,症状好发于秋冬寒冷季节,常有反复呼吸道感染及急性加重史;⑤COPD 后期可出现低氧血症和(或)高碳酸血症,并发慢性肺源性心脏病(肺心病)和右心衰。

(二)症状

每个 COPD 患者的病情取决于症状严重程度(特别是呼吸困难和运动能力的降低)、全身效应和各种合并症,而并不是仅仅与气流受限程度相关。COPD 特征性的症状是慢性和持续性的呼吸困难、咳嗽和咳痰。慢性咳嗽和咳痰常早于气流受限发生前。然而,需注意有些患有严重气流受限的患者,临床上并无慢性咳嗽和咳痰的症状。COPD 的症状主要表现在以下 5 点。

①呼吸困难:这是 COPD 最主要的症状,为患者体能丧失和焦虑不安的主要原因,早期仅于劳力时出现,以后逐渐加重,以致日常活动甚至休息时也感觉气短。②慢性咳嗽:通常为首发症状。初起咳嗽呈间歇性,早晨较重,以后早晚或整日均有咳嗽,但夜间咳嗽并不显著。少数病例咳嗽不伴咳痰。也有少数病例虽有明显气流受限但无咳嗽症状。③咳痰:咳嗽后通常咳少量黏液性痰,部分患者在清晨较多;合并感染时痰量增多,常有脓性痰。④喘息和胸闷:不是 COPD 的特异性症状。部分患者特别是重症患者有明显的喘息,听诊有广泛的吸气相或呼气相的哮鸣音;胸部紧闷感通常于劳力后发生,与呼吸费力和肋间肌收缩有关。临床上如果听诊没有发现哮鸣音,并不能排除 COPD 的诊断,也不能由于存在这些症状而确定支气管哮喘的诊断。⑤全身性症状:在疾病的临床过程中,特别是在较重患者,可能会发生全身性症状,如体重下降、食欲缺乏、外周肌肉萎缩和功能障碍、精神抑郁和(或)焦虑等。COPD 的合并症很常见,合并存在的疾病常使 COPD 的治疗变得复杂。COPD 患者发生心肌梗死、心绞痛、骨质疏松、呼吸系统感染、骨折、抑郁、糖尿病、睡眠障碍、贫血、青光眼和肺癌的危险性增加。合并肺癌时可出现咯血。

（三）体征

COPD 早期体征不明显。随疾病进展，常有以下体征。①胸部过度膨胀、前后径增大、剑突下胸骨下角（腹上角）增宽及腹部膨凸等；常见呼吸变浅，频率增快，辅助呼吸肌如斜角肌及胸锁乳突肌参加呼吸运动，重症可见胸腹矛盾运动；患者不时采用缩唇呼吸以增加呼出气量；呼吸困难加重时常采取前倾坐位；低氧血症者可出现黏膜及皮肤发绀，伴右心衰者可见下肢水肿、肝脏肿大。②由于肺过度充气使心浊音界缩小，肺肝界降低，肺叩诊可呈过清音。③两肺呼吸音可减低，呼气相延长，平静呼吸时可闻干啰音，两肺底或其他肺野可闻湿啰音；心音遥远，剑突部心音较清晰响亮。

（四）COPD 急性发作（AECOPD）的临床表现

AECOPD 是指 COPD 患者急性加重的过程，其特征是患者病情恶化，超出日常的变异，并且需要改变治疗药物。AECOPD 最常见原因是气管-支气管感染，主要是病毒、细菌感染所致。

AECOPD 的主要症状是气促加重，伴有喘息、胸闷、咳嗽加剧、痰量增加、痰液颜色和（或）黏度的改变及发热等，还可出现全身不适、失眠、嗜睡、疲乏、抑郁和精神紊乱等症状。与急性加重期前的病史、症状、体格检查、肺功能测定、血气等指标比较，对判断 COPD 严重程度甚为重要。对 AECOPD 患者，神志变化是病情恶化的最重要指标。

六、辅助检查

（一）肺功能检查

肺功能检查是判断有无气流受限、诊断慢阻肺的"金标准"，对其严重度评价、监测治疗、疾病进展、评估预后也有重要意义。应对所有慢性咳嗽、咳痰和危险因素接触史（即使没有出现呼吸困难）者进行肺功能检查，确诊最好在缓解期，吸入支气管舒张剂 20 分钟后进行。吸入支气管舒张剂后 $FEV_1/FVC<70\%$ 并排除其他疾病引起的气流受限即可确诊。其后每年至少随访 1 次肺功能。FEV_1 占预计值百分比是判断气流受限程度的良好指标。深吸气量（IC）＝潮气量（VT）＋补吸气量（IRV），与呼吸困难及运动能力的关系较 FEV_1 更密切，评价支气管舒张剂疗效也较 FEV_1 好。肺过度充气，TLC、FRC 和 RV 增高，RV/TLC 增高，而 VC 降低。一氧化碳弥散量（DLco）降低，DLco 与肺泡通气量（V_A）之比（$DLco/V_A$）较单纯 DLco 更敏感。慢阻肺支气管舒张试验可以为阳性，特别是急性加重时，支气管舒张试验阴性的患者接受支气管舒张剂治疗也有益。

（二）胸部 X 线检查

早期 X 线胸片可无明显变化。有肺过度充气后可发现胸廓前后径增长、肋间隙增宽、肺野透亮度增高、膈肌低平和心影狭长。肺血管纹理残根状，肺外周血管纹理稀疏等，有时见肺大疱形成。并发肺动脉高压和肺心病时，除右心增大的 X 线征外，还可有肺动脉圆锥膨隆、肺门血管影扩大及右下肺动脉增宽等。

（三）胸部 CT 检查

高分辨率 CT（HRCT）有助于本病鉴别诊断，且对辨别小叶中央型或全小叶型肺气肿及确定肺大疱的大小和数量有很高敏感性和特异性，对预计肺大疱切除或外科减容术的效果也有一定价值。研究还表明低剂量 CT 对早期诊断也有重要参考价值。

（四）动脉血气分析

$FEV_1<40\%$ 预计值及具有呼吸衰竭或右心衰临床征象者,均应行动脉血气分析检查。血气异常首先表现为轻中度低氧血症。随疾病进展,低氧血症逐渐加重,并出现高碳酸血症。

（五）睡眠呼吸监测

睡眠呼吸监测适用于怀疑睡眠呼吸暂停或者睡眠时低氧血症者。慢阻肺患者睡眠呼吸暂停发生率与相同年龄的普通人群大致相同,但是两种情况并存时睡眠中血氧饱和度下降更显著。

（六）其他检查

COPD 并发感染时,痰涂片可见大量中性粒细胞,痰培养可检出各种病原菌,常见肺炎链球菌、流感嗜血杆菌、卡他莫拉菌、肺炎克雷伯杆菌等,革兰阴性杆菌的比例高于社区获得性肺炎。部分急性发作者外周血白细胞计数增多。慢性缺氧者血红蛋白升高,并发肺心病者血黏度增高。早年出现严重肺气肿者 α_1 抗胰蛋白酶量或活性可能降低。

七、诊断

根据吸烟等高危因素接触史、呼吸困难、慢性咳嗽或多痰等症状可考虑 COPD 的临床诊断,确诊需行肺功能检查。吸入支气管舒张剂后 $FEV_1/FVC<70\%$ 是 COPD 诊断的必备条件。但也有少数患者并无咳嗽、咳痰,仅在肺功能检查时发现 $FEV_1/FVC<70\%$,在除外其他疾病后,也可诊断为 COPD。

八、鉴别诊断

COPD 应与支气管哮喘、充血性心力衰竭、支气管扩张症、肺结核等鉴别。

（一）支气管哮喘

COPD 主要应与支气管哮喘进行鉴别诊断。一般认为 COPD 患者有重度的吸烟史,影像学上有肺气肿的证据,弥散功能降低,慢性低氧血症等。而支气管哮喘则与上述 4 项特征相反,且应用支气管扩张剂或皮质激素后肺功能显著改善。

发病机制的差异:COPD 的炎症过程与支气管哮喘有本质的差别,如同时患有这两种疾病,具有这两种疾病的临床和病理生理特征,鉴别 COPD 和支气管哮喘就相当困难。但 COPD 与哮喘的病因、病程中所涉及的炎症细胞、所产生的炎症递质均不同,且对皮质激素治疗的效果也不一样。

（二）充血性心力衰竭

COPD 的主要临床表现是呼吸困难,而呼吸困难是充血性心力衰竭的重要症状之一,有时临床上 COPD 需要与充血性心力衰竭相鉴别。充血性心力衰竭的主要症状为呼吸困难、端坐呼吸、发绀、咳嗽、咯血性痰、衰弱、乏力等。痰中有大量的心力衰竭细胞。体格检查发现左心增大、心前区器质性杂音、肺动脉瓣第二音亢进、奔马律、双肺底湿啰音等。臂-舌循环时间延长。

充血性心力衰竭所致呼吸困难的临床特点可概括如下。①患者有重症心脏病存在,如高血压心脏病、二尖瓣膜病、主动脉瓣膜病、冠状动脉粥样硬化性心脏病等。②呼吸困难在坐位或立位减轻,卧位时加重。③肺底部出现中、小湿啰音。④X 线检查心影有异常改变,肺门及其附近充血,或兼有肺水肿征。⑤静脉压正常或升高,臂-舌循环时间延长。

急性右心衰见于肺栓塞所致的急性肺源性心脏病,主要表现为突然出现的呼吸困难、发绀、心动过速、静脉压升高、肝肿大与压痛、肝颈回流征等。严重病例(如巨大肺栓塞)迅速出现休克。

COPD 合并肺心病时,临床上需与反复发生肺血栓栓塞所致的慢性肺源性心脏病相鉴别。但两者一般较容易区别,COPD 患者往往有长期咳喘病史,而肺血栓栓塞所致的肺心病则有深静脉血栓病史;COPD 患者有肺气肿体征,听诊可闻哮鸣音或干啰音,胸部 X 线检查显示肺部过度充气等,肺功能检查可发现气流受限。而肺血栓栓塞所致肺心病则缺乏这些特点。

(三)支气管扩张

支气管扩张患者有时可合并气流受限,支气管扩张多数有肺炎病史,特别是麻疹、百日咳、流感等所继发的支气管性肺炎。咯血是支气管扩张的常见症状,90% 患者有不同程度的咯血,并可作为诊断的线索。

支气管扩张的好发部位是下肺,左下叶较右下叶为多见,最多累及下叶基底支。病变部位出现呼吸音减弱和湿啰音,位置相当固定,体征所在的范围常能提示病变范围的大小。常有杵状指(趾)。

胸部 HRCT 扫描可用于支气管扩张的诊断,HRCT 扫描诊断支气管扩张的敏感性为 63.9%～97%,特异性为 93%～100%。HRCT 扫描可显示 2mm 支气管,增强影像清晰度。支气管扩张的 CT 表现如下。①柱状支气管扩张:如伴发黏液栓时,呈柱状或结节状高密度阴影。当支气管管腔内无内容物时,表现为支气管管腔较伴随的肺动脉内径明显增大,管壁增厚,呈现环状或管状阴影,肺野外带见到较多的支气管影像。②囊状支气管扩张:常表现为分布集中,壁内、外面光滑的空腔,有时可见液平面。③支气管扭曲及并拢:因肺部病变牵拉导致支气管扩张时,常合并支气管扭曲及并拢。

(四)肺结核

肺结核与 COPD 不同,肺结核患者青壮年占大多数,常以咯血为初发症状。由于病灶弥散及病情发展,咯血后常有发热。患者常同时出现疲乏、食欲缺乏、体重减轻、午后潮热、盗汗、脉快、心悸等全身中毒症状。

临床上细菌学检查是肺结核诊断的确切依据,但并非所有的肺结核都可得到细菌学证实。痰结核菌检查阳性可确诊为肺结核,且可肯定病灶为活动性。但痰菌阴性并不能否定肺结核的存在,对可疑病例须反复多次痰液涂片检查,如有需要,可采取浓集法、培养法、PCR 法、BACTEC 法。在咯血前后,因常有干酪性坏死物脱落,其中痰菌阳性率较高。

(五)闭塞性细支气管炎

闭塞性细支气管炎是一种小气道疾病,患者可能有类风湿关节炎病史或烟雾接触史,发病年龄通常较轻且不吸烟。临床表现为快速进行性呼吸困难,肺部可闻及高调的吸气中期干鸣音;胸片检查提示肺过度充气,但无浸润阴影,CT 扫描在呼气相显示低密度影。肺功能显示阻塞性通气功能障碍,而一氧化碳弥散功能正常。肺活检显示直径为 1～6mm 的小支气管和细支气管的瘢痕狭窄和闭塞,管腔内无肉芽组织息肉,而且肺泡管和肺泡正常。闭塞性细支气管炎对皮质激素治疗反应差,患者常预后不良。

(六)弥漫性泛细支气管炎(DPB)

弥漫性泛细支气管炎是一种鼻旁窦支气管综合征,其特征为慢性鼻旁窦炎和支气管炎症。主要表现为慢性咳嗽、咳痰,伴有气流受限和活动后呼吸困难,并可导致呼吸功能障碍。常有反复发作的肺部感染,并可诱发呼吸衰竭。DPB 与 COPD 在临床症状有相似之处,DPB可被误诊为 COPD、支气管扩张和肺间质纤维化等。DPB 和 COPD 虽均表现为阻塞性通气功能障碍,但 COPD 患者的胸部 X 线片缺乏结节状阴影。病理学检查有助于对本病的确诊。

九、COPD 急性加重期的治疗

(一)药物治疗

慢阻肺急性加重的药物治疗最常用的三大类药物是支气管扩张剂、糖皮质激素和抗生素。

1. 支气管扩张剂

单一吸入短效 β_2 受体激动剂,或短效 β_2 受体激动剂和短效抗胆碱能药物联合吸入,通常在急性加重期优先选择支气管扩张剂。研究显示单一吸入短效 β_2 受体激动剂或短效抗胆碱能药物或两者联合吸入在短期(90 分钟)和长期(24 小时)FEV$_1$ 改善上未呈现显著差异,使用定量吸入器和雾化吸入没有区别,后者可能更适合于较重的患者或者吸入器使用困难者,但雾化吸入导致空气中病原体传播的潜在风险可能限制其使用。研究表明 92% 的患者可以正确有效地使用定量吸入器,58% 的患者认为定量吸入器比雾化吸入使用更简单。

急性加重期长效支气管扩张剂合并吸入糖皮质激素是否效果更好尚不确定。对 14 项研究进行系统评价的结果显示慢阻肺急性加重患者合用 ICS/LABA 和单独使用 LABA 的住院率和病死率没有明显差异,合用 ICS/LABA 比单独使用 LABA 的患者在生活质量、症状评分、急救药物的使用和 FEV$_1$ 等方面有一定的改善,而合用 ICS/LABA 发生肺炎的风险更高。

茶碱是一种非选择性的磷酸二酯酶抑制剂,具有舒张支气管的作用,对于其在慢阻肺急性加重期患者的应用,现有的临床研究数据不能提供足够的支持。一项纳入 4 项临床研究在169 名慢阻肺急性加重患者中进行的系统评价结果显示,静脉注射氨茶碱组和安慰剂组 2 小时 FEV$_1$ 水平没有明显差异,3 天 FEV$_1$ 水平显著升高。1 周内再入院率、住院时间、症状评分等两组没有显著差异。氨茶碱组较安慰剂组的不良反应显著增加,恶心呕吐的发生率是安慰剂组的 5 倍,其他包括震颤、心悸、心律失常等未达到统计学意义。茶碱可能适用于短效支气管扩张剂效果不好的患者,其常见的不良反应要求临床医生在选择患者时更加慎重。在 19111 名稳定期慢阻肺患者中进行的系统评价显示,使用磷酸二酯酶抑制剂可以显著降低急性加重发生的风险,实验组比安慰剂组急性加重的发生可减少 6%,同时胃肠道不良反应显著增加。未来关于磷酸二酯酶抑制剂是否能用于慢阻肺急性加重患者,需要更多大规模长期的临床研究。

2. 糖皮质激素

使用糖皮质激素能够缩短康复时间,改善肺功能(FEV$_1$)和动脉血氧分压(PaO$_2$),并降低早期复发的危险性,减少治疗失败率和缩短住院时间,但有血糖升高等不良反应的风险。研究显示,吸入布地奈德和口服泼尼松在改善 FEV$_1$、症状、生活质量及治疗失败率、缓解药物使用和再发加重方面没有显著差异,而后者血糖升高的发生率更高。在慢阻肺急性加重住院患者中进行的研究提示口服低剂量激素和静脉注射高剂量激素的治疗失败率无差异,而经倾向性配对分析发现口服激素的治疗失败率更低、住院时间更短、花费更少。研究发现雾化吸入激素(布地奈德)与口服激素(泼尼松)相比,FEV$_1$ 的改善、PaCO$_2$ 的降低和不良反应的发生率均相同,但是 PaO_2 改善没有口服激素明显,并且发生高血糖的比例比口服激素低。因此,雾化吸入布地奈德有可能是替代口服或静脉应用激素治疗慢阻肺急性加重的较好方法。但是,目前这方面的研究还不够,尚未对其合适的剂量和疗程达成共识,其对减少慢阻肺急性加重的发作次数和延长发作间隔是否有作用还有待于今后进一步研究。

3.抗生素

研究报道 50%～80%的慢阻肺急性加重由呼吸系统感染引起,其中细菌感染占 40%～60%,病毒感染约占 30%,细菌、病毒混合感染占 20%～30%。感染引起急性加重的患者较未感染者的肺功能损伤更重,住院时间更长,尤其是合并混合感染的患者。美国一项研究显示慢阻肺急性加重患者早期采用抗生素治疗较未使用抗生素者的机械通气的使用率、再入院率和病死率都大幅降低。对 11 项研究进行的系统评价提示使用抗生素可以显著降低慢阻肺急性加重住院患者的治疗失败率,缩短 ICU 患者的住院时间和降低病死率。长期或间断使用抗生素可以减少气道细菌定植和抑制支气管炎症,从而预防慢阻肺急性加重和改善患者的生活质量。

慢阻肺急性加重患者呼吸系统感染常见的病原体包括肺炎链球菌、流感嗜血杆菌、卡他莫拉菌、副流感嗜血杆菌、铜绿假单胞菌等。其中,肺炎链球菌是主要致病菌,常见于肺功能差、急性加重频发、有合并症的患者。抗生素应用应根据当地细菌耐药情况选择。一项在美国 375 家急诊医院 19 608 名慢阻肺急性加重患者中进行的回顾性研究显示,应用大环内酯类与喹诺酮类药物患者的治疗失败率、住院时间和花费无显著差异。而我国大部分地区肺炎链球菌对大环内酯类药物高度耐药,因此因地制宜、因人而异地选择抗生素至关重要。

抗生素滥用是病原菌耐药的主要原因,安全有效地选择抗生素的种类和使用人群可以缓解病原菌耐药的严峻形势。一项前瞻性的干预研究显示有脓痰的使用抗生素的慢阻肺急性加重患者与没有脓痰未使用抗生素的患者的治疗失败率一致,提示后者可以避免抗生素的使用。慢阻肺全球策略修订版指出当慢阻肺急性加重具有三个症状即呼吸困难、痰量增加、脓性痰时推荐使用抗生素,如果仅有两个症状且其中一个是脓性痰时也推荐使用。此外,还包括病情危重需要机械通气的患者。

研究发现 CRP 的水平与细菌的存在相关,随着 CRP 水平的升高,抗生素的疗效逐渐增强,而 PCT 水平较低($<1\mu g/L$)的患者在抗生素治疗中更受益。这些生物标志物将有助于临床医生选择抗生素,并为其未来是否能用于慢阻肺急性加重的治疗提供思路。

抗生素联合全身应用激素治疗效果尚存在争议。一项在慢阻肺急性加重患者中进行的随机双盲对照研究显示多西环素联合激素组较安慰剂联合激素组 10 天临床治愈率、微生物治愈率显著提高,症状明显改善,治疗失败所致开放性抗生素的使用明显下降,而 30 天临床治愈率两组无显著差异。

(二)呼吸支持

慢阻肺急性加重患者合并呼吸衰竭的病死率显著增高。控制性氧疗和机械通气可以通过改善酸中毒和高碳酸血症防治急性呼吸衰竭。

1.控制性氧疗

氧疗的目标是维持患者的血氧饱和度在 88%～92%。氧疗应采用个体化治疗,时间和流量应根据患者的急性加重程度和血氧情况进行调整,氧疗开始 30～60 分钟后应进行动脉血气分析检查。

研究显示,在慢阻肺急性加重患者的入院前处理中,滴定氧疗患者比高流量氧疗患者的病死率下降78%,呼吸性酸中毒和高碳酸血症的发生明显减少。慢阻肺急性加重患者高流量吸氧可以加剧通气血流比值失调,降低肺泡通气量,导致二氧化碳潴留,加重高碳酸血症,甚至引起患者意识障碍。然而,此时如果突然停止氧疗,可能导致严重的反弹性低氧,血氧分压甚至低于吸氧前。正确的处理方法是尽快给予机械通气支持,在其就绪前可以给予28%或35%的Ventura面罩给氧,根据患者当时的二氧化碳分压而定。2010年的一项调查显示高流量氧疗或者雾化吸入高流量氧气在慢阻肺急性加重患者的入院前处理中所占的比率较2005年(91.7%)有所下降,但仍占大部分(77.5%),使用气动雾化器或者定量吸入器可能减少高流量氧疗的应用。

2.机械通气

(1)无创通气:无创正压通气(NPPV)可以显著降低慢阻肺急性加重的病死率、气管插管率和治疗失败率,迅速改善1小时pH、$PaCO_2$和呼吸速率,并减少并发症和住院时间。

《慢性阻塞性肺疾病全球策略修订版》推荐无创通气(NIV)的使用至少符合以下一个条件。①呼吸性酸中毒[动脉血pH≤7.35和(或)$PaCO_2$>45mmHg]。②严重呼吸困难合并临床症状,提示呼吸肌疲劳,呼吸功增加,如应用辅助呼吸机呼吸、出现胸腹矛盾运动或者肋间隙肌群收缩。轻中度呼吸衰竭患者(7.25≤pH≤7.35)NIV治疗失败率为15%~20%,重度呼吸衰竭患者(pH<7.25)NIV治疗失败率达52%~62%。研究表明,相比药物治疗,应用NIV治疗的患者的1小时pH、呼吸速率改善更快,呼吸困难时间更短,1年再入院率更低,长期预后更好。对于有创通气(IMV)来说,使用NIV的病死率并没有显著增高,而并发症少,比如呼吸机相关肺炎、脱机困难等。因此,即使对于NIV失败风险较高的患者,除外意识丧失、气道痉挛、需要保护气道等特殊情况,考虑应用NIV也是合理的。对于pH≥7.35的伴高碳酸血症的慢阻肺急性加重患者,有研究表明早期应用NIV可以显著降低住院时间并快速改善$PaCO_2$和pH。此外,NIV可以增强慢阻肺急性加重患者的运动耐力,有助于尽快康复。

目前,关于NIV的应用时机仍然存在争议。有研究认为对于中重度酸中毒患者应尽早给予NIV治疗,患者一旦出现中度呼吸性酸中毒(pH≤7.35,$PaCO_2$升高)应立即进行NIV。而有的研究认为,对于死亡风险低的慢阻肺急性加重患者,NIV的效果并不显著,而过度使用NIV可能会浪费医疗资源。由于很难找到一个客观的量化标准来衡量,未来需要一种优化的、多维的方法进行研究。

(2)有创通气:有创机械通气(IMV)可以降低呼吸频率,改善PaO_2、$PaCO_2$和pH,降低病死率和治疗失败的风险,但是伴随并发症(呼吸机相关肺炎、气压伤、脱机困难)的发生和住院治疗时间的延长。一些观点认为慢阻肺患者死于急性呼吸衰竭的病死率比插管的患者死于非慢阻肺病因的病死率低。然而,有研究表明一些本可能生存下来的患者对预后持盲目悲观态度而拒绝接受插管。

《慢性阻塞性肺疾病全球策略修订版》推荐有创通气指征如下:不能耐受NIV或NIV治疗失败(或不适合NIV);呼吸或心跳暂停;呼吸暂停伴有意识丧失或急促喘息;精神状态受损,严重的精神障碍需要镇静剂控制;大量吸入;长期不能排出呼吸道的分泌物;心率<50次/分,伴意识丧失;严重的血流动力学不稳定,对液体疗法和血管活性药物无反应;严重的室性心律失常;威胁生命的低氧血症,不能耐受NIV。实际情况中,IMV的应用受很多因素影响,包括患

者的年龄、BMI、呼吸症状、血气分析情况、意识状态、合并症等。

此外,有创通气应用的相关指南、ICU 的负荷、患者的意愿、既往气管插管情况等在评估患者的适应性时也应纳入考虑。随着 IMV 的广泛应用及临床医生经验的积累,NIV 应用的范围较前更广,成功率更高,而 IMV 的应用范围相应缩小。

(3)有创—无创序贯机械通气:针对慢阻肺病情特点及规律的机械通气策略。序贯通气是指呼吸衰竭患者行有创机械通气后,在未达到拔管撤机标准之前即撤离有创通气,继之以无创性机械通气(NIPPV),然后逐渐撤机的通气方式。实施序贯通气的一个关键在于准确把握有创通气转为无创通气的切换点。实施序贯通气时,有创通气过早转为 NIPPV 可能因其无法维持通气而导致再次插管,过迟转为 NIPPV 则可能出现机械通气相关肺炎(VAP)。为此,我国学者提出以“肺部感染控制窗(PIC 窗)”作为有创通气和无创通气之间的切换点,符合慢阻肺急性加重的治疗规律,能比较准确地判断早期拔管时机,显著改善治疗效果。

该观点认为,慢阻肺急性加重时,支气管肺部感染和通气功能不全两者同时存在,通过有创通气、有效引流痰液、合理应用抗生素后(有创通气 5~7 天),感染多可得到控制,临床上表现为痰量减少、痰液变稀、痰色转白、体温下降、白细胞计数降低、X 线胸片上支气管肺部感染影消退,这一肺部感染得到控制的阶段即称 PIC 窗。PIC 窗是支气管肺部感染相关的临床征象出现好转的一段时间,而呼吸肌疲劳仍明显,并成为需使用机械通气的主要原因,此时撤离有创通气,继之无创通气,既可进一步缓解呼吸肌疲劳,改善通气功能,又可避免长时间应用有创通气所导致的呼吸机相关肺炎的发生,为以后撤除无创通气创造条件。随后在我国进行的多中心随机对照研究也表明,以 PIC 窗为切换点行有创—无创序贯机械通气治疗慢阻肺急性加重并严重呼吸衰竭患者,不仅能明显缩短有创通气时间,减少 VAP 发生,并且能降低患者的病死率。

这项研究中序贯通气组较常规通气组 VAP 发生率明显下降,且拔管后再插管例数无明显差异,表明以 PIC 窗作为有创通气转为 NIPPV 的切换点具有良好的安全性。该研究中还强调有创—无创通气的连贯性,即在患者撤离有创通气后即刻行 NIPPV,给予患者持续的正压通气支持,否则可能导致病情反复甚至恶化。国外有关慢阻肺急性加重应用有创—无创序贯通气策略的试验所得到的结论与该研究类似,序贯通气可明显缩短有创通气时间,减少VAP,缩短住 ICU 时间,降低病死率。国内的这项研究与国外研究的主要区别在于有创通气转为 NIPPV 的切换点不同。国外研究在有创通气早期以 T 管撤机试验为标准,对撤机试验失败的患者行序贯通气,我国学者认为对肺部感染不显著的患者可采用此法,而对支气管肺部感染明显的患者,以 PIC 窗的出现作为切换点,可能更符合慢阻肺急性加重的治疗规律。

总而言之,慢阻肺急性加重的治疗采用逐步升级治疗策略,合理的药物治疗和适当的氧疗是基础治疗,早期采用 NIV 可以预防临床症状的恶化,对于有气管插管指征的患者应尽早插管。此外,维持液体平衡、利尿剂的使用、抗凝、治疗合并症、改善营养状况和院外治疗对慢阻肺急性加重患者同样重要。社区护士的家访可以降低出院较早的慢阻肺急性加重患者的再入院率。安全有效的肺康复治疗可以改善慢阻肺急性加重患者的生活治疗,降低住院率和病死率。戒烟、流感疫苗和肺炎链球菌疫苗可以减少住院次数并预防慢阻肺急性加重的发生。

近年来,越来越多的研究发现一些生物标志物可以独立预测慢阻肺急性加重患者的预后。血清尿酸、超敏肌钙蛋白 T、MR-促肾上腺素等与慢阻肺急性加重患者的病死率和住院次数正相关、肽素可以稳定预测慢阻肺急性加重患者的短期和长期预后,与住院时间延长和治疗失败(发病后 6 个月内再发或死亡)显著相关。这些生物标志物未来可能用于评价疗效、指导治疗及预测预后,有助于个体化治疗的实现。

十、稳定期 COPD 的治疗

根据不同的 COPD 病情评估的严重程度,选择的治疗方法也有所不同。一般来说,COPD 的稳定期治疗分为两大部分:非药物治疗和药物治疗。

(一)COPD 稳定期的非药物治疗

见表 2-1。

表 2-1　COPD 稳定期的非药物治疗

患者	必要	推荐	根据当地指南决定
A	戒烟(可以包括药物治疗)	体力活动	流感疫苗 肺炎疫苗
B,C,D	戒烟(可以包括药物治疗)	体力活动 肺康复	流感疫苗 肺炎疫苗

(二)COPD 稳定期的药物治疗

在开始药物治疗之前,应该对患者进行症状和急性加重风险的评估。根据评估结果选择适当的药物治疗(表 2-2)。

表 2-2　COPD 稳定期的药物治疗

患者	首选	第 2 选择	备选
A 组	SAMA 必要时 或 SABA 必要时	LAMA 或 LABA SAMA 和 SABA	茶碱
B 组	LAMA 或 LABA	LAMA 和 LABA	SABA 和(或)SAMA 茶碱
C 组	ICS/LABA 或 LAMA	LAMA 和 LABA	PDE-4 抑制剂 SABA 和(或)SAMA 茶碱
D 组	ICS/LABA 或 LAMA	ICS 和 LAMA 或 ICS/LABA 和 LAMA 或 ICS/LABA 和 PDE-4 抑制剂 或 LAMA 和 LABA 或 LAMA 和 PDE-4 抑制剂	羧甲斯坦 SABA 和(或)SAMA 茶碱

注:SABA,短效 β_2 受体激动剂;SAMA,短效抗胆碱能药物;LABA,长效 β_2 受体激动剂;LAMA,长效抗胆碱能药物;ICS,吸入糖皮质激素;PDE-4 抑制剂,磷酸二酯酶抑制剂。

A 组患者:症状少和低风险。特别的证据提示,患者 $FEV_1 > 80\%$ 预计值(GOLD1)时药物治疗的效果不明显。然而,所有的 A 组患者可以按照短效支气管扩张剂对肺功能和呼吸困难的疗效,首先推荐使用短效支气管扩张剂。第 2 选择是联合使用短效支气管扩张剂或者使用一种长效支气管扩张剂。

备选药物可单用,或与首选和第 2 选择药物联合应用。表格中的药物按英文字母顺序排列。

B 组患者:症状多,但急性加重的风险较低。长效支气管扩张剂优于短效支气管扩张剂。在治疗初期,目前没有证据表明某一种长效支气管扩张剂优于另外一种长效支气管扩张剂。在患者个体化治疗中,应该根据症状的缓解情况选择药物。对于症状较重的患者,第 2 选择是联合应用长效支气管扩张剂,但需要密切随诊。其他备选包括短效支气管扩张剂和茶碱,如果没有吸入型的支气管扩张剂,则可以选用茶碱。

C 组患者:症状少但有较高的急性加重风险。首选推荐吸入糖皮质激素和长效 β_2 受体激动剂联合治疗,或者吸入长效抗胆碱能药物。第 2 选择为两种长效支气管扩张剂的联合应用,或者联合吸入糖皮质激素和长效抗胆碱能药物。长效抗胆碱能药物和长效 β_2 受体激动剂均能减少 COPD 急性加重的风险,联合应用这两种药物也是可以的。如果没有吸入的长效支气管扩张剂,备选药物包括短效支气管扩张剂和茶碱。如果合并有慢性支气管炎,可考虑使用磷酸二酯酶抑制剂。

D 组患者:症状多且伴有急性加重的高风险。首选治疗与 C 组相同,因为减少急性加重是最重要的。第 2 选择推荐联合应用 3 种药物(吸入糖皮质激素—长效 β_2 受体激动剂—长效抗胆碱能药物)。假如患者有慢性支气管炎,也可以加用磷酸二酯酶抑制剂作为首选药物。在长效支气管扩张剂应用的基础上,加用磷酸二酯酶抑制剂是有效的。备选药物包括短效支气管扩张剂,如果没有长效支气管扩张剂,可应用茶碱或者羧甲斯坦。

十一、COPD 合并症的处理

COPD 常和其他疾病合并存在,例如心血管疾病、骨质疏松、焦虑和抑郁、肺癌、感染、代谢综合征和糖尿病等。这些疾病的存在可对疾病的进展产生显著影响。COPD 患者无论病情轻重均可出现合并症,鉴别诊断有一定难度。如果患者同时患有 COPD 和心力衰竭,则心力衰竭恶化可导致 COPD 急性加重。

(一)心血管疾病

心血管疾病(CVD)是 COPD 的主要合并症,可能是与 COPD 共同存在的最常见和最主要的疾病。CVD 常见 4 种类型:缺血性心脏病(IHD)、心力衰竭(HF)、心房颤动(AF)和高血压。

1. IHD

COPD 患者中 IHD 是增加的,但 COPD 患者发生心肌损伤容易被忽略,因而 IHD 在 COPD 患者中常较少被诊断。

COPD 患者合并 IHD 治疗:应该按照《缺血性心脏病诊治指南》进行治疗。目前无证据表明在存在 COPD 时,IHD 的治疗有所不同。无论是治疗心绞痛或其后的心肌梗死,在相当多合并 IHD 的患者中,β 受体阻滞剂有应用指征。选择性 β_1 受体阻滞剂治疗考虑是安全的,但这是根据相对较少的研究而获得的结论。治疗 IHD 时,如果 β_1 受体阻滞剂有指征时,其有益的一面高于治疗带来的潜在风险,即使重症 COPD 患者也如此。

IHD 患者合并 COPD 治疗:按 COPD 常规治疗进行,目前无证据表明在患有 IHD 时 COPD 的治疗有所不同。在合并存在不稳定型心绞痛时,应该避免使用高剂量的 β 受体激动剂。

2. HF

HF 也是 COPD 常见的一种合并症。大约 30% 稳定期的 COPD 患者合并一定程度的 HF，HF 的恶化需要与 COPD 急性加重进行鉴别诊断。此外，大约 30% 的 HF 患者临床上合并 COPD。合并 COPD 常是急性 HF 患者住院的原因。HF、COPD 和哮喘是呼吸困难常见原因，经常被混淆。临床上处理这些合并症时需要格外小心。

COPD 患者合并 HF 治疗：HF 应该按照常规 HF 指南进行治疗。现无证据表明，存在 COPD 时 HF 的治疗有所不同。选择性 β_1 受体阻滞剂治疗显著改善 HF 的生存率，然而合并 COPD 却成为患者不能获得充分治疗的最为常见的原因。但是，HF 患者如果合并 COPD 在进行治疗时，应该与治疗 HF 相似，考虑应用选择性 β_1 受体阻滞剂治疗是安全的。研究表明，在应用比索洛尔治疗 COPD 患者合并 HF 时，FEV_1 是降低的，但并没有出现症状和生活质量的恶化。通常，实际上选择性 β_1 受体阻滞剂优于非选择性 β_1 受体阻滞剂。选择性 β_1 受体阻滞剂治疗 HF 的临床优越性，明显高于治疗带来的潜在风险，即使在重症 COPD 患者中也是如此。

HF 患者合并 COPD 治疗：COPD 应该按常规进行治疗，目前无直接的证据表明合并 HF 时 COPD 的治疗有所不同。这是根据在 HF 患者合并 COPD 的长期研究而获得的结论。研究发现，HF 患者吸入 β 受体激动剂治疗增加了死亡和住院的风险，提示重症 HF 患者在进行 COPD 治疗时需要密切随诊。

3. AF

AF 是一种最为常见的心律失常，COPD 患者中 AF 的发生率增加。COPD 合并 AF 对于临床医师而言，是一个难题。由于疾病的共同存在，造成明显的呼吸困难和活动能力下降。

COPD 患者合并 AF 的治疗：AF 应该按照《心房颤动的常规指南》进行治疗，目前没有证据表明，合并 COPD 时 AF 的治疗与其他患者有所不同。如果应用 β 受体阻滞剂，则优先应用选择性 β 受体阻滞剂。

AF 患者合并 COPD 治疗：COPD 应该按常规进行治疗，但目前在 AF 患者中应用治疗 COPD 的药物尚无充分的证据。因为在临床研究中，这些患者常被排除。

4. 高血压

在 COPD 患者中，高血压是最为常见的合并症，对疾病的进展产生很大的影响。COPD 患者合并高血压，高血压应该按照高血压指南进行常规治疗，目前没有证据表明，合并 COPD 时高血压的治疗有所不同。在目前的《高血压指南》中，选择性 β 受体阻滞剂的治疗作用已经不那么重要了。如果 COPD 患者要应用这类药物，则应该选择选择性 β 受体阻滞剂。同样，高血压患者的 COPD 治疗，COPD 应该按常规进行治疗。

(二)骨质疏松

骨质疏松是 COPD 的主要合并症，经常被漏诊，可伴有健康状况的恶化和疾病进展。与其他 COPD 亚组相比，骨质疏松更多见于肺气肿患者。在体脂指数下降和无脂体重降低的 COPD 患者中，骨质疏松也较多见。COPD 患者合并骨质疏松时，骨质疏松按照《骨质疏松常规指南》进行治疗。骨质疏松的患者在患有 COPD 时，其稳定期 COPD 的治疗同样与常规治疗一样。研究表明，吸入曲安西龙可能导致骨质丢失的增加。另外有研究发现，吸入布地奈德或者吸入氟替卡松则没有出现类似情况。研究还发现吸入糖皮质激素和骨折之间的关系，然而,这些研究并未考虑到 COPD 的严重程度和急性加重及药物治疗。

全身应用糖皮质激素治疗显著增加了骨质疏松的风险,应该避免在 COPD 急性加重时反复使用糖皮质激素。

（三）焦虑和抑郁

焦虑和抑郁也是 COPD 常见的并发症,两者常发生在年龄较轻、女性、吸烟、FEV_1 较低、咳嗽、SGRQ 评分较高及合并有心血管疾病的患者中。COPD 患者合并焦虑和抑郁的治疗,应该按照《焦虑和抑郁常规指南》进行。同样焦虑和抑郁的患者如果并发 COPD 时,也按照 COPD 的常规进行治疗。应该重视肺康复对这类患者的潜在效应,体育活动通常对抑郁有一定的疗效。

（四）肺癌

COPD 患者常合并肺癌。在轻度 COPD 患者中,肺癌是患者死亡的最为常见原因。COPD 患者合并肺癌的治疗应该按照《肺癌的指南》进行,但是由于 COPD 患者肺功能明显降低,肺癌的外科手术治疗往往受到一定限制。肺癌患者如果并发 COPD,其治疗也与往常一样,没有证据表明合并肺癌后其治疗有所不同。

（五）感染

重症感染,尤其是呼吸道感染,在 COPD 患者中常见。COPD 患者合并感染时,应用大环内酯类抗生素可以增加茶碱的血浓度。此外,合并 COPD 时的感染治疗,目前并无证据表明应该有所不同。但是,反复应用抗生素治疗可能增加抗生素耐药菌株的风险,严重感染时需要较为广泛的细菌培养。感染患者合并 COPD 时,COPD 的治疗同往常一样。但如果患者在吸入糖皮质激素治疗时反复发生肺炎,则应该停止吸入糖皮质激素,以便观察是否是应用这一药物而导致肺炎反复发生。

（六）代谢综合征和糖尿病

COPD 患者中合并代谢综合征和糖尿病较为常见,而且糖尿病对疾病的进展有一定影响。COPD 患者合并糖尿病的治疗,其糖尿病的治疗应该按常规指南进行。但是,对于重症 COPD 患者,不主张其体质指数<21。如果糖尿病患者患有 COPD 时,其 COPD 的治疗也同往常一样。

（孙　瑜）

第二节　支气管哮喘

支气管哮喘简称哮喘,是由多种细胞(如嗜酸性粒细胞、肥大细胞、T 细胞、中性粒细胞、平滑肌细胞、气道上皮细胞等)和细胞组分参与的气道慢性炎症性疾病。主要特征包括气道慢性炎症,气道对多种刺激因素呈现的高反应性,广泛多变的可逆性气流受限及随病程延长而导致的一系列气道结构的改变,即气道重构。临床表现为反复发作的喘息、气急、胸闷或咳嗽等症状,常在夜间及凌晨发作或加重,多数患者可自行缓解或经治疗后缓解。根据《全球和我国哮喘防治指南》提供的资料,经过长期规范化治疗和管理,80%以上的患者可以达到哮喘的临床控制。

一、病因

目前认为哮喘的发生受宿主因素和环境因素双重影响。

（一）宿主因素

1. 遗传

哮喘与多基因遗传有关，具有明显家族聚集倾向。国际哮喘遗传学协作研究组等组织将哮喘候选基因定位多条染色体，包括染色体 1、2、3、7、8、12、13、14、16、17、20 等的不同位点。这些哮喘遗传易感基因与气道高反应性、IgE 调节和特应性反应相关。

2. 特应性

特应性患者气道嗜酸性粒细胞、T 细胞升高明显，非特应性患者与中性粒细胞升高相关。

3. 气道高反应性

见下文病机中的概述。

4. 性别和种族

早期研究发现儿童中黑种人较白种人患哮喘风险高，但种族并不是决定因素，这可能与诊断和治疗差异有关；男性多为早期发作型，女性多为晚期发作型，即年龄小于 15 岁的男孩和年龄大于 29 岁的妇女先后出现两个发病高峰。

5. 肥胖

体重超重、惯于久坐、活动少、长时间逗留在室内，增加个体暴露于家中过敏原的危险性。

（二）环境因素

1. 变应原

屋尘螨和真菌是室内空气中的主要变应原。花粉与草粉是室外常见的变应原，木本植物（树花粉）常引起春季哮喘，而禾本植物的草类花粉常引起秋季哮喘。

2. 职业性致敏物

常见的变应原有谷物粉、面粉、动物皮毛等。低分子量致敏物质的作用机制尚不明确，高分子量的致敏物质可能是通过与变应原相同的变态反应机制致敏患者诱发哮喘。

3. 药物、食物及添加剂

药物引起哮喘发作有特异性和非特异性反应两种，前者以生物制品过敏最常见，而后者发生于使用交感神经阻断药、副交感神经增强剂以及环氧化酶抑制剂，如普萘洛尔、新斯的明、阿司匹林等。食物过敏大多属于 I 型变态反应，如牛奶、鸡蛋、海鲜及调味食品类等可作为变应原。

4. 感染

呼吸系统病毒感染与哮喘的形成和发作有关，最常见的是鼻病毒。细菌、衣原体和支原体感染在哮喘中的作用尚存争议。

5. 烟草暴露、空气、环境污染

与哮喘发病关系密切，最常见的是煤气（尤其是 SO_2）、油烟、被动吸烟、杀虫喷雾剂等。哮喘的发作可具有相同的诱发因素，如变应原、空气污染物、呼吸系统感染、二氧化硫、食物添加剂和药物等。此外下列因素也可诱导哮喘发作。

（1）精神因素：紧张不安、情绪激动等会促使哮喘发作，一般认为是通过大脑皮质和迷走神经反射或过度换气所致。

（2）运动和通气过度：有 70%～80% 的哮喘患者在剧烈运动后诱发哮喘发作，称为运动性哮喘。其机制可能为剧烈运动后过度呼吸，使气道黏膜上皮的水分和热量丢失暂时渗透压过高，诱发支气管平滑肌痉挛。

（3）气候改变：气温、相对湿度、气压和空气中离子等发生改变时可诱发哮喘，故在寒冷季节或秋冬气候转变时较多发病。

（4）月经、妊娠等生理因素：不少女性哮喘患者在月经前 3～4 天有哮喘加重的现象，可能与经前期黄体酮的突然下降有关。妊娠对哮喘的作用主要表现为机械性的影响及哮喘有关的激素变化，一般无规律性。

二、病机

哮喘的发病机制尚不完全清楚。多数人认为哮喘与变态反应、气道炎症、气道反应性增高及神经机制等因素相互作用有关。

（一）变态反应

当变应原进入具有特应性体质的机体后，可刺激机体通过 T 细胞的传递，由 B 细胞合成特异性 IgE，并结合于肥大细胞和嗜碱性粒细胞表面的高亲和性的 IgE 受体（$Fc_{\xi}R_1$）；IgE 也能结合于某些 B 细胞、巨噬细胞、单核细胞、嗜酸性粒细胞、NK 细胞及血小板表面的低亲和性 Fca 受体（$Fc_{\xi}R_2$），但是 $Fc_{\xi}R_2$ 与 IgE 的亲和力比 $Fc_{\xi}R_1$ 低 10～100 倍。若变应原再次进入体内，可与结合在 $Fc_{\xi}R$ 上的 IgE 交联，使该细胞合成并释放多种活性递质导致平滑肌收缩、黏液分泌增加、血管通透性增高和炎症细胞浸润等。炎症细胞在递质的作用下又可分泌多种递质，使气道病变加重，炎症反应增加，引发哮喘。

根据变应原吸入后哮喘发生的时间，可分为速发型哮喘反应（IAR）、迟发型哮喘反应（LAR）和双相型哮喘反应（OAR）。IAR 几乎在吸入变应原的同时立即发生反应，15～30 分钟达高峰，2 小时后逐渐恢复正常。LAR 6 小时左右发病，持续时间长，可达数天。而且临床症状重，常呈持续性哮喘表现，肺功能损害严重而持久。LAR 的发病机制较复杂，不仅与 IgE 介导的肥大细胞脱颗粒有关，而且主要是气道炎症所致。现在认为哮喘是一种涉及多种炎症细胞和结构细胞相互作用，许多递质和细胞因子参与的一种慢性炎症疾病。LAR 是由于慢性炎症反应的结果。

（二）气道炎症

气道慢性炎症被认为是哮喘的本质。表现为多种炎症细胞特别是肥大细胞、嗜酸性粒细胞和 T 细胞等多种炎症细胞在气道的浸润和聚集。这些细胞相互作用可以分泌出多种炎症递质和细胞因子，这些递质、细胞因子与炎症细胞和结构细胞相互作用构成复杂的网络，使气道反应性增高，气道收缩，黏液分泌增加，血管渗出增多。已知肥大细胞、嗜酸性粒细胞、中性粒细胞、上皮细胞、巨噬细胞和内皮细胞都可产生炎症递质。

（三）气道高反应性（AHR）

AHR 表现为气道对各种刺激因子出现过强或过早的收缩反应，是哮喘患者发生和发展的另外一个重要因素。目前普遍认为气道炎症是导致气道高反应性的重要机制之一，当气道受到变应原或其他刺激后，由于多种炎症细胞、炎症递质和细胞因子的参与，气道上皮和上皮内神经的损害等而导致气道高反应性。AHR 常有家族倾向，受遗传因素的影响，AHR 为支气管哮喘患者的共同病理特征，然而出现 AHR 者并非都是支气管哮喘，如长期吸烟、接触臭氧、病毒性上呼吸道感染、慢性阻塞性肺疾病(COPD)等也可出现 AHR。

(四)神经机制

神经因素也被认为是哮喘发病的重要环节。支气管受复杂的自主神经支配。除胆碱能神经、肾上腺素能神经外,还有非肾上腺素能非胆碱能(NANC)神经系统。支气管哮喘与 β 肾上腺素受体功能低下和迷走神经张力亢进有关,并可能存在有 α 肾上腺素神经的反应性增加。NANC 能释放舒张支气管平滑肌的神经递质如血管活性肠肽(VIP)、一氧化氮(NO),及收缩支气管平滑肌的递质如 P 物质、神经激肽,两者平衡失调,则可引起支气管平滑肌收缩。

三、病理和生理

疾病早期,肉眼观解剖学上很少见器质性改变。随着疾病发展,病理学变化逐渐明显。肉眼可见肺膨胀及肺气肿,肺柔软疏松有弹性,支气管及细支气管内含有黏稠痰液及黏液栓。支气管壁增厚、黏膜肿胀充血形成皱襞,黏液栓塞局部可出现肺不张。

显微镜下,支气管哮喘气道的基本病理改变为气道炎症和气道重构。气道炎症表现为上皮下多种炎症细胞,包括肥大细胞、巨噬细胞、嗜酸性粒细胞、淋巴细胞与中性粒细胞浸润。气道黏膜下组织水肿,微血管通透性增加,支气管内分泌物潴留,支气管平滑肌痉挛,纤毛上皮细胞脱落,基膜露出,杯状细胞增生及黏液分泌增加等病理改变。若哮喘长期反复发作,则出现气道重构的改变,表现为支气管平滑肌层增厚,气道上皮下纤维化、气道与血管周围胶原沉积增加、基膜增厚和透明样变、血管增生等。即使是在完全缓解期的哮喘患者(已停用药物治疗下无哮喘症状、无气道高反应性、肺功能正常)气道重构仍长期存在。

既往认为嗜酸性粒细胞是哮喘主要的效应细胞,但目前的研究发现在轻中度哮喘患者中仅约 22% 存在持续性的高嗜酸性粒细胞浸润,47% 患者无明显嗜酸性粒细胞浸润。根据诱导痰中炎症细胞分类,哮喘具有不同的气道炎症表型:嗜酸性粒细胞性;中性粒细胞性;嗜酸性粒细胞、中性粒细胞混合性;少粒细胞性。其中,中性粒细胞性哮喘临床具有如下特点:年长、哮喘起病晚、女性居多、非变应性、对糖皮质激素反应差。

气道缩窄是哮喘最终且共通的病理改变,有多种因素参与其中。①气道平滑肌在多种引起支气管收缩的递质及神经递质作用下收缩是主要机制,通常可被支气管舒张剂显著逆转。②炎症递质作用下支气管微血管渗漏增加,引起气道水肿,在哮喘急性发作中尤其突出。③气道重构引起气道壁增厚,无法经当前治疗显著逆转。④黏液分泌及炎性渗出增加,引起管腔狭窄甚至闭塞。

气道高反应性是哮喘另一显著的病理特征。某些刺激因素(如过敏原、理化因素、运动、药物等)在正常人呈无反应状态或反应程度较轻,而在哮喘患者则可引起可逆的气流受限及间歇性发作的症状。

四、临床表现

几乎所有的支气管哮喘患者都有长期性和反复发作性的特点,哮喘的发作与季节、环境、饮食、职业、精神心理因素、运动和服用某种药物有密切关系。

(一)主要临床表现

1. 前驱症状

在变应原引起的急性哮喘发作前往往有打喷嚏、流鼻涕、眼痒、流泪、干咳或胸闷等前驱症状。

2.喘息和呼吸困难

喘息和呼吸困难是哮喘的典型症状,喘息的发作往往较突然。呼吸困难呈呼气性,表现为吸气时间短,呼气时间长,患者感到呼气费力,但有些患者感到呼气和吸气都费力。

当呼吸肌收缩克服气道狭窄产生的过高支气管阻力负荷时,患者即可感到呼吸困难。一般来说,呼吸困难的严重程度和气道阻力增高的程度呈正比。但有 15% 的患者当 FEV_1 降到正常值的 50% 时仍然察觉不到气流受限,表明这部分患者产生了颈动脉窦的适应,即对持续的刺激反应性降低。这说明单纯依靠症状的严重程度来评估病情有低估的可能,需要结合其他的客观检查手段来正确评价哮喘病情的严重程度。

3.咳嗽、咳痰

咳嗽是哮喘的常见症状,是由于气道的炎症和支气管痉挛引起。干咳常是哮喘的前兆,哮喘发作时,咳嗽、咳痰症状反而减轻,以喘息为主。哮喘发作接近尾声时,支气管痉挛和气道狭窄减轻,大量气道分泌物需要排出时,咳嗽、咳痰可能加重,咳出大量的白色泡沫痰。有一部分哮喘患者,以刺激性干咳为主要表现,无明显的喘息症状,这部分哮喘称为咳嗽变异性哮喘(CVA)。

4.胸闷和胸痛

哮喘发作时,患者可有胸闷和胸部发紧的感觉。如果哮喘发作较重,可能与呼吸肌过度疲劳和拉伤有关。突发的胸痛要考虑自发性气胸的可能。

5.体征

哮喘的体征与哮喘的发作密切相关,在哮喘缓解期可无任何阳性体征。在哮喘发作期,根据病情严重程度的不同可有不同的体征。哮喘发作时支气管和细支气管进行性的气流受限可引起肺部动力学、气体交换和心血管系统一系列的变化。为了维持气道的正常功能,肺出现膨胀,伴有残气容积和肺总量的明显增加。由于肺的过度膨胀使肺内压力增加,产生胸腔内负压所需要的呼吸肌收缩力也明显增加。呼吸肌负荷增加的体征是呼吸困难、呼吸加快和辅助呼吸肌运动。在呼气时,肺弹性回缩压降低和气道炎症可引起显著的气道狭窄,在临床上可观察到喘息、呼气延长和呼气流速减慢。这些临床表现一般和第 1 秒用力呼气容积(FEV_1)和呼气高峰流量(PEF)的降低相关。由于哮喘患者气流受限不均匀,通气的分布也不均匀,因此可引起肺通气/血流比值的失调,发生低氧血症,出现发绀等缺氧表现。在吸气期间肺过度膨胀和胸腔负压的增加对心血管系统有很大的影响。右心室受胸腔负压的牵拉使静脉回流增加,可引起肺动脉高压和室间隔的偏移。在这种情况下,受压的左心室需要将血液从负压明显增高的胸腔射到体循环,导致吸气期间的收缩压下降,称为奇脉。

(1)一般体征:哮喘患者在发作时,精神一般比较紧张,呼吸加快、端坐呼吸,严重时可出现口唇和指(趾)发绀。

(2)呼气延长和双肺哮鸣音:在胸部听诊时可听到呼气时间延长而吸气时间缩短,伴有双肺如笛声的高音调,称为哮鸣音。这是小气道梗阻的特征。两肺满布的哮鸣音在呼气时较明显,称呼气性哮鸣音。很多哮喘患者在吸气和呼气都可闻及哮鸣音。单侧哮鸣音突然消失要考虑发生自发性气胸的可能。在哮喘严重发作,支气管发生极度狭窄,出现呼吸肌疲劳时,喘鸣音反而消失,称为寂静肺,是病情危重的表现。

(3)肺过度膨胀体征:即肺气肿体征。表现为胸腔的前后径扩大,肋间隙增宽,叩诊呈过清音,肺肝浊音界下降,心浊音界缩小。长期哮喘的患者可有桶状胸,儿童可有鸡胸。

(4)奇脉:重症哮喘患者发生奇脉是吸气期间收缩压下降幅度(一般不超过 1.33kPa 即 10mmHg)增大的结果。这种吸气期收缩压下降的程度和气流受限的程度相关,它反应呼吸肌对胸腔压波动的影响程度明显增加。呼吸肌疲劳的患者不再产生较大的胸腔压波动,奇脉消失。严重的奇脉(≥3.33kPa,即 25mmHg)是重症哮喘的可靠指征。

(5)呼吸肌疲劳:表现为呼吸肌的动用,肋间肌和胸锁乳突肌的收缩,还表现为反常呼吸,即吸气时下胸壁和腹壁向内收。

(6)重症哮喘的体征:随着气流受限的加重,患者变得更窘迫,说话不连贯,皮肤潮湿,呼吸频率和心率增加,并出现奇脉和呼吸肌疲劳表现。呼吸频率≥25 次/分,心率≥110 次/分,奇脉≥25mmHg 是重症哮喘的指征。患者垂危状态时可出现寂静肺或呼吸乏力、发绀、心动过缓、意识恍惚或昏迷等表现。

(二)重症哮喘的表现

1.哮喘持续状态

哮喘持续状态指哮喘严重发作并持续 24 小时以上,通常被称为"哮喘持续状态"。这是指发作的情况而言,并不代表该患者的基本病情,但这种情况往往发生于重症的哮喘患者,而且与预后有关,是哮喘本身的一种最常见的急症。许多危重哮喘病例的病情常在一段时间内逐渐加剧,所有重症哮喘患者在某种因素的激发下都有随时发生严重致命性急性发作的可能,而无特定的时间因素。其中一部分患者可能在哮喘急性发作过程中,虽经一段时间的治疗,但病情仍然逐渐加重。

2.哮喘猝死

有一部分哮喘患者在经过一段相对缓解的时期后,突然出现严重急性发作,如果救治不及时,可在数分钟到数小时内死亡,称为哮喘猝死。哮喘猝死的定义为哮喘突然急性严重发作,患者在 2 小时内死亡。哮喘猝死的原因可能与哮喘突然发作或加重,引起严重气流受限或其他心肺并发症导致心跳和呼吸骤停有关。

3.潜在性致死性哮喘

潜在性致死性哮喘包括以下几种情况。①长期口服糖皮质激素类药物治疗。②既往曾因严重哮喘发作住院抢救治疗。③曾因哮喘严重发作而行气管切开、机械通气治疗。④既往曾有气胸或纵隔气肿病史。⑤本次发病过程中需不断超常规剂量使用支气管扩张药,但效果不明显。在哮喘发作过程中,还有一些征象值得高度警惕,如喘息症状频发,持续甚至迅速加重,气促(呼吸频率>30 次/分),心率超过 140 次/分,体力活动和言语受限,夜间呼吸困难显著,前倾位、极度焦虑、烦躁、大汗淋漓,甚至出现嗜睡和意识障碍,口唇、指甲发绀等。患者的肺部一般可以听到广泛哮鸣音,但若哮鸣音减弱,甚至消失,而全身情况不见好转,呼吸浅快,甚至神志淡漠和嗜睡,则意味着病情危重,随时可能发生心跳和呼吸骤停。此时的血气分析对病情和预后判断有重要参考价值。若动脉血氧分压(PaO_2)<8.0kPa(60mmHg)和(或)动脉二氧化碳分压($PaCO_2$)>6.0kPa(45mmHg),动脉血氧饱和度(SaO_2)<90%,pH<7.35,则意味患者处于危险状态,应加强监护和治疗。

4.脆性哮喘(BA)

正常人的支气管舒缩状态呈现轻度生理性波动,第 1 秒用力呼气容积(FEV_1)和高峰呼气流量(PEF)在晨间降至最低(波谷),午后达最大值(波峰)。哮喘患者这种变化尤其明显。

有一类哮喘患者 FEV_1 和 PEF 在治疗前后或一段时间内大幅度地波动,称为"脆性哮喘"。Ayres 在综合各种观点的基础上提出 BA 的定义和分型如下。

(1) I 型 BA:尽管采取了正规、有力的治疗措施,包括吸入糖皮质激素(如吸入二丙酸倍氯米松 $1500\mu g/d$ 以上),或口服相当剂量糖皮质激素,同时联合吸入支气管舒张药,连续观察至少 150 天,半数以上观察日的 PEF 变异率 $>40\%$ 。

(2) II 型 BA:在基础肺功能正常或良好控制的背景下,无明显诱因突然急性发作的支气管痉挛,3 小时内哮喘严重发作伴高碳酸血症,可危及生命,常需机械通气治疗。月经期前发作的哮喘往往属于此类。

(三)特殊类型的哮喘

1. 运动诱发性哮喘(EIA)

运动诱发性哮喘也称为运动性哮喘,是指达到一定的运动量后,出现支气管痉挛而产生的哮喘。其发作大多是急性的、短暂的,而且大多能自行缓解。运动性哮喘并非说明运动即可引起哮喘,实际上短暂的运动可兴奋呼吸,使支气管有短暂的舒张,其后随着运动时间的延长,强度增加,支气管发生收缩。运动性哮喘特点为:①发病均发生在运动后;②有明显的自限性,发作后经一定时间的休息后即可逐渐恢复正常;③一般无过敏性因素参与,特异性过敏原皮试阴性,血清 IgE 水平不高。

但有些学者认为,运动性哮喘常与过敏性哮喘共存,说明两者之间存在一些联系。临床上可进行运动诱发性试验来判断是否存在运动性哮喘。如果运动后 FEV_1 下降 $20\%\sim40\%$,即可诊断为轻度运动性哮喘;FEV_1 下降 $40\%\sim65\%$,即可诊断为中度运动性哮喘;FEV_1 下降 65% 以上可诊断为重度运动性哮喘。有严重心肺或其他影响运动疾病的患者不宜进行运动诱发性试验。

2. 药物性哮喘

由于使用某种药物导致的哮喘发作。常见的可能引起哮喘发作的药物有阿司匹林、β 受体阻滞剂、血管紧张素转换酶抑制剂(ACEI)、局部麻醉药、添加剂(如酒石黄)、医用气雾剂中的杀菌复合物等。个别患者吸入支气管舒张药时,偶尔也可引起支气管收缩,可能与其中的氟利昂或表面活性剂有关。免疫血清、含碘造影剂也可引起哮喘发作。这些药物通常是以抗原、半抗原或佐剂的形式参与机体的变态反应过程,但并非所有的药物性哮喘都是机体直接对药物产生过敏反应引起。如 β 受体阻滞剂,它是通过阻断 β 受体,使 $β_2$ 受体激动剂不能在支气管平滑肌的效应器上起作用,从而导致支气管痉挛。

阿司匹林是诱发药物性哮喘最常见的药物,某些患者可在服用阿司匹林或其他非类固醇消炎药数分钟或数小时内发生剧烈支气管痉挛。此类哮喘多发生于中年人,在临床上可分为药物作用相和非药物作用相。药物作用相指服用阿司匹林等解热镇痛药后引起哮喘持续发作的一段时间,潜伏期可为 5 分钟至 2 小时,患者的症状一般很重,常见明显的呼吸困难和发绀,甚至意识丧失,血压下降,休克等。药物作用相的持续时间不等,从 $2\sim3$ 小时至 $1\sim2$ 天。非药物作用相阿司匹林性哮喘指药物作用时间之外的时间,患者可因各种不同的原因诱发哮喘。阿司匹林性哮喘的发病可能与其抑制呼吸道花生四烯酸的环氧酶途径,使花生四烯酸的脂氧酶代谢途径增强,产生过多的白三烯有关。白三烯具有很强的支气管平滑肌收缩能力。近年来研制的白三烯受体拮抗药,如扎鲁斯特和孟鲁斯特可以很好地抑制口服阿司匹林导致的哮喘发作。

3.职业性哮喘

从广义上讲,凡是由职业性致喘物引起的哮喘统称为"职业性哮喘"。但从职业病学的角度,职业性哮喘应该有严格的定义和范围。我国在 20 世纪 80 年代末制定了职业性哮喘诊断标准,致喘物规定为异氰酸酯类、苯酐类、多胺类固化剂、铀复合盐、剑麻和青霉素。职业性哮喘的发生率往往与工业的发展水平有关,发达的工业国家,职业性哮喘的发病率较高,美国的职业性哮喘的发病率为 15％左右。职业性哮喘的病史有如下特点:①有明确的职业史,本病只限于与致喘物直接接触的劳动者;②既往(从事该职业前)无哮喘史;③自开始从事该职业至哮喘首次发作的"潜伏期"最少半年以上;④哮喘发作与致喘物的接触关系非常密切,接触则发病,脱离则缓解。

还有一些患者在吸入氯气、二氧化硫等刺激性气体时,出现急性刺激性干咳、咳黏痰、气急等症状,称为反应性气道功能不全综合征,可持续 3 个月以上。

五、诊断

(一)诊断

(1)反复发作喘息、气急、胸闷或咳嗽,多与接触变应原、冷空气、物理性刺激、化学性刺激、病毒性上呼吸道感染及运动等有关。

(2)发作时双肺可闻及散在或弥散性、以呼气相为主的哮鸣音,呼气相延长。

(3)上述症状和体征经治疗可缓解或自行缓解。

(4)除外其他疾病所引起的喘息、气急、胸闷和咳嗽。

(5)临床表现不典型者(如无明显喘息或体征),应至少具备以下 1 项肺功能试验阳性:①支气管激发试验或运动激发试验阳性;②支气管舒张试验阳性 FEV_1 增加≥12％,且 FEV_1 增加绝对值＞200mL;③呼气流量峰值(PEF)日内(或 2 周)变异率为 20％。

符合第(1)～第(4)条或第(4)、第(5)条者,可诊断为哮喘。

(二)支气管哮喘的分期

根据临床表现哮喘可分为急性发作期、慢性持续期和临床缓解期。慢性持续期是指每周均不同频度和(或)不同程度地出现症状(喘息、气急、胸闷、咳嗽等);临床缓解期是指经过治疗或未经治疗症状、体征消失,肺功能恢复到急性发作前水平,并维持 3 个月以上。

(三)支气管哮喘的分级

1.根据病情严重程度分级

适用于治疗前或初始治疗时严重程度的判断,具体分级详见表 2-3。

表 2-3　哮喘病情严重程度分级临床特点

分级	临床特点
间歇状态(第 1 级)	症状＜每周 1 次 短暂出现 夜间哮喘症状≤每个月 2 次 FEV_1≥80％预计值或 PEF≥80％个人最佳值,PEF 或 FEV_1 变异率＜20％

分级	临床特点
轻度持续(第2级)	症状≥1周1次,但<每天1次 可能影响活动和睡眠 夜间哮喘症状>每个月2次,但<每周1次 FEV_1≥80%预计值或PEF≥80%个人最佳值,PEF或FEV_1变异率为20%~30%
中度持续(第3级)	每天有症状 影响活动和睡眠 夜间哮喘症状≥每周1次 FEV_1 60%~79%预计值或PEF 60%~79%个人最佳值,PEF或FEV_1变异率>30%
重度持续(第4级)	每天有症状 频繁出现 经常出现夜间哮喘症状 体力活动受限 FEV_1<60%预计值或PEF<60%个人最佳值,PEF或FEV_1变异率>30%

2.控制水平的分级

有助于指导临床治疗,更好地控制哮喘(表2-4)。

表2-4　治疗期间哮喘病情控制水平分级

项目	完全控制(满足以下所有条件)	部分控制(在任何1周内出现以下1~2项特征)	未控制(在任何1周内)
白天症状	无(或≤2次1周)	>2次/周	
活动受限	无	有	
夜间症状/憋醒	无	有	出现>3项部分控制特征
需要使用急救药的次数	无(或≤2次1周)	>2次1周	
肺功能(PEF或FEV_1)	正常或≥正常预计值/本人最佳值的80%	<正常预计值(或本人最佳值)的80%	
急性发作	无	每年>1次	在任何1周内出现1次

3.急性发作期的病情分级

急性发作期是指哮喘患者气促、咳嗽、胸闷等症状突然发生,或原有症状急剧加重,常有呼吸困难,以呼气流量降低为特征,常因接触变应原、刺激物或呼吸道感染诱发。其病情程度不一,病情加重,可在数小时或数天内出现,偶尔可在数分钟内即危及生命,故应对病情作出正确评估,以便给予及时有效的紧急治疗。哮喘急性发作时严重程度的分级见表2-5。

表2-5　哮喘急性发作时病情严重程度的分级

临床特点	轻度	中度	重度	危重
气短	步行、上楼时	稍事活动	休息时	
体位	可平卧	喜坐位	端坐呼吸	

临床特点	轻度	中度	重度	危重
讲话方式	连续成句	单词	单字	不能讲话
精神状态	可有焦虑,尚安静	时有焦虑或烦躁	常有焦虑或烦躁	嗜睡或意识模糊
出汗	无	有	大汗淋漓	
呼吸频率	轻度增加	增加	常>30次/分	
辅助呼吸肌活动及三凹征	常有	可无	常有	胸腹矛盾运动
哮鸣音	散在,呼吸末期	响亮、弥散	响亮、弥散	减弱、乃至无
奇脉	无	可有	常有	脉率变慢或不规则
深吸气时收缩压下降(mmHg)	<10	10~25	成人:>25 儿童:20~40	无,提示呼吸肌疲劳
使用 β_2 受体激动剂后 PEF 预计值或个人最佳值%	>80%	60%~80%	<60%或<100次/分或作用持续时间<2小时	
PaO_2(吸空气)(mmHg)	正常	≥60	<60	
PaO_2(mmHg)	<45	≤45	>45	
SaO_2(吸空气,%)	>95	91~95	≤90	
pH	正常	正常或升高	降低	降低

注:只要符合某一严重程度的某些指标,而不需满足全部指标,即可提示为该级别的急性发作;1mmHg=0.098kPa。

六、鉴别诊断

(一)上呼吸道肿瘤、喉水肿和声带功能障碍

上呼吸道肿瘤、喉水肿和声带功能障碍可出现喘息,但主要表现为吸气性呼吸困难,肺功能测定流量-容积曲线可见吸气相流速减低。纤维喉镜或支气管镜检查可明确诊断。

(二)各种原因导致的支气管内占位

支气管内良、恶性肿瘤,支气管结核等导致的固定的、局限性哮鸣音,需与哮喘鉴别。胸部检查、纤维支气管检查可明确诊断。

(三)急性左心衰竭

急性左心衰竭发作时症状与哮喘相似,阵发性咳嗽、喘息,两肺可闻及广泛的湿啰音和哮鸣音,需与哮喘鉴别。但急性左心衰竭患者常有高血压性心脏病、风湿性心脏病、冠心病等心脏疾病史。胸片可见心影增大、肺淤血征,有助于鉴别。

(四)嗜酸性粒细胞性肺炎、变态反应肉芽肿性血管炎、结节性多动脉炎、过敏性肉芽肿

这类患者除有喘息外,胸部 X 线或 CT 检查提示肺内有浸润阴影,并可自行消失或复发。常有肺外的其他表现,血清免疫学检查可发现相应的异常。

（五）慢阻肺

慢阻肺患者也有呼吸困难,常与哮喘症状相似,大部分患者对支气管扩张药和抗感染药疗效不如哮喘,气道阻塞的可逆性差。但临床上大约10％的慢阻肺患者对糖皮质激素和支气管扩张药反应很好,这部分患者往往同时合并有哮喘。而支气管哮喘患者晚期出现气道重塑也可以合并慢阻肺。

七、治疗

（一）脱离变应原

部分支气管哮喘患者能找到引起哮喘发作的变应原或其他非特异刺激因素,应立即使患者脱离变应原的接触。

（二）药物治疗

治疗哮喘的药物可以分为控制药物和缓解药物。①控制药物:指需要长期每天使用的药物。这些药物主要通过抗感染作用使哮喘维持临床控制,其中包括吸入糖皮质激素、全身用激素、白三烯调节药、长效 β 受体激动剂(LABA,须与吸入激素联合应用)、缓释茶碱、色甘酸钠、抗 IgE 抗体及其他有助于减少全身激素剂量的药物等。②缓解药物:指按需使用的药物。这些药物通过迅速解除支气管痉挛从而缓解哮喘症状,其中包括速效吸入 β_2 受体激动剂、全身用激素、吸入性抗胆碱能药物、短效茶碱及短效口服 β_2 受体激动剂等。

1. 糖皮质激素

糖皮质激素是最有效的控制气道炎症的药物。给药途径包括吸入、口服和静脉应用等,吸入为首选途径。

（1）吸入给药:吸入糖皮质激素的局部抗感染作用强;通过吸气过程给药,药物直接作用于呼吸道,所需剂量较小。通过消化道和呼吸道进入血液药物的大部分被肝灭活,因此全身性不良反应较少。研究结果证明吸入激素可以有效减轻哮喘症状、提高生命质量、改善肺功能、降低气道高反应性、控制气道炎症,减少哮喘发作的频率和减轻发作的严重程度,降低病死率。当使用不同的吸入装置时,可能产生不同的治疗效果。多数成人哮喘患者吸入小剂量糖皮质激素即可较好地控制哮喘。过多增加吸入糖皮质激素剂量对控制哮喘的获益较小而不良反应增加。由于吸烟可以降低激素的效果,故吸烟患者须戒烟并吸入较高剂量的糖皮质激素。吸入糖皮质激素的剂量与预防哮喘严重急性发作的作用之间有非常明确的关系,所以,严重哮喘患者长期大剂量吸入糖皮质激素是有益的。

吸入糖皮质激素在口咽部局部的不良反应包括声音嘶哑、咽部不适和念珠菌感染。吸药后及时用清水含漱口咽部,选用干粉吸入剂或加用储雾器可减少上述不良反应。吸入糖皮质激素的全身不良反应的大小与药物剂量,药物的生物利用度、在肠道的吸收、肝首关代谢率及全身吸收药物的半衰期等因素有关。已上市的吸入糖皮质激素中丙酸氟替卡松和布地奈德的全身不良反应较少。目前有证据表明成人哮喘患者每天吸入低至中剂量激素,不会出现明显的全身不良反应。长期高剂量吸入激素后可能出现的全身不良反应包括皮肤瘀斑、肾上腺功能抑制和骨密度降低等。已有研究证据表明吸入激素可能与白内障和青光眼的发生有关,但前瞻性研究没有证据表明与后囊下白内障的发生有明确关系。目前没有证据表明吸入糖皮质激素可以增加肺部感染(包括肺结核)的发生率,因此伴有活动性肺结核的哮喘患者可以在抗结核治疗的同时给予吸入糖皮质激素治疗。

气雾剂给药:临床上常用的吸入糖皮质激素有4种,包括二丙酸倍氯米松、布地奈德、丙酸氟替卡松等。一般而言,使用干粉吸入装置比普通定量气雾剂方便,吸入下呼吸道的药物量较多。

溶液给药:布地奈德溶液经以压缩空气为动力的射流装置雾化吸入,对患者吸气配合的要求不高,起效较快,适用于轻中度哮喘急性发作时的治疗。

吸入糖皮质激素是长期治疗哮喘的首选药物。

(2)口服给药:适用于中度哮喘发作、慢性持续哮喘吸入大剂量糖皮质激素联合治疗无效的患者和作为静脉应用糖皮质激素治疗后的序贯治疗。一般使用半衰期较短的糖皮质激素(如泼尼松、泼尼松龙或甲泼尼龙等)。对于激素依赖型哮喘,可采用每天或隔天清晨顿服给药的方式,以减少外源性激素对下丘脑-垂体-肾上腺轴(HPA轴)的抑制作用。泼尼松的维持剂量最好每天≤10mg。

长期口服糖皮质激素可以引起骨质疏松症、高血压、糖尿病、下丘脑-垂体-肾上腺轴的抑制、肥胖症、白内障、青光眼、皮肤菲薄导致皮纹和瘀斑、肌无力。对于伴有结核病、寄生虫感染、骨质疏松、青光眼、糖尿病、严重抑郁或消化性溃疡的哮喘患者,全身给予糖皮质激素治疗时应慎重并应密切随访。长期甚至短期全身使用糖皮质激素的哮喘患者可感染致命的疱疹病毒应引起重视,尽量避免这些患者暴露于疱疹病毒是必要的。尽管全身使用糖皮质激素不是一种经常使用的缓解哮喘症状的方法,但是对于严重的急性哮喘是需要的,因为它可以预防哮喘的恶化、减少因哮喘而急诊或住院的机会、预防早期复发、降低病死率。推荐剂量:泼尼松龙30~50mg/d,5~10天。具体使用要根据病情的严重程度,当症状缓解或其肺功能已经达到个人最佳值,可以考虑停药或减量。地塞米松因对HPA轴的抑制作用大,不推荐长期使用。

(3)静脉给药:严重急性哮喘发作时,应经静脉及时给予琥珀酸氢化可的松(400~1000mg/d)或甲泼尼龙(80~160mg/d)。无糖皮质激素依赖倾向者,可在短期(3~5天)内停药;有糖皮质激素依赖倾向者应延长给药时间,控制哮喘症状后改为口服给药,并逐步减少糖皮质激素用量。

2. β_2 受体激动剂

通过对气道平滑肌和肥大细胞等细胞膜表面的 β_2 受体的作用,舒张气道平滑肌、减少肥大细胞和嗜碱性粒细胞脱颗粒和递质的释放、降低微血管的通透性、增加气道上皮纤毛的摆动等,缓解哮喘症状。此类药物较多,可分为短效(作用维持4~6小时)和长效(维持12小时) β_2 受体激动剂。后者又可分为速效(数分钟起效)和缓慢起效(30分钟起效)两种。

(1)短效 β_2 受体激动剂(简称SABA):常用的药物如沙丁胺醇和特布他林等。

吸入给药:可供吸入的短效 β_2 受体激动剂包括气雾剂、干粉剂和溶液等。这类药物松弛气道平滑肌作用强,通常在数分钟内起效,疗效可维持数小时,是缓解轻至中度急性哮喘症状的首选药物,也可用于运动性哮喘。如每次吸入100~200μg沙丁胺醇或250~500μg特布他林,必要时每20分钟重复1次。1小时后疗效不满意者应向医生咨询或去急诊。这类药物应按需间歇使用,不宜长期、单一使用,也不宜过量应用,否则可引起骨骼肌震颤、低血钾、心律失常等不良反应。压力型定量手控气雾剂(pMDI)和干粉吸入装置吸入短效 β_2 受体激动剂不适用于重度哮喘发作;其溶液(如沙丁胺醇、特布他林、非诺特罗及其复方制剂)经雾化泵吸入适用于轻至重度哮喘发作。

口服给药：如沙丁胺醇、特布他林、丙卡特罗片等，通常在服药后 15～30 分钟起效，疗效维持 4～6 小时。如沙丁胺醇 2～4mg，特布他林 1.25～2.5mg，每天 3 次；丙卡特罗 25～50μg，每天 2 次。使用虽较方便，但心悸、骨骼肌震颤等不良反应比吸入给药时明显。缓释剂型和控释剂型的平喘作用维持时间可达 8～12 小时，特布他林的前体药班布特罗的作用可维持 24 小时，可减少用药次数，适用于夜间哮喘患者的预防和治疗。长期、单一应用 β 受体激动药可造成细胞膜 $β_2$ 受体的向下调节，表现为临床耐药现象，故应予避免。

注射给药：虽然平喘作用较为迅速，但因全身不良反应的发生率较高，国内较少使用。

贴剂给药：为透皮吸收剂型。现有产品有妥洛特罗，分为 0.5mg、1mg、2mg 3 种剂量。由于采用结晶储存系统来控制药物的释放，药物经过皮肤吸收，因此可以减轻全身不良反应，每天只需贴敷 1 次，效果可维持 24 小时。对预防晨降有效，使用方法简单。

（2）长效 $β_2$ 受体激动药（简称 LABA）：这类受体激动药的分子结构中具有较长的侧链，舒张支气管平滑肌的作用可维持 12 小时以上。目前在我国临床使用的吸入型 LABA 有 2 种。①沙美特罗：经气雾剂或碟剂装置给药，给药后 30 分钟起效，平喘作用维持 12 小时以上。推荐剂量 50μg，每天 2 次吸入。②福莫特罗：经吸入装置给药，给药后 3～5 分钟起效，平喘作用维持 8～12 小时以上。平喘作用具有一定的剂量依赖性，推荐剂量 4.5～9μg，每天 2 次吸入。吸入 LABA 适用于哮喘（尤其是夜间哮喘和运动诱发哮喘）的预防和治疗。福莫特罗因起效相对较快，也可按需用于哮喘急性发作时的治疗。

近年来推荐联合吸入激素和 LABA 治疗哮喘。这两者具有协同的抗感染和平喘作用，可获得相当于（或优于）应用加倍剂量吸入激素时的疗效，并可增加患者的依从性、减少较大剂量吸入激素引起的不良反应，尤其适合于中至重度持续哮喘患者的长期治疗。不推荐长期单独使用 LABA，应该在医生指导下与吸入激素联合使用。

3. 白三烯调节药

白三烯调节药包括半胱氨酰白三烯受体拮抗药和 5-脂氧化酶抑制药。除吸入激素外，是唯一可单独应用的长效控制药，可作为轻度哮喘的替代治疗药物和中重度哮喘的联合治疗用药。目前在国内应用主要是半胱氨酰白三烯受体拮抗药，通过对气道平滑肌和其他细胞表面白三烯受体的拮抗抑制肥大细胞和嗜酸性粒细胞释放出的半胱氨酰白三烯的致喘和致炎作用，产生轻度舒张支气管和减轻变应原、运动和二氧化硫（SO_2）诱发的支气管痉挛等作用，并具有一定程度的抗感染作用。本品可减轻哮喘症状、改善肺功能、减少哮喘的恶化。但其作用不如吸入激素，也不能取代激素。作为联合治疗中的一种药物，本品可减少中至重度哮喘患者每天吸入激素的剂量，并可提高吸入激素治疗的临床疗效，联用本品与吸入激素的疗效比联用吸入 LABA 与吸入激素的疗效稍差。但本品服用方便。尤适用于阿司匹林哮喘、运动性哮喘和伴有过敏性鼻炎哮喘患者的治疗。本品使用较为安全。虽然有文献报道接受这类药物治疗的患者可出现过敏性肉芽肿，但其与白三烯调节剂的因果关系尚未肯定，可能与减少全身应用激素的剂量有关。5-脂氧化酶抑制药可能引起肝损害，需监测肝功能。通常口服给药。白三烯受体拮抗药扎鲁司特 20mg，每天 2 次；孟鲁司特 10mg，每天 1 次；异丁司特 10mg，每天 2 次。

4. 茶碱

茶碱具有舒张支气管平滑肌作用，并具有强心、利尿、扩张冠状动脉、兴奋呼吸中枢和呼吸肌等作用。有研究资料显示，低浓度茶碱具有抗感染和免疫调节作用。作为症状缓解药，尽管现在临床上在治疗重症哮喘时仍然应用静脉输注茶碱,但短效茶碱治疗哮喘发作或恶化还存在争议,因为它在舒张支气管,与足量使用的快速 β_2 受体激动剂对比,没有任何优势,但是它可能改善呼吸驱动力。不推荐已经长期服用缓释型茶碱的患者使用短效茶碱,除非该患者的血清中茶碱浓度较低或者可以进行血清茶碱浓度监测。

口服给药:包括氨茶碱和控(缓)释型茶碱。用于轻至中度哮喘发作和维持治疗。一般剂量为每天 $6\sim10mg/kg$。口服控(缓)释型茶碱后昼夜血药浓度平稳,平喘作用可维持 $12\sim24$ 小时,尤其适用于夜间哮喘症状的控制。联合应用茶碱、激素和抗胆碱能药物具有协同作用。但本品与 β 受体激动剂联合应用时,易出现心率增快和心律失常,应慎用并适当减少剂量。

静脉给药:氨茶碱加入葡萄糖溶液中,缓慢静脉注射[注射速度不宜超过 $0.25mg(kg\cdot min)$]或静脉滴注,适用于哮喘急性发作且近 24 小时内未用过茶碱类药物的患者。负荷剂量为 $4\sim6mg/kg$,维持剂量为 $0.6\sim0.8mg/(kg\cdot h)$。由于茶碱的"治疗窗"窄,以及茶碱代谢存在较大的个体差异,可引起心律失常、血压下降甚至死亡,在有条件的情况下应监测其血药浓度,及时调整浓度和滴速。茶碱有效、安全的血药浓度范围应在 $6\sim15mg/L$。影响茶碱代谢的因素较多,如发热性疾病、妊娠、抗结核治疗可以降低茶碱的血药浓度;而肝脏疾患、充血性心力衰竭及合用甲氰咪胍或喹诺酮类、大环内酯类等药物均可影响茶碱代谢而使其排泄减慢,增加茶碱的毒性作用,应引起临床医师的重视,并酌情调整剂量。多索茶碱的作用与氨茶碱相同,但不良反应较轻。双羟丙茶碱的作用较弱,不良反应也较少。

5. 抗胆碱能药物

吸入抗胆碱能药物如溴化异丙托品、溴化氧托品和溴化泰乌托品等,可阻断节后迷走神经传出支,通过降低迷走神经张力而舒张支气管。其舒张支气管的作用比 β_2 受体激动剂弱,起效也较慢,但长期应用不易产生耐药,对老年人的疗效不低于年轻人。

本品有气雾剂和雾化溶液两种剂型。经 pMDI 吸入溴化异丙托品气雾剂,常用剂量为 $20\sim40\mu g$,每天 $3\sim4$ 次;经雾化泵吸入溴化异丙托品溶液的常用剂量为 $50\sim125\mu g$,每天 $3\sim4$ 次。溴化泰乌托品系新近上市的长效抗胆碱能药物,对 M_1 和 M_3 受体具有选择性抑制作用,仅需每天 1 次吸入给药。本品与 β_2 受体激动药联合应用具有协同、互补作用。本品对有吸烟史的老年哮喘患者较为适宜,但对妊娠早期妇女和青光眼或前列腺肥大的患者应慎用。尽管溴化异丙托品被用在一些不能耐受 β_2 受体激动剂的哮喘患者上,但是到目前为止尚没有证据表明它对哮喘长期管理方面有显著效果。

6. 抗 IgE 治疗

抗 IgE 单克隆抗体可应用于血清 IgE 水平增高的哮喘患者,目前它主要用于经过吸入糖皮质激素和 LABA 联合治疗后症状仍未控制的严重哮喘患者。目前在 $11\sim50$ 岁的哮喘患者的治疗研究中尚没有发现抗 IgE 治疗有明显不良反应,但因该药临床使用的时间尚短,其远期疗效与安全性有待进一步观察。价格昂贵也使其临床应用受到限制。

7. 变应原特异性免疫疗法(SIT)

通过皮下给予常见吸入变应原提取液(如尘螨、猫毛、豚草等),可减轻哮喘症状和降低气道高反应性,适用于变应原明确但难以避免的哮喘患者。其远期疗效和安全性尚待进一步研究与评价。变应原制备的标准化也有待加强。哮喘患者应用此疗法应严格在医师指导下进行。目前已试用舌下给药的变应原免疫疗法。SIT 应该是在严格的环境隔离和药物干预无效(包括吸入激素)情况下考虑的治疗方法。现在没有研究比较其和药物干预的疗效差异。现在还没有证据支持使用复合变应原进行免疫治疗的价值。

8. 其他药物

(1)抗组胺药：口服第 2 代抗组胺药物(H_1 受体拮抗药)如酮替芬、氯雷他定、阿司咪唑、氮卓司丁、特非那丁等具有抗变态反应作用，在哮喘治疗中的作用较弱。可用于伴有变应性鼻炎哮喘患者的治疗。这类药物的不良反应主要是嗜睡。阿司咪唑和特非那丁可引起严重的心血管不良反应，应谨慎使用。

(2)其他口服抗变态反应药：如曲尼司特、瑞吡司特等可应用于轻至中度哮喘的治疗。其主要不良反应是嗜睡。

(3)可能减少口服糖皮质激素剂量的药：包括口服免疫调节药(甲氨蝶呤、环孢素、金制剂等)、某些大环内酯类抗生素和静脉应用免疫球蛋白等。其疗效尚待进一步研究。

(三)急性发作期的治疗

急性发作的治疗取决于发作的严重程度及对治疗的反应。治疗的目的在于尽快缓解症状、解除气流受限和低氧血症，同时还需要制订长期治疗方案以预防再次急性发作。

对于具有哮喘相关死亡高危因素的患者，需要给予高度重视，这些患者应当尽早到医疗机构就诊。高危患者包括①曾经有过气管插管和机械通气的濒于致死性哮喘的病史；②在过去 1 年中因为哮喘而住院或看急诊；③正在使用或最近刚刚停用口服激素；④目前未使用吸入激素；⑤过分依赖速效受体激动剂，特别是每月使用沙丁胺醇(或等效药物)超过 1 支的患者；⑥有心理疾病或社会心理问题，包括使用镇静药；⑦有对哮喘治疗计划不依从的历史。

轻度和部分中度急性发作可以在家庭中或社区中治疗。家庭或社区中的治疗措施主要为重复吸入速效 β_2 受体激动剂，在第 1 小时每 20 分钟吸入 2～4 喷。随后根据治疗反应，轻度急性发作可调整为每 3～4 小时 2～4 喷，中度急性发作每 1～2 小时 6～10 喷。如果对吸入性 β_2 受体激动剂反应良好(呼吸困难显著缓解，PEF 占预计值＞80％或个人最佳值，且疗效维持 3～4 小时)，通常不需要使用其他的药物。如果治疗反应不完全，尤其是在控制性治疗的基础上发生的急性发作，应尽早口服激素(泼尼松龙 0.5～1mg/kg 或等效剂量的其他激素)，必要时到医院就诊。

部分中度和所有重度急性发作均应到急诊室或医院治疗。除氧疗外，应重复使用速效 β_2 受体激动药，可通过压力定量气雾剂的储雾器给药，也可通过射流雾化装置给药。推荐在初始治疗时连续雾化给药，随后根据需要间断给药(每 4 小时 1 次)。目前尚无证据支持常规静脉使用受体激动药。联合使用 β_2 受体激动药和抗胆碱能制剂(如异丙托溴铵)能够取得更好的支气管舒张作用。茶碱的支气管舒张作用弱于短效受体激动剂(SABA)，不良反应较大应谨慎使用。对规则服用茶碱缓释制剂的患者，静脉使用茶碱应尽可能监测茶碱血药浓度。中重度哮喘急性发作应尽早使用全身激素，特别是对速效 β_2 受体激动药初始治疗反应不完全或疗效不能维持，以及在口服激素基础上仍然出现急性发作的患者。口服激素与静脉给药疗效相当，不良反应小。

推荐用法：泼尼松龙 30～50mg 或等效的其他激素，每天单次给药。严重的急性发作或口服激素不能耐受时，可采用静脉注射或滴注，如甲泼尼松龙 80～160mg，或氢化可的松 400～1000mg 分次给药。地塞米松因半衰期较长，对肾上腺皮质功能抑制作用较强，一般不推荐使用。静脉给药和口服给药的序贯疗法有可能减少激素用量和不良反应，如静脉使用激素 2～3

天,继之以口服激素 3~5 天。不推荐常规使用镁制剂,可用于重度急性发作(FEV_1 25%~30%)或对初始治疗反应不良者。

重度和危重哮喘急性发作经过上述药物治疗,临床症状和肺功能无改善甚至继续恶化者,应及时给予机械通气治疗,其指征主要包括意识改变、呼吸肌疲劳、$PaCO_2$>45mmHg 等。可先采用经鼻(面)罩无创机械通气,若无效应及早行气管插管机械通气。哮喘急性发作机械通气需要较高的吸气压,可使用适当水平的呼气末正压(PEEP)治疗。如果需要过高的气道峰压和平台压才能维持正常通气容积,可试用允许性高碳酸血症通气策略以减少呼吸机相关肺损伤。

初始治疗症状显著改善,PEF 或 FEV_1 占预计值的百分比恢复到个人最佳值60%者以上可回家继续治疗,PEF 或 FEV_1 为 40%~60%者应在监护下回到家庭或社区继续治疗,治疗前 PEF 或 FEV_1<25%或治疗后<40%者应入院治疗。在出院时或近期的随访时,应当为患者制订一个详细的行动计划,审核患者是否正确使用药物、吸入装置和峰流速仪,找到急性发作的诱因并制订避免接触的措施,调整控制性治疗方案。严重的哮喘急性发作意味着哮喘管理的失败,这些患者应当给予密切监护、长期随访,并进行长期哮喘教育。

大多数哮喘急性发作并非由细菌感染引起,应严格控制抗生素的使用指征,除非有细菌感染的证据,或属于重度或危重哮喘急性发作,一般不用抗生素。

(四)慢性持续期的治疗

哮喘的治疗应以患者的病情严重程度为基础,根据其控制水平类别选择适当的治疗方案。哮喘药物的选择既要考虑药物的疗效及其安全性,也要考虑患者的实际状况,如经济收入和当地的医疗资源等。要为每个初诊患者制订哮喘防治计划,定期随访、监测,改善患者的依从性,并根据患者病情变化及时修订治疗方案。哮喘患者长期治疗方案分为 5 级(图 2-1)。

← 降级		治疗级别	升级 →	
第1级	第2级	第3级	第4级	第5级
哮喘教育、环境控制				
按需使用短效β₂受体激动剂	按需使用短效β₂受体激动药			
控制性药物	选用1种	选用1种	选用1种或以上	选用1种或2种
	低剂量的ICS	低剂量的ICS加LABA	高中剂量的ICS加LABA	口服最小剂量的糖皮质激素
	白三烯调节药	中高剂量的ICS	白三烯调节药	抗IgE治疗
		低剂量的ICS加白三烯调节药	缓释茶碱	
		低剂量的ICS加缓释茶碱		

图 2-1 根据哮喘病情控制分级制订治疗方案

对以往未经规范治疗的初诊哮喘患者可选择第 2 级治疗方案,哮喘患者症状明显,应直接选择第 3 级治疗方案。从第 2 级到第 5 级的治疗方案中都有不同的哮喘控制药物可供选择。而在每一级中都应按需使用缓解药物,以迅速缓解哮喘症状。如果使用含有福莫特罗和布地奈德单一吸入装置进行联合治疗时,可作为控制和缓解药物应用。

如果使用该分级治疗方案不能够使哮喘得到控制,治疗方案应该升级直至达到哮喘控制为止。当哮喘控制并维持至少 3 个月后,治疗方案可考虑降级。建议减量方案。①单独使用中至高剂量吸入激素的患者,将吸入激素剂量减少 50%。②单独使用低剂量激素的患者,可改为每天 1 次用药。③联合吸入激素和 LABA 的患者,将吸入激素剂量减少约 50%,仍继续使用 LABA 联合治疗。当达到低剂量联合治疗时,可改为每天 1 次联合用药或停用 LABA,单用吸入激素治疗。若患者使用最低剂量控制药物达到哮喘控制 1 年,并且哮喘症状不再发作,可考虑停用药物治疗。上述减量方案尚待进一步验证。通常情况下,患者在初诊后 2~4 周回访,以后每 1~3 个月随访 1 次。出现哮喘发作时应及时就诊,哮喘发作后 2 周至 1 个月内进行回访。

对于我国贫困地区或低经济收入的哮喘患者,视其病情严重度不同,长期控制哮喘的药物推荐使用:①吸入低剂量激素;②口服缓释茶碱;③吸入激素联合口服缓释茶碱;④口服激素和缓释茶碱。这些治疗方案的疗效与安全性需要进一步临床研究,尤其要监测长期口服激素可能引起的全身不良反应。

(唐 瑶 关媛媛)

第三节 支气管扩张

支气管扩张在形态上是指支气管不可逆扩张和管壁增厚,它通常是一个解剖上的定义,指由于感染、理化、免疫或遗传等原因引起终末支气管的病理损害,包括支气管壁肌肉和弹力支撑组织的破坏。临床表现为慢性咳嗽、大量脓痰,可反复咯血。在"前抗生素时代",支气管扩张在儿童和青少年是一个常见和致命的疾病,但近半个世纪以来,随着抗生素的早期有效应用、卫生条件改善和营养加强、麻疹和百日咳疫苗接种的普及,支气管扩张的发病呈逐年下降的趋势。

一、流行病学

我国目前尚未有全国性的流行病学资料。根据美国的资料,其患病率大约在 52/10 万。欧美国家常见的囊性纤维化导致的支气管扩张症不在本节论述。按照年龄组来分,支气管扩张在 18~34 岁的人群患病率为 4.2/10 万,在年龄 >75 岁的人群中可以高达 271.8/10 万。性别中女性所占比例稍高。近年来发现长期哮喘和慢阻肺患者合并支气管扩张的人群较一般人群为高。总体上,支气管扩张的发病率和患病率在应用抗生素后较应用前明显下降,肺结核发病率的下降也是支气管扩张患病率下降的原因之一。随着慢阻肺人群的增加,在部分人群或局部人群中支气管扩张患病率仍然偏高,因为其预后较差,需要引起重视。

二、病因与病机

支气管扩张是一组异质性疾病,其病因复杂,国外常简单分成囊性纤维化(CF)引起的支气管扩张和非囊性纤维化性支气管扩张(NCFB)两类,国内 CF 患者极少,故主要是 NCFB。支气管扩张的直接原因为①支气管壁的损伤;②支气管腔阻塞;③邻近组织纤维化造成支气管牵拉性扩张。后两个原因相对单纯,通常在影像上容易提示;支气管壁损伤的病因则较为复杂。没有明确病因者称为特发性支气管扩张或支气管扩张症,其发生一般归结于下面两个因素:①感染持续刺激;②气道阻塞、支气管引流功能损害和防御功能缺损。两种因素可同时存在,互为因果,导致气道损害进行性加重。

三、病理生理

支气管扩张主要影响中等大小的支气管及小、细支气管。在 CT 影像上可以看到扩张的支气管和细支气管管腔内充满黏性脓性分泌物。显微镜下可观察到整个黏膜层、黏膜下层甚至浆膜层存在过度增生、水肿、慢性炎症反应,黏膜下腺体增生肥大,平滑肌肥厚,出现新生血管、动静脉吻合及纤维化结构。慢性炎症以中性粒细胞和淋巴细胞为主。黏膜表面存在上皮损伤、脱落、溃疡、化生等病变。支气管壁增厚扭曲扩张,出现特征性的囊状、柱状扩张,及印戒征、双规征等。合并 ABPA 患者可见指套征。

由于长期存在气道慢性炎症及细菌定植,反复的细菌感染导致呼吸道黏液分泌增加,肺功能下降,支气管黏膜及管壁破坏加重,支气管扩张扭曲更为显著,分泌物及细菌清除功能明显下降,局部阻塞导致分泌物增加不易排出,容易继发感染,导致恶性循环。支气管分泌物培养发现 10%~30% 支气管扩张患者存在铜绿假单胞菌定植,也有患者存在肺炎克雷伯杆菌、金黄色葡萄球菌,以及耐甲氧西林金黄色葡萄球菌定植。这些细菌往往存在生物膜,对抗生素多耐药或泛耐药。有上述细菌定植的患者肺功能下降更为显著,预后也较差。现代分子生物学手段检测这些患者的呼吸道分泌物中远不止 1~2 种细菌的定植,可以多达几百种以上,因此呼吸道菌群紊乱在支气管扩张的进展中有一定的作用,且稳定期与急性发作期出现动态分布和数量的变化,其参与呼吸道炎症及急性发作的意义有待进一步明确。

四、临床表现

支气管扩张患者一般在幼年有反复呼吸道感染的病史,如麻疹、百日咳,许多患者伴有鼻窦炎和上呼吸道咳嗽综合征,成为下呼吸道反复感染造成支气管扩张的原因。大概 1/3 的患者在青春期后病情得到改善,50 岁后再次出现症状恶化。典型症状为慢性咳嗽、咳大量脓性痰和反复咯血。感染加重时可出现发热、胸痛、盗汗、食欲缺乏,并伴有痰量增多,每天达数百毫升,痰液呈黄绿色脓性,常带臭味。收集整天痰液于玻璃瓶中,静置可见痰液分层现象,上层为泡沫,下悬脓液成分,中为浑浊黏液,底层为坏死组织沉淀物。伴有气道高反应性或反复发作致肺功能受损者可出现喘息。部分患者仅表现为反复咯血,平素无咳大量脓痰的病史。少部分患者在影像学上显示支气管扩张,而无咳嗽、咳脓痰和咯血的病史。

典型化脓性支气管扩张病情进展或继发感染时,患侧肺部可闻及固定性湿啰音,伴或不伴干啰音。反复咳嗽、咳脓痰者常有消瘦、杵状指(趾),出现并发症时可伴有相应体征。干性支气管扩张或部分患者可无阳性体征。

五、诊断

根据反复咳脓痰、咯血病史结合既往有诱发支气管扩张的呼吸道感染病史,HRCT 显示支气管扩张的异常影像学改变,即可明确诊断为支气管扩张。纤维支气管镜检查或局部支气管造影可明确出血、扩张或阻塞的部位,还可经纤维支气管镜进行局部灌洗,采取灌洗液标本进行涂片、细菌学和细胞学检查,进一步协助诊断和指导治疗。

(一)病史

幼年曾有麻疹、百日咳、支气管肺炎和肺结核等病史。

(二)症状

有慢性咳嗽、咳痰,痰量和痰的性质不等;部分有咯血,咯血量和诱因各异;多数有间歇性发热、乏力、食欲缺乏、心悸、气急等。

(三)体征

鼻旁窦及口咽部有慢性感染病灶;早期及轻症者无异常体征,感染后肺部可闻及干、湿啰音和哮鸣音,晚期可有肺气肿、肺动脉高压、杵状指(趾)等。

(四)影像学检查

支气管柱状扩张典型 X 线表现呈"轨道征",囊状扩张特征性改变为呈蜂窝状、卷发状阴影。

HRCT 显示管壁增厚的柱状扩张或成串、成簇的囊样改变。

支气管碘油造影是确诊支气管扩张的主要依据。可确定支气管扩张的部位、性质、范围和病变的程度,为外科手术和切除范围提供依据。由于这一技术为创伤性检查,现已被 CT 扫描取代。

六、鉴别诊断

需鉴别的疾病主要有慢性支气管炎、肺脓肿、肺结核、先天性肺囊肿、支气管肺癌和弥散性泛细支气管炎等。仔细研究病史和临床表现,参考影像学、纤维支气管镜和支气管造影的特征常可做出明确的鉴别诊断。下述要点对鉴别性诊断有一定参考意义。

(1)慢性支气管炎:多发生在中年患者,在气候多变的冬、春季节咳嗽、咳痰明显,多咳白色黏液痰,感染急性发作时可出现脓性痰,但无反复咯血史。听诊双肺可闻及散在干、湿啰音。

(2)肺脓肿:起病急,有高热、咳嗽、大量脓臭痰。X 线检查可见局部浓密炎症阴影,内有空腔液平。

(3)肺结核:常有低热、盗汗、乏力、消瘦等结核毒性症状,干、湿啰音多局限于上肺,X 线胸片和痰结核菌检查可作出诊断。

(4)先天性肺囊肿:检查可见多个边界纤细的圆形或椭圆形阴影,壁较薄,周围组织无炎症浸润。胸部 CT 和支气管造影可助诊断。

(5)弥漫性泛细支气管炎:有慢性咳嗽、咳痰、活动时呼吸困难及慢性鼻窦炎。胸片和胸部 CT 检查显示弥散分布的小结节影。大环内酯类抗生素治疗有效。

七、治疗

(一)疫苗接种和免疫调节剂

在许多国家,对于年龄＞65 岁,合并慢性基础疾病的患者,推荐接种流感疫苗。虽然目前没有随机对照研究证实其与 NCFB 的直接关系,但是部分学者还是主张接种流感疫苗,因为有证据显示,接种流感疫苗能够明显降低 NCFB 急性发作的频率。而对于 23 价肺炎球菌疫苗,少量证据表明,接种能够使 NCFB 患者获益,能够有效预防细菌感染引起的 NCFB 急性加重,儿童接种 7 价肺炎球菌疫苗的效果更为明显。不难看出,接种疫苗主要是为了去除 NCFB 急性加重的部分诱因,对于老年患者及儿童,根据需要,适时接种是有益的。接种过 23 价肺炎球菌疫苗的,一般 5 年内不再接种。

常用的免疫调节剂包括泛福舒、胸腺素等。大部分患者如果没有过敏反应,可以每年3个月服用泛福舒提高呼吸系统免疫功能。在重症支气管扩张患者,可以考虑每周2次胸腺素皮下注射,疗程3～6个月。

(二)清除气道分泌物

气道黏液增加,气管纤毛上皮破坏,导致气道内黏液积聚,是诱发反复感染的关键因素之一。有效地清除气道积聚的分泌物,是切断NCFB恶性循环的关键。目前主要的清除方法是体位引流和主动循环呼吸技术(ACBT)。此外,一些物理设备也能有效地清除气道分泌物,如振荡正压呼气装置、Acapella等。这些装置清除痰液的量与ACBT相当,且患者的耐受性更好。这些装置用于NCFB患者的疗效开始受到一些学者的关注,一项近期发表的随机对照研究显示其能明显改善NCFB患者的排痰量及运动耐力,但对于痰液细菌及肺功能无显著影响。近年来不断涌现出新的辅助排痰技术,并在临床试验中取得良好的疗效。最近意大利的一项研究表明,高频胸壁振荡(HFCWO)能显著改善NCFB患者的肺功能指标(FVC,FEV_1),炎症指标(C反应蛋白)、呼吸困难症状及生活质量评分(BCSS,CAT)。在物理治疗过程中,是否需要加用支气管扩张药物(如β受体激动剂、白三烯拮抗剂等)以增强疗效,目前仍缺少确切的证据。由于大部分NCFB患者合并COPD或支气管高反应性,所以可以适当联合使用支气管扩张药物。气道清除前雾化吸入灭菌用水、生理盐水或高张盐水增加痰液咳出,减轻痰液黏稠度,改善清除效果。无论选择何种物理治疗措施,必须考虑患者的依从性,最好患者自身对该措施有一定的了解,并且能够自主独立完成。

药物治疗包括黏液稀释剂、促纤毛摆动药物,如标准桃金娘油、氨溴索、乙酰半胱氨酸、厄多斯坦、羧甲斯坦等。中药可用细辛等。用于囊性肺纤维化患者化痰治疗的α-链道酶不能用于非囊性肺纤维化支气管扩张患者的化痰治疗。

(三)支气管扩张剂

1.β受体激动剂

由于支气管扩张患者气流阻塞和气道高反应性非常常见,因此支气管扩张剂是常用治疗药物。研究发现,长效支气管扩张剂可能在患者同时存在哮喘和支气管扩张症中的处理起重要作用,但目前没有很好的独立证据支持。

2.抗胆碱能药物

抗胆碱能药通过迷走神经阻止气管收缩并导致分泌物减少,有证据证明一些成年支气管扩张患者对异丙托溴铵等抗胆碱药物有良好的反应。

(四)抗感染症反应治疗

从病理生理机制的角度上看,反复发作的气道炎症是NCFB发展及恶化的重要因素,因此理论上阻断炎症因子,能够有效防止NCFB的恶化。目前,针对促炎因子IL-1受体的拮抗剂及IL-8的单克隆抗体还处于动物实验阶段,远未达到临床应用的阶段。对于抗感染药物如皮质激素或非类固醇消炎药的应用也存在争议。有研究发现,吸入氟替卡松能够改善咳嗽、咳痰,但是对于肺功能及痰液的细菌谱无明显影响。其余几个小样本的研究也有类似的结果,但是研究也指出,长期吸入可能导致肺功能下降、骨质疏松等,其免疫抑制作用有可能加重感染风险。所以,吸入激素类药物还不能作为常规推荐治疗用于NCFB。

(五)抗生素

研究表明,NCFB患者气道细菌载量越高,则急性加重的风险越高,而长期或短期的抗生素治疗可显著降低气道细菌载量,降低气道和系统炎症指标。

1. 常用药物及给药途径

对于 NCFB 的抗生素治疗,急性加重期应该考虑使用抗生素,研究证实抗生素能够明显减少脓痰,开始抗生素治疗前应送痰培养,在等待培养结果时即应开始经验性药物治疗,儿童一般多为流感嗜血杆菌和肺炎球菌,而铜绿假单胞菌则较多见于成年人。用药可参照《英国胸科协会非囊性纤维化支气管扩张指南》,一线治疗采用阿莫西林或克拉霉素,对于有流感嗜血杆菌慢性定植的重度患者,需采用大剂量药物口服阿莫西林或克拉霉素等。铜绿假单胞菌可使用环丙沙星,老年人应慎用。临床疗效欠佳时,可根据药敏结果调整。抗菌治疗失败需即刻重新痰培养。最佳疗程尚不确定,一般推荐至少 2 周。合并 ABPA 时需要应用泼尼松(0.5～1mg/kg)、抗曲霉菌药物(乙曲康唑),疗程 2～6 个月甚至更长时间。可随访特异性 IgE 的变化及症状和体征、CT 来观察治疗效果。

2. 抗生素雾化吸入

除了全身给药,雾化吸入也是一种理想的给药途径,且不良反应小,尤其是针对铜绿假单胞菌的治疗。但是吸入时需注意可能引起的气道痉挛。雾化治疗主要是指气溶胶吸入疗法。所谓气溶胶是指悬浮于空气中微小的固体或液体微粒。因此,雾化吸入疗法是用雾化的装置将药物(溶液或粉末)分散成微小的雾滴或微粒,使其悬浮于气体中,并进入呼吸道及肺内,达到局部治疗(解痉、消炎、祛痰)及全身治疗的目的。

妥布霉素是少数被美国 FDA 批准可通过雾化吸入方式给药的抗生素之一。对于非囊性纤维化支扩,在改善症状及生活质量评分,部分痰培养消除铜绿假单胞菌的同时,与治疗相关的咳嗽、气急、痰量增加、声嘶等不良反应明显增多,使部分患者难以耐受。因此,接受吸入治疗的患者在治疗期间仍应监测患者的耐受性症状。

近期的一项长期雾化庆大霉素 1 年的研究显示,每天雾化庆大霉素 2 次,连续 12 个月,有 30% 患者呼吸道铜绿假单胞菌得到清除,患者运动能力增加,发作次数减少,且延缓首次发作时间,圣乔治评分增加。同时发现 3 个月后症状无持续改善,肺功能不再进一步好转,但未发现抗生素耐药。但在庆大霉素使用过程中,需要注意药物产生的耳毒性和肾毒性。

最近一项 II 期临床试验表明,吸入环丙沙星脂质体每天 1 次,28 天 1 个周期,总共 3 个周期。第 1 个周期结束时,治疗组 NCFB 患者痰液中铜绿假单胞菌密度较对照组显著降低,随访 24 周发现,吸入环丙沙星脂质体治疗 NCFB 可延缓首次急性发作时间,且不良反应较小,患者耐受性较好。

3. 长期使用抗生素

大部分研究对于长期口服抗生素治疗持谨慎态度。一项纳入 378 例患者的系统评价结果显示长期使用抗生素治疗(疗程 4 周～1 年)能够明显减少脓痰,但对于急性加重期的频率,肺功能及病死率没有明显影响。对于每年急性加重发作>3 次且需接受抗生素治疗的患者,或病情严重者,可以考虑长期使用抗生素,但不推荐使用喹诺酮类药物。长期使用抗生素引起的耐药现象也要引起重视。

4. 大环内酯类抗生素

大环内酯类抗生素治疗 NCFB 引起了较多关注,尤其是阿奇霉素,目前被广泛用于 NCFB。除了其自身的抗菌作用,研究发现其还能够抑制炎症反应及免疫调节效果,长期小剂量应用能减少支气管肺泡灌洗液(BALF)中的细胞计数,降低 IL-8 的水平,同时还能够减少痰量,改善肺功能。最近一项随机双盲对照临床研究表明,每周服用 3 次阿奇霉素,每次 500mg,持续 6 个月可显著降低 NCFB 患者急性加重的次数。另一项随机双盲对照临床研究也表明,每天服用 250mg 阿奇霉素,持续 12 个月可显著降低 NCFB 患者急性加重的次数,但对肺功能改善不明显。近年来,红霉素对 NCFB 患者的治疗作用也备受关注,一项最新的随机双盲对照临床试验表明,服用琥乙红霉素 12 个月(每天 2 次,每次 400mg)可降低 NCFB 患者每年急性加重的次数,减少排痰量并减缓 FEV_1 的下降。另外,大环内酯类药物的支气管壁通透性较好,研究表明,气道内的细菌能够通过所谓的群体感应机制,在局部形成一层生物保护膜,使其免于受到抗生素的攻击,而大环内酯类药物恰恰能够破坏细菌的这种机制。虽然,大环内酯类抗生素在 NCFB 的应用中具有相当优势,但长期使用也可引起正常菌群的耐药,并且已经有学者从长期使用阿奇霉素患者的痰液中分离到了对红霉素耐药的金黄色葡萄球菌和流感嗜血杆菌菌株。

(马雨霞)

第三章　间质性肺疾病

第一节　间质性肺疾病的病理诊断

一、定义

弥漫性肺疾病(diffuse lung diseases,DLD)是个影像学概念,指一组具有临床症状和(或)肺功能受损,影像学显示双肺多灶或弥漫异常改变的疾病,可以是非肿瘤性弥漫性肺病变,也可以是肿瘤引起的双肺弥漫性病变。非肿瘤性弥漫性肺疾病的组织学改变是以间质细胞增生、间质基质增多、慢性炎性细胞浸润为主要病理变化,因此又称间质性肺疾病(interstitial lung disease,ILD),本文以下简称间质性肺疾病。间质性肺疾病虽然主要是间质受累,但也有发生于肺实质,并且伴有不同程度的肺泡上皮,终末气道上皮增生性病变的疾病也涵括其中,因此也可称为非肿瘤性弥漫性肺实质病变(diffuse parenchymal lung disease,DPLD),这一名称被越来越广泛地使用,除此之外,弥漫性肺疾病仍然为不少临床和病理科医师所喜用。

大多数脏器的实质是上皮成分,间质只是起支持连接功能的结缔组织。肺的主要功能是进行气体交换,能够行使这种功能的部分称为肺实质,即终末细支气管以下部分,包括呼吸性细支气管、肺泡管、肺泡囊和肺泡中的真性肺间质及肺泡上皮和毛细血管内皮细胞。真性肺间质(pulmonary interstitium)是指上皮和血管内皮之间的细胞和基质成分。细胞成分包括内皮细胞、血管周细胞、纤维细胞、纤维母细胞(成纤维细胞)、肌纤维母细胞(肌样成纤维细胞)及少量平滑肌细胞和幼稚的间叶细胞,单核巨噬细胞、少量淋巴细胞及肥大细胞。细胞外基质(extracellular matrix,ECM)包括胶原纤维、弹力纤维、网状纤维及基底膜样物质,主要组成物质有纤维连接蛋白、糖蛋白、层黏连蛋白及硫酸肝素等物质。

二、组织学分类

(一)各种感染及感染后肺改变

如结核引起双肺弥漫性小结节影,病毒性肺炎可以是弥漫性、多灶性磨玻璃影,少数病毒性肺炎可以进展为肺纤维化。

(二)结缔组织病引起的肺损伤

肺损害是结缔组织病的常见临床表现,部分病例以肺病变为首发症状,有部分患者最终死于呼吸系统病变,最常累及肺的结缔组织病有类风湿关节炎、系统性硬化症、系统性红斑狼疮、多发性肌炎或皮肌炎、干燥综合征等,结缔组织病引起的肺损害病理表现多种多样,从轻微的小气道炎症到肺纤维化和蜂窝肺。

(三)药物性肺炎

常见药物有胺碘酮、β-受体阻滞剂、博来霉素、白消安、卡莫司汀、可卡因等,药物性肺炎病理表现可以为急性肺损伤,也可是慢性肺纤维化。

（四）肉芽肿性肺病变

特殊病原体感染、吸入及不明原因以肉芽肿形成为病理特征的肺弥漫性病变，如结节病、食管反流引起的吸入性肺炎、外源性变应性肺泡炎及细菌、真菌和寄生虫感染等。

（五）职业相关肺病变

职业相关肺病变主要是职业粉尘暴露导致间质性病变，如煤肺、石棉肺、硅肺等。

（六）血管病变

血管病变分为原发性和继发性，肺高压病、血管炎症性病变。

（七）嗜酸性粒细胞性肺炎

嗜酸性粒细胞性肺炎多继发于寄生虫、真菌、药物等肺损害，少数为特发性，临床根据病程分为急、慢性嗜酸性粒细胞性肺炎，组织学表现则以嗜酸性粒细胞肺间质和肺泡腔浸润为特征的肺损害。

（八）具有特殊组织学形态的弥漫性病变

如淋巴管（平滑）肌瘤病、肺朗格汉斯细胞组织细胞增生症、肺泡蛋白沉着症、肺泡微石症、肺淀粉样变性、Erdheim-Chester病等。

（九）特发性间质性肺炎（idiopathic interstitial pneumonias，IIP）

如特发性肺纤维化、非特异性间质性肺炎、急性间质性肺炎等。

（十）弥漫性肿瘤病变

弥漫性淋巴管内癌栓、细支气管肺泡癌、弥漫性神经内分泌细胞增生、部分低度恶性淋巴瘤，影像学表现为弥漫性肺病变。

从严格意义上来看，以上分类中的肿瘤性肺弥漫性病变和感染及感染后的肺弥漫性病变并不属于间质性肺疾病的范畴，但在病理诊断及鉴别诊断中要充分重视。

对于IIP，近十年来人们给予了特别关注，主要是因为发病原因和机制不清、诊断困难，治疗和预后迥异。为了统一诊断标准，美国胸科协会和欧洲呼吸协会（American Thoracic Society/European Respiratory Society，ATS/ERS）组织世界各地呼吸科、放射科和病理专家进行大量的文献复习和多次讨论，在Liebow（1969年）和Katzenstein（1997年）等分类的基础上于2002年形成了IIP的国际多学科共识分类（International Multidisciplinary Consensus Classification of the Idiopathic Interstitial Pneumonias）（表3-1），也称欧美联合分类。

表3-1 2002年ATS/ERS特发性间质性肺炎的分类

组织学类型	临床—影像学—病理诊断
普通型间质性肺炎（UIP）	特发性肺纤维化/隐源性纤维化性肺泡炎（IPF/CFA）
非特异性间质性肺炎（NSIP）	非特异性间质性肺炎（NSIP）
机化性肺炎（OP）	隐源性机化性肺炎（COP）
弥漫性肺泡损伤（DAD）	急性间质性肺炎（AIP）
脱屑性间质性肺炎（DIP）	脱屑性间质性肺炎（DIP）
呼吸性细支气管炎（RB）	呼吸性细支气管炎伴间质性肺病（RB-ILD）
淋巴细胞性间质性肺炎（LIP）	淋巴细胞性间质性肺炎（LIP）

在2002年ATS/ERS的IIP分类中，有以下7点值得注意。

（1）与过去IIP的分类不同，提出组织学类型并和临床疾病分离。如特发性肺纤维化/隐源性纤维化性肺泡炎(idiopathic pulmonary fibrosis/cryptogenic fibrosing alveolitis,IPF/CFA),病理名称为普通型间质性肺炎(UIP);急性间质性肺炎,病理名称为弥漫性肺泡损伤。

(2)明确了 IIP 的概念和内容,除 GIP 外,过去提出的其他病变都被列入新分类中。

(3)强调临床资料的重要性,很多疾病如结缔组织病、毒物吸入、环境或职业暴露,可以继发肺间质改变,在诊断 IIP 时必须结合临床病史和实验室检查排除可能的其他致病原因。

(4)强调了影像学改变的重要性,特别是高分辨率 CT(HRCT),不仅具有诊断价值(典型IPF 的诊断不需要肺活检),还可以指导外科医师活检。

(5)提出治疗应该在临床、影像科和病理科医师充分讨论、达成一致诊断意见之后进行。

(6)允许一部分病变不能诊断,包括由于缺乏足够的临床、影像学和病理学资料。不同部位组织学改变不同,治疗后发生非典型的组织学改变,很难形成一个明确诊断。

(7)明确支气管镜肺活检和支气管肺泡灌洗液的诊断价值,支气管镜肺活检不适于 IIP的诊断,多用于排除结节病、肿瘤及部分感染等,肺泡灌洗液多用于排除感染和肿瘤,对少数病变诊断有意义,如肺泡蛋白沉着症、肺泡出血引起组织细胞沉积、反流性食管炎引起的吸入性肺炎等。

2002 年 ATS/ERS 特发性间质性肺炎的分类发布后,2013 年 9 月 ATS 和 ERS 在《美国呼吸与危重症医学杂志》上发表了 IIP 分类的更新,补充完善了 2002 年的 IIP 分类。2013 年ATS/ERS 有关 IIP 的分类更新(表 3-2)的几个重要变化包括:①只保留特发性肺纤维化作为唯一的临床诊断名称;②特发性非特异性间质性肺炎作为一个独立的疾病实体已经被认同,"临时"修饰语已经去掉;③IIP 被分为主要 IIP、罕见 IIP 和不能分类的 IIP;④认识了一些罕见的组织学类型如急性纤维素性机化性肺炎(acute fibrinous organizing pneumonitis,AFOP)和支气管中心型间质性肺炎;⑤主要 IIP 分为慢性纤维化性间质性肺炎(IPF,NSIP)、吸烟相关性间质性肺炎[吸烟相关性间质性肺疾病(RB-ILD)]、脱屑性间质性肺炎(DIP)、急性和亚急性间质性肺炎[隐源性机化性肺炎(COP)和急性间质性肺炎(AIP)];⑥提出了 IIP 临床行为分类;⑦评述了疾病的分子和遗传学特征。

表 3-2　2013 年特发性间质性肺炎分类更新

1. 主要的特发性间质性肺炎	
慢性纤维化性间质性肺炎	特发性肺纤维化
	特发性非特异性间质性肺炎
吸烟相关性间质性肺炎	呼吸性细支气管炎伴间质性肺病
	脱屑性间质性肺炎
急性/亚急性间质性肺炎	隐源性机化性肺炎
	急性间质性肺炎
2. 罕见的特发性间质性肺炎	特发性淋巴细胞性间质性肺炎
	特发性胸膜肺实质弹力纤维增生症
3. 无法分类的特发性间质性肺炎	

近年来有学者提出广义的小气道/细支气管病变分类(表 3-3),小气道病变虽不是间质性肺疾病的范畴,影像学常显示弥漫性肺病变,很多间质性肺疾病伴有小气道的病变,日常病理诊断的工作中需要进行鉴别。

表 3-3　细支气管病变的病理分类

原发性细支气管病变
　非特异性改变
　　细胞性:急性、急性/慢性、慢性炎症浸润
　　纤维化性:细支气管周、细支气管内、闭塞性
　特发性细支气管病变
　　滤泡性细支气管炎
　　嗜酸性粒细胞性细支气管炎
　　肉芽肿性细支气管炎
　　矿尘气道病变
　特异性细支气管病变
　　弥漫性泛细支气管炎
　　特发性弥漫性内分泌细胞增生
　　婴儿内分泌细胞增生
　　其他
继发性细支气管病变
　大气道病变
　　哮喘
　　支气管扩张
　　慢性阻塞性肺疾病
　间质性肺疾病
　　呼吸性细支气管炎
　　外源性变应性肺泡炎
　　机化性肺炎
　　结节病
　　朗格汉斯细胞组织细胞增生症
　　肉芽肿性多血管炎
　　气道中心性纤维化
　　其他

三、病理改变

　　间质性肺疾病是以肺间质增生、炎症细胞浸润为主要病理改变的一组异质性疾病,其种类繁多,组织学改变没有特异性,诊断和鉴别诊断非常困难,需要和临床医师、影像科医师不断交流,才能做出较为客观正确的病理诊断。尽管如此,间质性肺疾病的病理诊断也不是无章可循,掌握间质性肺疾病的主要病理改变和分布特点,并与临床、影像结合,还是能够对相当多的间质性肺疾病做出病理诊断。本节主要对间质性肺疾病的主要病理改变以及这些改变所常对应的临床疾病总结和归纳如下。

　　(一)以纤维组织增生为主的病变

　　各种原因的慢性肺损害都有可能导致肺间质纤维组织增生、间质胶原化,直至肺结构破坏和蜂窝肺的形成(表 3-4),常伴有不同程度的慢性炎症细胞浸润。肺实质内纤维组织增生

早期可以位于肺泡隔(见图 3-1)、小气道周围、胸膜下(见图 3-2)、小叶间隔周围或随机分布，增生的纤维组织可以较弥漫，也可以呈片块状(见图 3-3)，晚期主要是蜂窝状改变(见图 3-4)，即正常肺结构破坏，形成大小不等的囊腔，囊壁为纤维结缔组织，囊内常有黏液物质潴留，囊壁衬覆化生的支气管黏膜上皮，没有明显的分布规律。表 3-4 所示疾病的晚期均可出现广泛肺纤维组织增生、肺结构破坏，此时必须结合临床进行鉴别诊断。

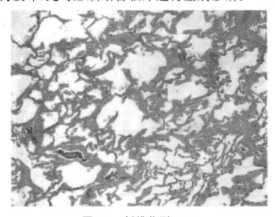

图 3-1 纤维化型 NSIP

病变时相一致，弥漫性肺泡隔纤维性增厚，无明显炎症细胞浸润

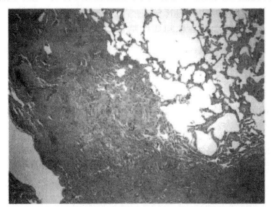

图 3-2 胸膜及胸膜下纤维组织增生，伴少量炎症细胞浸润

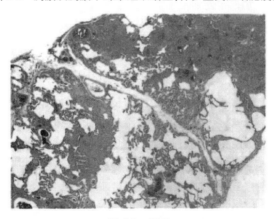

图 3-3 UIP

小叶内片块状纤维组织增生，伴有肺结构的破坏，无明显的炎症细胞浸润

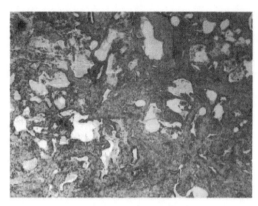

图 3-4　终末期肺

正常肺结构被多个大小不等的黏液囊腔及增生的纤维组织所替代,囊壁衬覆支气管黏膜上皮,囊内多量黏液填充,即镜下蜂窝改变,伴有较多的慢性炎症细胞浸润

表 3-4　肺纤维化和蜂窝肺的相关疾病

特发性肺纤维化(IPF/UIP)
结缔组织病
纤维化性非特异性间质性肺炎
慢性药物性肺损伤
尘肺(石棉肺、铍肺、硅肺、硬金属肺病等)
结节病
朗格汉斯细胞组织细胞增生症
慢性外源性变应性肺泡炎
放射性肺炎
其他

(二)以弥漫性炎症细胞浸润为主的病变

不同原因引起的肺损害(表 3-5),导致肺泡隔(见图 3-5)、小气道周围(见图 3-6)大量炎症细胞浸润,一般没有肺泡结构的破坏和重建,没有明显的纤维化,炎症细胞多为淋巴细胞、浆细胞,少数情况下可以是中性粒细胞及嗜酸性粒细胞,常伴有肺泡上皮的增生,因此该组织学改变也称富于细胞的间质性浸润。很多疾病早期都会伴有大量的炎症细胞浸润,在肺活检标本中有多量炎症细胞浸润时需进行鉴别。

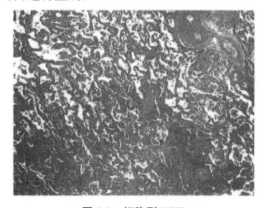

图 3-5　细胞型 NSIP

弥漫性肺实质内炎症细胞浸润

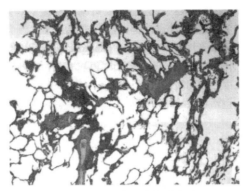

图 3-6 外源性变应性肺泡炎
弥漫性炎症细胞浸润,有小气道集中趋势

表 3-5 细胞性间质性浸润的相关疾病

感染及感染后改变
嗜酸性粒细胞性肺炎
急性肺损伤的机化期
细胞型非特异性间质性肺炎
结缔组织病
淋巴细胞性间质性肺炎
滤泡性细支气管炎
亚急性外源性变应性肺泡炎
药物毒性及吸入性肺炎

(三)以肺泡腔和小气道填充为主的病变

肺泡腔及小气道填充可以是各种物质、细胞成分,也可以是组织成分(表 3-6)。最具特征的肺泡腔内物质沉积是肺泡蛋白沉着症(见图 3-7),肺泡腔内大量颗粒状嗜伊红物质沉积,常有不同程度的组织细胞反应,有时可有细胞碎片,一般无肺泡隔的炎症细胞浸润和纤维性增宽。急性肺损伤早期可见肺泡腔内淡伊红染色的水肿液,并伴有透明膜形成,有时可见多量纤维素样物质在肺泡腔内沉积,称为急性纤维素性机化性肺炎(AFOP)。硬金属粉尘吸入可发生巨细胞性间质性肺炎,即肺泡腔内大量具有活跃吞噬功能的多核巨细胞沉积,肺间质内慢性炎细胞浸润(见图 3-8)。脱屑性间质性肺炎及其他病变(如呼吸性细支气管炎、药物吸入性肺损伤)引起的肺泡腔内大量肺泡巨噬细胞沉积。肺泡微石症患者肺泡腔内大量层状钙化小体沉积,而肺间质没有明显的炎症(见图 3-9)。

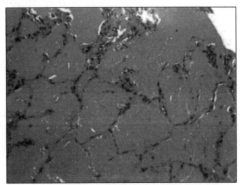

图 3-7 肺泡蛋白沉着症
肺泡腔内大量嗜伊红的蛋白样物质沉积,无明显间质纤维组织增生

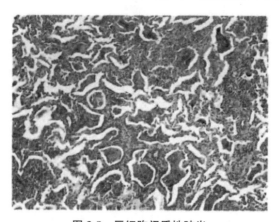

图 3-8　巨细胞间质性肺炎
肺泡腔内见大量单核、多核巨噬细胞沉积,伴有间质炎症细胞浸润

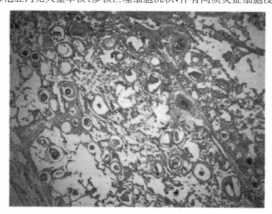

图 3-9　肺泡微石症
肺泡腔内大量层状钙化物沉积,无明显间质炎症

表 3-6　以肺泡腔及小气道内填充为主的相关性疾病

肺泡蛋白沉着症
急性间质性肺炎渗出期
脱屑性间质性肺炎
含铁血黄素沉积症
巨细胞性间质性肺炎
嗜酸性粒细胞性肺炎
机化性肺炎
急性纤维素性机化性肺炎(AFOP)
肺泡微石症
脂质沉积症

(四)以小气道病变为主要病理改变的疾病

气道病变特别是小气道病变,虽然不是间质性肺疾病的范畴,但小气道病变常累及肺间质,导致弥漫性影像学改变,某些间质性肺疾病也会不同程度地累及小气道。小气道病变分为炎症(见图 3-10)、纤维化(见图 3-11)及肉芽肿(见图 3-12)为主的病理改变。炎症为主的小气道病变包括急、慢性细支气管炎,结缔组织病有关滤泡性细支气管炎,弥漫性泛细支气管炎

（diffuse panbronchiolitis, DPB），吸烟相关性呼吸性细支气管炎等。以纤维化为主要病理改变的小气道病变：各种原因引起的闭塞性细支气管炎，原因不明的气道中心性间质性肺炎（airway centered interstitial pneumonitis, ACIP）。肉芽肿性小气道病变包括感染、结节病及吸入性肉芽肿性细支气管炎等。

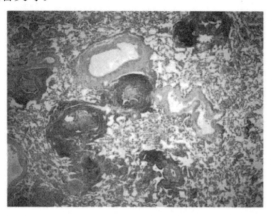

图 3-10 滤泡性细支气管炎
细支气管周围多量明显炎症细胞浸润，肺实质未见明显异常

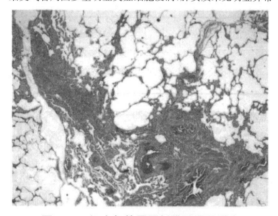

图 3-11 细支气管周围纤维平滑肌增生

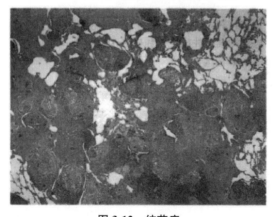

图 3-12 结节病
细支气管周围见多个界限清楚的上皮样肉芽肿，多核巨细胞

（五）以肺血管改变为主的疾病

肺血管病变分为血管炎症、肺动脉高压肺血管病变。肺血管炎作为弥漫性肺疾病的伴发病理改变很常见，如细菌性、病毒性肺炎可伴发小血管炎症，慢性嗜酸性粒细胞性肺炎、药物性肺炎、移植后肺病常伴发肺血管炎。以血管炎为主要病理改变的弥漫性肺疾病并不多见，多为系统性血管病变累及肺，如肉芽肿性多血管炎、肺嗜酸性肉芽肿性多血管炎及显微镜下多血管炎，其他可累及肺的血管病变有巨细胞动脉炎、结节性多动脉炎、Takayasu 动脉炎、Behcet 综合征及肺毛细血管炎。血管炎组织学改变为小动、静脉的血管壁弹力纤维破坏、纤维素性坏死、慢性炎症细胞浸润、组织细胞及多核巨细胞反应，毛细血管炎显示肺泡隔中性粒细胞及嗜酸性粒细胞浸润，血管炎可伴有肺实质的坏死、出血及坏死性肉芽肿形成，如肉芽肿性多血管炎，血管炎可伴肺内出血及含铁血黄素沉积。

肺动脉高压改变作为伴发病理改变在间质性肺疾病中很常见（见图 3-13），与间质性肺炎的程度有关，如 UIP 中常见肺动脉高压的形态学改变，肺动脉高压导致血管损害，会加剧肺缺氧，因此需要对肺高压的血管变化进行描述。WHO 按肺动脉高压的成因进行分类（表 3-7），也可根据肺动脉高压的组织学改变进行分级（表 3-8）。

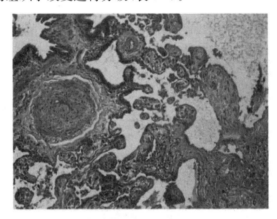

图 3-13　小动脉内膜肥厚，管腔狭窄示肺动脉高压改变

表 3-7　肺动脉高压的分类

肺动脉高压

　原发性（散发/遗传）

　继发先天性左右分流、胶原结缔组织病、门静脉高压、药物等

肺静脉高压

　肺静脉闭塞病变

　毛细血管瘤病

　左心异常或压迫回流受阻

肺病变引起肺动脉高压

　慢性阻塞性肺疾病（COPD）

　间质性肺疾病

　缺氧等

血栓或栓子导致肺动脉高压

表 3-8 肺动脉高压分级

1 级:中膜肌层肥厚伴有细动脉的肌肉化
2 级:中膜肥厚伴内膜增生
3 级:内膜增生伴层状纤维化
4 级:血管壁弹力纤维破坏伴坏死性血管炎
5 级:坏死性血管炎机化再通形成丛状改变
6 级:远端动脉扩张和血管瘤样改变

(六)肉芽肿性病变

肉芽肿是间质性肺疾病常见的一种组织学改变,伴发于各种间质性病变中(表 3-9)。肉芽肿组织学表现为炎症细胞、上皮样组织细胞、纤维(母)细胞,伴/不伴多核巨细胞形成的结节。根据组织学改变可进一步将肉芽肿分为坏死性和非坏死性、血管炎性肉芽肿、形成不良的肉芽肿等。感染可形成坏死性肉芽肿,如结核(见图 3-14)、真菌感染,血管炎、结缔组织病(见图 3-15)也可发生坏死性肉芽肿,如肉芽肿性多血管炎、类风湿关节炎。非坏死性肉芽肿有结节病(见图 3-16)、铍病性肉芽肿、吸入性肉芽肿性炎症。外源性变应性肺泡炎可见形成不良的肉芽肿结节(见图 3-17)。

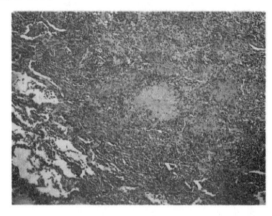

图 3-14 肺结核病

肺组织中央见干酪样坏死性肉芽肿,周围见多量的慢性炎症细胞浸润

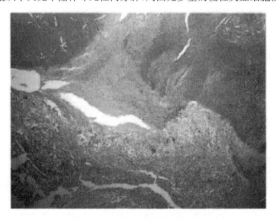

图 3-15 肺类风湿坏死结节

中央为凝固性坏死,周围为组织细胞、炎症细胞、多核巨细胞反应

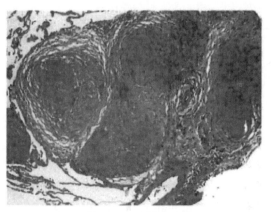

图 3-16　肺结节病

边界清楚的非坏死性肉芽肿性结节

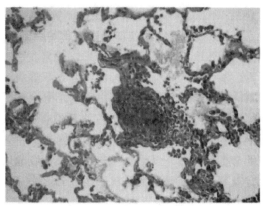

图 3-17　外源性变应性肺泡炎

形成不良的肉芽肿,主要由炎症细胞、单核细胞及多核巨细胞形成松散结节

表 3-9　伴有肉芽肿的肺疾病

感染性
结核和非结核分枝杆菌、真菌、细菌、寄生虫
非感染性
结节病
铍病结节
肉芽肿性多血管炎
肺嗜酸性肉芽肿性多血管炎
支气管中心性肉芽肿病
类风湿结节
吸入性肉芽肿性炎症等

(七)病变分布特征

肺病变的分布特征不仅在间质性肺疾病影像学诊断中非常重要,对病理诊断也同样有很大帮助,有些分布特点甚至是病理诊断的必备条件之一,如亚急性外源性变应性肺泡炎的炎症细胞常位于小气道周围,形成影像学小结节影。机化性肺炎呈结节状、多灶性分布(见图 3-18)。特发性肺纤维化的纤维化区域呈片块状分布,间隔相对正常肺泡。有些病变是沿着气道或淋巴管分布的,如结节病。小叶中心性纤维化、滤泡性细支气管炎病变应主要位于小气

道周围。

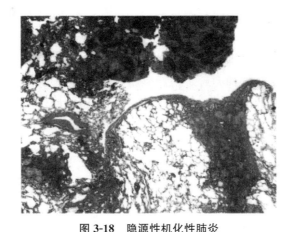

图 3-18　隐源性机化性肺炎
病变呈片块状分布,肺泡腔内见机化物

(八)特殊的弥漫性肺疾病

这组病变和一般间质性肺疾病不同,虽然影像学呈弥漫分布,早期常没有明显的间质细胞增生和间质基质增多,具有明显的特征性组织学结构,有足够的组织即可做出诊断。该组病变包括肺朗格汉斯细胞组织细胞增生症、淋巴管肌瘤病、肺泡微石症、肺泡蛋白沉着症、肺嗜酸性肉芽肺性多血管炎病等。

四、常用特殊染色法

由于间质性肺疾病的特异性较差,诊断困难,病理科医师应该运用合理的方法来帮助病理诊断,除与临床医师、影像医师紧密联系外,还应尽可能应用特殊的病理技术来帮助诊断。对活检材料除作常规的 HE 染色光镜检查外,如活检材料足够,实验条件具备,还可考虑特殊染色(细菌、真菌、胶原纤维、弹力纤维、糖蛋白以及免疫复合物等)、免疫组织化学(各型胶原纤维的检测以及细胞外一些基质成分的检测)、免疫荧光(一些免疫球蛋白的分类、补体、纤维蛋白以及感染性病原体的检测)、电子显微镜(细胞分类、病原体确定及基质的亚显微损伤状况等)以及分子生物学方法对病原体的检测等。

(一)特殊染色

1. Masson 三色染色法

该方法利用酸性复红、苯胺蓝及苦味酸对结缔组织和非结缔组织进行着色,胶原纤维呈蓝色,弹力纤维呈棕色,肌纤维和纤维素为红色。正常肺组织胶原纤维很少,当发生纤维组织增生和胶原化时,活检组织中蓝染成分增多。

2. 网状纤维染色法

网状纤维是由网状细胞产生,网状细胞是星状多突的细胞,胞突彼此连接形成细胞网架,网架纤维有分支,相互交叉形成网状支架。网状纤维在银氨溶液中浸染变成黑色,故称其为嗜银纤维。通过网状纤维染色,观察网状纤维的分布及走行,网状纤维的多少、粗细、疏密或有无断裂等形态变化可判断组织支架是否存在、增生和塌陷、完整和破坏,从而帮助诊断,如正常肺组织,网状纤维沿着肺泡基底膜及毛细血管网排列,形成完整的肺泡网架,在肺纤维化时,肺泡网架破坏。在肺结节病的组织中,网状纤维可围绕肉芽肿呈葱皮样改变等。

3.弹力纤维染色法

弹力纤维是由糖蛋白构成,弹力纤维染色是通过染料的分散度和组织结构密度的不同,达到分辨不同组织目的,苏木素粒子在具有窄孔的弹力纤维中分布密集,而在有宽孔的胶原纤维中较稀疏,从而突出弹力纤维的着色强度。在Verhoeff铁苏木素染色中,弹力纤维呈黑色或蓝黑色,胶原纤维呈红色。弹力纤维广泛分布于身体各处,呼吸器官是弹力纤维最丰富的器官之一,正常情况下弹力纤维沿支气管树分布,当发生间质性病变时,弹力纤维的分布、结构发生改变,如支气管炎、间质纤维化及肺内血管炎时可导致弹力纤维纵行、散乱、断裂、破坏和增生。

4.PAS染色法

PAS染色是利用碱性品红,在二氧化硫的作用下成为无色品红,再经醛氧化而恢复呈紫红色,为组织中含有醛基物质着色。PAS染色以其简单、经济、快速且容易辨认等优点,成为组织化学领域中应用最广泛的染色之一。PAS染色着色物质广泛,可以是糖原,也可是黏蛋白、糖蛋白或磷脂等物质;在组织中,黏液(如腺癌细胞、肠上皮及化生后的分泌物)、病原体(多种真菌)、基底膜(样)物质、免疫复合物(如膜性肾小球肾炎)均可着色;弥漫性肺疾病中,对肺泡蛋白沉着症、真菌感染(见图3-19)及部分异物肉芽肿等有诊断作用。

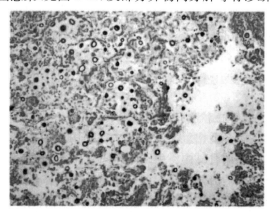

图3-19 真菌性坏死性肉芽肿,PAS染色见坏死组织中隐球菌孢子

5.色素染色法

呼吸系统是和外界直接接触的开放系统,常有外源性色素及沉着物。如炭末和尘埃吸入肺以后,被巨噬细胞吞噬,沉积于肺泡内及肺间质内,并经淋巴管沉积于局部淋巴结。致肺纤维化的矽、石棉、铁矿等物质,在HE染色、偏光显微镜下能够发现,但要准确区分这些有色物质及其性质,还需要特殊染色。普鲁士蓝反应,是用盐酸将蛋白中的三价铁离子分离出来,与亚铁氰化钾反应生成稳定的蓝色化合物亚铁氰化铁,组织切片上呈蓝色。铁血黄素是血红蛋白源性色素,HE染色呈金黄色或棕黄色的大小不等形状不一的颗粒,与黑色素、胆色素、脂褐素及外来色素物质不易区别。普鲁士蓝染色可以显示和证明组织内各种出血性病变,特别是陈旧性出血,如慢性心衰引起的肺淤血和肺出血,特发性肺含铁血黄素沉积症。

6.抗酸染色法

分枝杆菌的细胞壁有大量含有分枝菌酸的脂质,不易着色,但通过加热及延长染色时间着色后,不易被酸性脱色剂褪色,故称为抗酸染色。抗酸杆菌和苯酚复红结合后,盐酸酒精不能褪色,碱性亚甲蓝不能着色,组织切片上背景为蓝色,抗酸杆菌为红色。只要临床怀疑感染或组织学上存在肉芽肿性病变都应该进行抗酸染色,应在 200 倍镜下仔细观察染色切片,即使仅发现少量结核杆菌,对病理诊断和临床诊断也有重要帮助。

7. 嗜银染色法

六胺银法(GMS)用铬酸氧化真菌壁的多糖而暴露出醛基,醛基还原六胺银内的银离子为黑色的金属银而显色,是显示真菌的最好方法之一,也是最常用的染色方法(见图 3-20)。

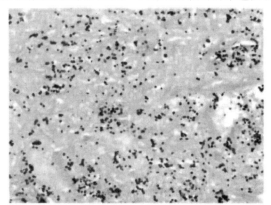

图 3-20　真菌坏死性肉芽肿,坏死组织中见组织胞浆菌孢子

(二)免疫组织化学染色

免疫组织化学(immunohistiochemistry,IHC)方法是根据免疫学的基本原理,即抗原抗体结合反应,用体外标记的抗体对组织或细胞内抗原或抗体物质进行定位、定性的一门技术。因其特异、敏感、易操作、易开展等优点被广泛应用,因该方法能够判断组织起源、细胞生长状况,目前已作为临床病理鉴别诊断的常规染色。在间质性肺疾病中,IHC 可以区分浸润细胞的种类、炎症细胞组群帮助诊断或判断预后,如结节病可活化 T 淋巴细胞,CD4(辅助/诱导 T 细胞)阳性增加,CD4/CD8>3.5,而外源性过敏性肺泡炎则活化 CD8(抑制/细胞毒 T 细胞)阳性细胞增加,CD4/CD8<1.0。

IHC 在某些间质性肺疾病病理诊断中具有重要作用,如 S100、CD1α 可以标记出朗格汉斯细胞,对朗格汉斯细胞组织细胞增生症有确诊价值。HMB45 对于淋巴管肌瘤病的诊断有很大帮助。κ、λ 限制性表达可以帮助鉴别良、恶性肺淋巴组织增生性病变。

IHC 染色可以区分肺间质的细胞成分,如肌动蛋白(actin)可以标记出血管及增生的平滑肌组织,组织中纤维(母)细胞及肌纤维母细胞波形蛋白(vimentin)标记阳性,CD68 和 MAC$_{387}$是组织细胞的特异标志物,CD34 可以清楚地显示肺泡隔及间质血管。IHC 可以显示间质中的细胞外基质成分,如层黏连蛋白(laminin)、纤维连接蛋白(fibronectin)、各型胶原蛋白(collagen Ⅰ、collagen Ⅱ、collagen Ⅲ)等。IHC 不仅可以显示肺间质的细胞和基质成分,还可以通过标记组织内的各种生长因子及其受体,进行肺间质纤维化的机制研究。

(三)电镜在间质性肺疾病中的作用

大多数间质性肺疾病的诊断并不需要超微结构的观察,但在需要排除肺病原体感染特别是病毒感染,电镜检查是有帮助的。电镜可以观察到免疫复合物在肺内毛细血管沉积,对免疫性病变的诊断有一定的价值。

五、肺活检在间质性肺疾病诊断中的作用

经气管支气管的肺活检、肺泡灌洗液及影像学引导下的肺穿刺等均可作为间质性肺疾病

病理诊断的有效方法,但有其局限性,开胸肺活检(OLB)及电视辅助经胸腔镜的肺活检(VATS)是目前比较理想的肺活检方法。

经支气管镜肺活检,因其操作简单、费用低、并发症少等优点被广泛使用,但这种方法获取的标本体积小,有一定的局限性,不能反映肺部病变的全貌;因此,对间质性肺疾病的诊断价值非常有限,例如,钳夹时造成的组织损伤较大,有人为的肺泡受压现象;经支气管肺活检主要用于排除肺实质性病变(如原发或继发性肺肿瘤)及部分肉芽肿性病变,对于特发性间质性病变的诊断符合率为 10%～30%。肺穿刺更适合肺肿瘤、孤立病变和少数弥漫性肺疾病。肺泡灌洗液只对少数病变有诊断意义,如肺泡蛋白沉着症、脱屑性间质性肺炎等,但肺泡灌洗液炎症细胞计数及分类有助于判断预后。

随着影像学技术的发展,影像学也越来越准确地反映器官和组织的病理改变,如高分辨率 CT(HRCT)能清晰地显示肺小叶、次小叶的微小病理变化,磁共振显像能准确反映病变范围、成分和血供,对于发现早期病变、跟踪病情有很大帮助,但确诊仍需将组织病理学和临床影像学相结合。开胸肺活检(OLB)仍然是目前有效的肺活检方法之一,OLB 可以获得足够诊断的肺组织标本,这些材料除用作常规检查外,还可用作特殊染色、免疫组织化学染色、免疫荧光及电镜观察,可大幅提高诊断效率,确诊率可达 90%,因为 OLB 是有创过程,有产生并发症的可能,因此 OLB 的实施应针对有条件的患者,例如,年龄较轻、无严重的呼吸系统以外的病变及体质较好的患者。电视辅助胸腔镜手术(VATS)和 OLB 相比,有窥视范围广、损伤小、痛苦小及可多部位取材等优点,但价格较贵,在经济条件允许的情况下,可以考虑。

六、病理诊断过程

1.判断标本质量

在诊断间质性肺疾病时,不是所有的肺活检都有价值。笔者认为至少要有两块无严重机械性损伤的肺组织,总面积不得少于 $1\sim2mm^2$,有学者认为至少有 50 个肺泡,仅取得支气管黏膜或支气管壁组织、血块,对特发性间质性肺炎无诊断意义。在肺活检钳夹过程中,常伴有机械性的组织损伤,如肺泡受压,人为造成肺泡间质和肺泡腔的比例增加,导致肺不张的假象,阅片时应仔细区分肺泡隔、肺泡腔。肺活检时常有损伤出血,必须和出血性病变鉴别。肺活检时的涂片及肺泡灌洗液的计数分析,对少数病变有诊断价值,如肺泡蛋白沉着症等,其他病变的诊断价值还有待商榷。

2.诊断原则

小标本活检在排除恶性肿瘤、肉芽肿性病变,以及特殊的间质性肺疾病如肺泡微石症、肺泡蛋白沉着症等疾病的诊断中有重要价值,在特发性间质性肺炎中诊断价值有限。诊断不能只停留在简单描述上,应尽可能提示可能的病变,以拓宽临床诊疗思路,如仅见少数肺泡腔内机化物的沉积,结合其他组织学改变,提示有无感染、外源性变应性肺泡炎、NSIP 及 COP 的可能。

大标本活检,结合临床、影像学表现,多数能够得到明确病理诊断,有时不能形成明确诊断时也要进行组织学描述和说明不能明确诊断的原因,如不同部位的标本具有不同的组织学改变。有时虽然不能明确诊断,但可以帮助临床排除某些疾病,并帮助临床治疗和预后判断,如富于细胞的间质性肺炎,抗生素治疗无效,可能对激素敏感。

3.病理诊断报告的书写

间质性肺疾病的诊断分为明确诊断、符合或支持临床诊断、没有诊断依据和没有诊断。不管哪种诊断都需要进行描述。明确诊断指即使没有临床的支持也能做出的诊断,如肺泡壁上见异型的肺泡上皮,没有明显间质炎症或其他导致肺泡上皮增生的组织学改变,可诊断细支气管肺泡癌;活检标本中看到干酪性坏死性肉芽肿,抗酸染色可见结核杆菌,可诊断结核。符合临床诊断是指没有直接诊断依据,但具有临床诊断的部分组织学改变,如临床诊断变应性支气管肺曲霉菌病,即使没有查见真菌,如果有气道的慢性炎症、嗜酸性粒细胞浸润等特征,可符合临床诊断。没有诊断依据是指没有临床诊断的组织学改变,此时应详细描述,并提示可能的疾病,必要时和临床联系,拓宽临床医师诊疗思路,必要时再次活检。最后,有些标本没有任何诊断价值,如标本太小、挤压严重等,一般需要重新活检。

七、病理诊断注意要点

病理科医师对间质性肺疾病的认识还非常有限,主要有以下原因。

(1)绝大多数国内的病理科医师是全科医师,常规签发全身器官的活检或切除标本报告,最关注的是肿瘤的诊断,因为肿瘤误诊会造成严重的后果,病理科医师应将主要精力放在肿瘤的诊断和鉴别诊断中。

(2)由于国内非肿瘤肺疾病的开胸肺活检病例很少,没有足够的标本供病理科医师学习和研究,不便于病理科医师的进步和提高。

(3)病理科医师的临床及影像学知识缺乏,造成诊断的局限性。

(4)先入为主,一味附和临床诊断,造成病理诊断偏差。

(5)间质性肺疾病是一组以间质细胞增生和间质基质增多为主要改变且种类繁多的疾病,组织学特异性较差,一种组织学改变可能是多种疾病的表现,一种疾病在不同个体和不同阶段具有不同的组织学改变,病变的复杂性造成诊断困难。

(6)临床医师、病理科医师缺乏交流也是病理科医师不能准确诊断的原因之一。病理科医师没有迫切的主动向临床医师学习和交流,可能是由于病理科医师不参与临床治疗,不能体会临床医师无能为力的心情。临床医师也缺乏和病理科医师交流的热情,从病理申请单的填写中可见一斑,在没有完全信息化的医院,病理申请单是临床、病理联系的重要渠道,即使病理科医师能够调用患者的所有资料,也需要临床医师帮助提炼重要的信息、告知重要的临床诊断依据。

解决以上问题需要病理科医师认真学习相关知识和向具有专业病理知识的医师学习;加强与临床医师交流和进行临床病理讨论,避免只重视主要病理改变,例如当看到肺泡内多量组织细胞沉积,首先考虑的不是脱屑性间质性肺炎,而是要排除患者近期异物吸入、过敏、药物等因素引起的肺损害,并寻找这些因素致肺损害的其他组织学改变,排除能够导致肺泡大量组织细胞沉积的其他病变,方能做出符合脱屑性间质性肺炎的病理诊断;争取较大组织的活检。病理科医师对两类疾病没有兴趣,一种是过于简单的病理诊断,另一种是过于复杂的病理诊断,例如特发性间质性肺炎的诊断属于后种,由于标本小,特异性组织学及临床改变少,明确诊断困难。实际上病理科医师有特殊的学习便利条件,就是能够将临床表现和组织病理对照起来观察学习,这样容易理解患者的临床及影像学改变,通过学习和临床的交流,提高自己的诊断水平。

(丛玉玮　李　恒)

第二节　特发性肺纤维化

特发性肺(间质)纤维化(IPF)是一种原因不明、进行性、局限于肺部的以纤维化伴蜂窝状改变为特征的疾病,是特发性间质性肺炎(IIP)中的常见类型(占 60%～70%)。普通间质性肺炎(UIP)是最常见的特发性间质性肺炎(IIP),占全部 IIP 病例的 47%～71%,IPF 病理呈现 UIP 的组织学征象,肺功能测试显示限制性通气损害和(或)换气障碍,HRCT 扫描可见周围性分布、以两肺底更显著的粗大网织样改变伴蜂窝肺形成。UIP 为特发性肺纤维化(IPF)中的一种特殊病理类型,但也偶可见于其他原因所致肺纤维化,如胶原血管疾病、石棉沉着病症、环境、职业和药物接触史等。近 20 余年来其发病率不断增加,生存期中位数 2.9 年,5 年生存率为 20%～40%。本病现已有一定进展,新的治疗药物或治疗方案也在积极探索中。

一、流行病学

不同国家和地区关于 IPF 的流行病学数据有一定差异。美国的患病率在 14/10 万～42.7/10 万,发病率为 6.8/10 万～16.3/10 万;东欧国家波兰和捷克联合对所属两个地区居民的调查结果显示,患病率和发病率分别为 6.5/10 万～12.1/10 万和 0.74/10 万～1.28/10 万。而北欧国家芬兰和挪威的患病率在 16/10 万～24/10 万,挪威的发病率为 4.3/10 万。英国的一项研究显示,虽然 1991～2003 年的总体年发病率仅为 4.3/10 万,但每年以 11% 的幅度增长。亚洲国家尚无 IPF 患病率和发病率的报道。

IPF 患病率和发病率的男女比例分别为 1.4∶1 和 1.3∶1。50 岁以下者很少患此病,患病率和发病率与年龄呈明显正相关,诊断时平均年龄约 67 岁。

二、病因

尽管 IPF 被冠以"特发性",即病因不明,但诸多证据表明本病的发生与以下危险因素有关。

(一)遗传因素

遗传因素或先天性易感因子可能与本病的发病有关。①家族性肺纤维化的病例在国内外均有报道,且数量不断增加,这种病例多见于嫡亲和单卵双胞胎。②部分遗传疾病患者的肺纤维化发病率很高。③同样暴露于可引起肺纤维化环境中的人,仅有少数发病。④动物实验发现,特定的鼠系对肺纤维化有遗传易感性。

(二)吸烟

虽然约 1/3 的 IPF 发生在终身不吸烟者,但多数的临床研究证实吸烟能增加 IPF 发生的危险性,其暴露程度与 IPF 的发生率呈正相关,尤其是每年吸烟大于 20 包者。有资料显示,吸烟增加 IPF 发生的相对危险比(OR)是 1.6～2.3,吸烟者即使在停止吸烟后仍然是一个高危因素。

(三)环境暴露

暴露于某些金属粉尘(如黄铜、铅及钢铁)和木质粉尘(松木)者的患病风险显著增加。其他粉尘暴露,如理发业、鸟类饲养、石材切割和抛光等也可能与 IPF 的发生有关。关于不同职业与 IPF 患病风险的研究表明,金属粉尘的 OR 为 2.0～10.97、养鸟的 OR 为 4.7、理发业的

OR 为 4.4、石材切割和抛光的 OR 为 3.9、牧畜业的 OR 为 2.7，暴露持续时间＞5 年时 OR 明显增加。IPF 患者尸体解剖发现肺部淋巴结内可见无机物颗粒，也支持 IPF 环境学病因。由于环境危险因素的流行病学研究存在一些偏差和限制因素，因此还需进一步研究。

(四)病毒感染

有资料表明，高达 97％的 IPF 患者肺中可以检测到 EB 病毒、巨细胞病毒、丙型肝炎病毒和人类疱疹病毒中的一种或多种病毒。因此，慢性病毒感染可能作为一种免疫刺激剂，引起慢性增生性或炎性环境，导致肺纤维化的发生。但关于病毒感染的病因假说仍存不少争议。

(五)胃食管反流

动物实验和临床研究均发现长期反复胃内容物吸入可导致肺纤维化，因此胃食管反流(GER)与 IPF 的关系受到重视。一项对 65 例 IPF 患者的前瞻性研究显示，IPF 患者异常胃酸反流的发生率为 87％，但仅有 47％的 IPF 患者有典型的 GER 症状。GER 与 IPF 的关系尚不明确。普通人群 GER 的发生率为 9％～42％，但伴有 GER 者很少发展为 IPF。也有人认为，IPF 患者减低的肺顺应性导致胸膜腔压力在吸气时较正常人更低，导致食管和食管下段括约肌功能不全，故发生 GER，即 GER 可能是 IPF 的结果，而非病因。

三、病机

目前认为肺泡损伤修复中抗纤维化递质和致纤维化递质之间的平衡紊乱是 IPF 的主要发病机制。主要依据是 IPF 的病理改变多源于肺泡上皮细胞受损和修复异常，损伤修复的主要部位常可见到大量的成纤维细胞灶，肺泡上皮损伤可使成纤维细胞增生并向肌成纤维细胞转化等。肺泡损伤修复障碍机制十分复杂，现归纳其主要机制并简述如下：①在不明病因作用下肺泡上皮细胞受损；②氧化-抗氧化、Th1/Th2、凝血与抗凝、纤维细胞和炎症细胞等途径被激活；③由此引起抗纤维化递质和致纤维化递质的失衡；④导致肺泡上皮细胞向基质转化和分化、血管内皮细胞和成纤维细胞增生及细胞外基质的产生；⑤最后因过多的细胞外基质沉积而出现纤维化。

四、病理

IPF 的病理改变与病变的严重程度有关。其主要特点是病变在肺内分布不均，可以在同一低倍视野内看到正常、间质炎症、纤维增生和蜂窝肺的变化，以肺下叶和胸膜下区域病变明显。肺泡壁增厚，伴有胶原沉积、细胞外基质增加和灶性单核细胞浸润。炎症细胞不多，通常局限在胶原沉积区域或蜂窝肺区。肺泡腔内可以见到少量的Ⅱ型肺泡细胞聚集。病理检查可见蜂窝肺气肿、纤维化和纤维增生灶。

五、临床表现

目前，IPF 作为临床概念应该严格限于组织病理学特征为 UIP 的患者，故 IPF/UIP 这一术语反映了这一临床实际情况。UIP 符合 IPF 的一般临床表现，IPF 应特指 UIP 病例。多发生于中年人群，发病年龄多为 50～70 岁，男女比例 1∶2。UIP 发病多为隐匿性，患者往往已有 1～3 年病史。通常 IPF/UIP 的主要临床特征包括干咳、运动性呼吸困难、吸气末爆裂音，胸部 X 线片显示弥散性肺实质浸润阴影，HRCT 上表现为蜂窝样改变，肺功能测定为限制性通气功能障碍以及氧合受损。运动性呼吸困难呈进行性进展。干咳常为最初的临床症状,呈发作性。某些 IPF/UIP 患者的咳嗽反射增强。80％以上的 IPF/UIP 患者在肺基底部可闻及吸气末爆裂音。20％～50％的患者有杵状指。晚期患者可有发绀和肺心病的临床表现。肺外表现不多见。实验室的异常发现无特异性,60％～90％的患者红细胞沉降率(ESR)增快,10％～26％的患者类风湿因子或循环抗核抗体阳性。血清学参数与疾病的进程和范围并不相关,也不能反应患者的预后。IPF/UIP 患者的血清表面活性物质的水平(SP-A 和 SP-D)与肺泡炎的程度相关,预后差的患者 SP-A 和 SP-D 水平较高。血清 SP-D 水平(不是 SP-A)与肺功能的恶化程度相关。

IPF/UIP 起病隐匿,但是进展迅速,常在数月或数年内病情明显恶化。肺实质出现进行性纤维化和结构破坏。部分患者的病情在发病初 10 年内可能比较平稳,但是 IPF/UIP 患者的病情不会出现自发缓解。大部分患者在出现症状后 3～8 年内死于呼吸衰竭。其他死亡原因包括心力衰竭、肺栓塞(原因为活动减少或肺心病)、肺部感染和脑血管意外等。6％～10％的 IPF 患者可发生肺癌。

六、实验室检查及辅助检查

(一)血液检查

晚期患者因缺氧导致血液红细胞和血细胞比容增加。红细胞沉降率增高见于 60％～94％的 IPF 患者,循环抗核抗体(ANA)和类风湿因子(RF)阳性可见于 10％～20％的患者,滴度通常较低,倘若出现高滴度(1:160),则应考虑结缔组织病。这些指标与疾病程度和活动性无相关性,也不能预估治疗反应。细胞因子或炎症递质等检测尚不能确定其临床价值。

(二)高分辨率 CT

IPF 在 HRCT 上的改变包括好发于周围肺野(胸膜下)和肺底区网织状阴影;蜂窝状改变;不均匀的斑片状阴影;粗网状不透光影(叶间和叶内间隔线);没有或很少磨玻璃样阴影;牵拉性支气管或细支气管扩张;晚期呈现扭曲变形、肺容量缩小和肺动脉高压。吸烟者可见肺气肿区域。IPF 一般不累及胸膜。CT 的典型表现对于 IPF 诊断有相当高的敏感性和特异性。据研究,只要 CT 呈典型表现,有经验的影像科医师诊断 IPF 其特异性＞95％。但是 IPF 与 NSIP 的 CT 特征存在重叠,鉴别可能有困难。IPF 的典型表现见于进展性的后期病例。IPF 早期 CT 改变可以是不典型的或不确定的。组织学确诊 IPF(UIP)病例中仅 37％～67％显示 CT 典型改变。

(三)肺功能测定

IPF 的特征性肺功能改变是肺容量减少,呼气流率正常或升高,1 秒率增加,弥散量降低,肺泡-动脉血氧分差($P_{A-a}O_2$)增宽,肺顺应性降低,静态肺压力-容量曲线向下和向右,心肺运动试验异常。氧交换削弱(弥散量降低和 $P_{A-a}O_2$ 增宽)可以是 IPF 的早期异常,甚至可以先于肺容量和通气功能的异常。IPF 肺功能异常的特征是限制性通气损害伴肺总量减少,但如果合并肺气肿则肺容量正常。在后一种情况氧合降低超过弥散量降低是其特点。肺功能测定是 IPF 诊断的基本检查之一,虽然它不能诊断某种特定的特发性肺间质疾病,也不能区别炎症的活动性与纤维化,但它是呼吸主观症状的客观评价,并且对于缩小鉴别诊断范围、病情和预后分级及监测治疗反应具有重要价值。

（四）纤维支气管镜检查

1. 支气管肺泡灌洗（BAL）

67%～90%的 IPF 患者 BAL 液呈现中性粒细胞（PMN）增高，有一定诊断参考价值，但需排除外源性过敏性肺泡炎、韦格纳肉芽肿病、石棉沉着病、急性呼吸窘迫综合征（ARDS）和肺部细菌性感染等。BAL-PMN 性疾病，临床上一般不难诊断。低于 15% 的 IPF 患者 BAL 显示淋巴细胞增高，预示其对激素治疗较敏感。少数 IPF 患者 BAL 液嗜酸性粒细胞增加，常伴随严重的临床症状和肺功能损害。

2. 经支气管肺活检（TBLB）

TBLB 取材受限，不足以诊断 IPF。TBLB 对肺泡细胞癌、结节病和感染等有较高的诊断特异性，可用于 IPF 的鉴别诊断。

（五）外科肺活检

局限性剖胸肺活检诊断正确率高达 92%，并发症发生率为 2.5%，手术病死率为 0.3%。近年来发展的电视辅助胸腔镜肺活检效果与之相仿，而住院时间缩短。活检部位应当是肉眼异常区域的边缘，包括肉眼正常肺实质组织，避免采取影像学或术者用手触摸认为病变最严重的部位，活检数量应超过一个肺叶，包括胸膜下肺实质，要求标本最大直径为 3～5cm。

专家诊断的 IPF 经肺活检确诊符合率仅约 50%。但目前临床上 IPF 肺活检诊断者 <15%。很多学者强调外科肺活检的重要性。老年人外科肺活检的耐受性可能降低，风险可能增加，治疗方法的选择对病理诊断分类的要求或依赖程度可能有所减小，应当全面衡量和仔细斟酌。具备下列全部条件时可考虑外科肺活检：①非高龄老年人；②相对早期病变（无蜂窝肺形成），或需要与其他类型 IIP 鉴别时；③肺部病变具有激素治疗指征，而无激素治疗反指征（如糖尿病、高血压、骨质疏松等）；④心肺功能胜任手术。

（六）其他

1. 普通胸片检查

有助于评估病变的分布和鉴别诊断（如胸膜异常、心脏增大等）。

2. ^{67}Ga 扫描

肺内 ^{67}Ga 摄取增加是各种间质性肺疾病肺泡炎的标志，但无特异性，不能预测激素治疗反应和预后，对于 IPF 分期也无实用价值。

七、诊断

通过有丰富间质性肺疾病诊断经验的呼吸内科医生、影像科医生和病理科医生之间多学科的讨论，排除其他病因是获得准确诊断最重要的环节。在多学科讨论不可行的情况下，建议向有丰富经验的临床专家咨询。

诊断 IPF 需要符合以下条件：①排除其他已知的 ILD 病因（如家庭和职业环境暴露、结缔组织病和药物性肺损伤等）；②未行外科肺活检的患者，HRCT 呈现典型 UIP 型表现；③进行外科肺活检的患者，HRCT 和肺活检组织病理类型符合特定的组合。

IPF 急性加重是指疾病过程中出现急性、不明原因的明显病情恶化，其诊断标准如下：IPF 患者在 1 个月内出现：①呼吸困难加重；②HRCT 胸部影像学在 IPF 典型表现基础上新出现磨玻璃影、浸润影；③气体交换恶化致低氧血症。满足上述全部条件并排除感染、心力衰竭、肺栓塞等原因引起的病情加重后即可做出诊断。

八、鉴别诊断

(一)脱屑型间质性肺炎(DIP)

DIP 非常罕见(不到 ILD 的 3%)。40～50 岁吸烟者易发病。大多数患者呈亚急性起病(数周至数月),表现为气促和咳嗽。DIP 胸部 X 线改变较 IPF 轻,20% 的 DIP 患者无异常改变;部分 DIP 患者胸部 X 线和 CT 检查显示中叶、下叶的弥散性磨玻璃影。肺活检显示为均匀的、弥散分布的肺泡腔内巨噬细胞聚集,在呼吸性细支气管周围加重,沿肺实质呈弥散性分布。本病很少有纤维化病变。

(二)呼吸性细支气管炎伴间质性肺病(RBILD)

RBILD 是发生在吸烟者的一种临床综合征,临床表现与 IIP 相似。胸部 X 线检查显示广泛分布的网状、结节状阴影,而肺容积正常;HRCT 上呈模糊阴影。肺功能常表现为阻塞性与限制性通气障碍混合存在,可有残气量增加。低倍显微镜下,病灶呈片状,沿着细支气管中心分布。在呼吸性细支气管、肺泡管和细支气管周围的肺泡腔内有成簇的棕灰色的巨噬细胞,伴有片状、黏膜下和细支气管周围的淋巴细胞和组织细胞浸润。

(三)非特异性间质性肺炎(NSIP)

临床表现与 IPF 相似。胸部 X 线检查示两下肺网状影,呈斑片状分布。HRCT 显示两侧对称的磨玻璃影或气腔实变。本病主要的组织学改变为肺间质均匀的炎症或纤维化改变。其病变组织在受累部分是均匀的,但在整个进展过程中呈片状分布于未受累肺区域。

(四)急性间质性肺炎(AIP)

AIP 是一种急性起病、暴发性的肺损伤,症状可在几天至数周内出现,而患者以往多健康。本病病程发展迅猛,病死率很高,临床表现为发热、咳嗽、气促。胸部 X 线检查示两肺弥散性浑浊影;CT 扫描示两肺片状、对称性磨玻璃影,以胸膜下多见,与 ARDS 相似。多数患者有中至重度低氧血症,常发展至呼吸衰竭。AIP 的诊断要求有 ARDS 的临床症状及弥漫性肺泡损伤(DAD)的病理表现。AIP 肺活检与 DAD 一致,包括渗出期、增生期和(或)纤维化期。典型病变呈弥散分布,但不同区域严重程度有所不同。

(五)特发性闭塞性细支气管炎伴机化性肺炎(特发性 BOOP)

这是一种原因不明的临床病理综合征。本病通常发生于 50～60 岁的成年人,男女发病率接近。约 3/4 的患者在 2 个月内出现症状,临床表现与流感类似,如咳嗽、发热、不适、疲劳、体重下降等。查体常可闻及爆裂音。肺功能变化以限制性通气障碍最为常见。休息和活动后,患者可出现低氧血症。胸部 X 线表现为两肺弥散分布的肺泡阴影,肺容积正常。HRCT 表现呈片状的气腔实变、磨玻璃影、小结节影,以及支气管壁增厚或扩张。其影像学变化特点为"五多一少",即多发病灶、多种形态、多迁移性、多复发性、多双肺受累;少见蜂窝肺。组织学特征为小气道和肺泡管内过多的肉芽组织增生(增生性细支气管炎),伴周围肺泡的慢性炎症。肺泡腔内肉芽组织呈芽生状,由疏松的结缔组织包埋纤维细胞而成,可通过肺泡孔扩展到邻近的肺泡,形成典型的"蝴蝶影"。本病患者对激素有良好反应,2/3 的患者可获临床治愈。

(六)淋巴细胞性间质性肺炎(LIP)

LIP 是 IIP 中的少见类型,可通过单纯的淋巴细胞—浆细胞浸润与 DIP 和 UIP 鉴别。此外,肺泡腔内可发现淋巴细胞,沿淋巴管分布可见淋巴样细胞聚集,也可见血管中心部位出现这种淋巴细胞聚集。胸部 X 线与 HRCT 的特征性变化为小叶中心性小结节影、磨玻璃影,间质和支气管肺泡壁增厚,薄壁小囊腔。多数患者的发病与某种异常蛋白血症的形成(单克隆或多克隆丙球蛋白病)、干燥综合征或 AIDS 有关。

九、治疗

目前,IPF 治疗除肺移植外尚无令人满意的方法。药物治疗虽以抗纤维化为目的,但任何一个治疗方案都难以改变或逆转 IPF 的纤维化性病变。因此,所有药物治疗对 IPF 的临床意义有限。

(一)药物治疗

1.药物和方案

①乙酰半胱氨酸、硫唑嘌呤和泼尼松联合治疗。②乙酰半胱氨酸单药治疗。③抗凝治疗。④吡非尼酮治疗。⑤尼达尼布治疗。

N-乙酰半胱氨酸(NAC)是谷胱甘肽的前体,后者为氧自由基清除剂。有研究表明,长期服用大剂量 NAC(600mg,3 次/天)可延缓 FVC 和 DLCO 的下降,目前在临床上该药已用于 IPF 的治疗。

吡非尼酮主要通过拮抗 TGF-β_1 来抑制胶原纤维的形成。临床资料表明,每天服用 1800mg 的吡非尼酮可减缓 IPF 患者肺功能下降的速度并减少急性加重事件的发生。目前,日本厚生省和我国药监局已批准该药上市用于 IPF 的治疗。

对于疑似 IPF 患者,视情况可考虑先给予 3～6 个月糖皮质激素联合或不联合免疫抑制剂的治疗,观察疗效后再确定下一步的治疗方案。这样可以避免对上述方案有良好反应的其他间质性肺疾病失去有效治疗的机会。

2.IPF 急性加重期的治疗

IPF 急性加重期可用糖皮质激素治疗。现普遍应用甲泼尼龙,起始剂量为 500～1000mg/d,静脉滴注;连续 3 天改为 1～2mg/(kg·d),通常为每天 120mg,分次静脉注射,以后改为每天口服泼尼松 40～60mg 或甲泼尼龙 32～48mg,4～8 周后逐渐减至维持量。具体量及调整的速度应根据患者的病情及疗效而定。对于不同 HRCT 影像学分型的 IPF 急性加重,糖皮质激素的治疗效果有差异。按新出现磨玻璃/浸润影范围大小及分布区域分型,周边型治疗效果较好,而对多灶型或弥散型治疗效果差。

环孢素或环磷酰胺/硫唑嘌呤等免疫抑制剂治疗 IPF 急性加重的效果尚不能肯定,但在糖皮质激素治疗无效的情况下可考虑试用。

3.合并症的治疗

一般认为,对 IPF 患者合并的无症状胃食管反流进行治疗可能有益于 IPF 病情的稳定,因此多推荐治疗;但研究表明,多数 IPF 相关性肺高血压患者并未从针对肺高血压的治疗中明显获益。

(二)非药物治疗

(1)对临床出现明显静息性低氧血症的 IPF 患者应给予长期氧疗。

(2)对因病情持续进展而致呼吸衰竭的 IPF 患者一般不建议使用机械通气。

(3)多数 IPF 患者应进行肺康复治疗。

（4）肺移植是目前治疗 IPF 最有效的手段。在充分评估患者预期寿命的基础上，对有条件者应积极推荐本项治疗方法。

（马雨霞　丛玉玮）

第三节　隐源性机化性肺炎

隐源性机化性肺炎（COP）指原因不明的机化性肺炎（OP），属于特发性间质性肺炎中的一种类型，其发生率仅次于 IPF 和 NSIP，在 IIP 中居第 3 位。早在 1969 年，Libow 等就注意到终末细支气管以下肺组织不同程度机化性炎症的现象，并将此称为"细支气管炎间质性肺炎"。在此基础上，Davison 等于 1983 年首先提出了 COP 是一种临床病理综合征的概念。1985 年，Epler 等将同样的病变定义为"闭塞性细支气管炎伴机化性肺炎"（BOOP）。鉴于此病变原因不明，又称特发性闭塞性细支气管炎伴机化性肺炎（特发性 BOOP）。因此，COP 与特发性 BOOP 实为同一概念。2002 年在美国胸科学会和欧洲呼吸学会发表的 IIP 的国际共识报道中，考虑 BOOP 易与其他类型的细支气管炎混淆，且为了强调机化性肺炎的突出地位，因此使用了 COP 的命名。本病常亚急性起病，多有干咳、不同程度呼吸困难等症状，多肺叶浸润影的多形性和多变性具有一定特点；肺组织病理学主要表现为终末呼吸单位腔内的机化性肉芽组织形成。COP 对糖皮质激素治疗反应良好。

一、病机与病理

COP 病灶呈斑片状分布，呼吸性细支气管及以下的小气道为中心累及肺泡管，病变由成纤维细胞组成的疏松结缔组织组成，其中炎性细胞浸润较少，堵塞在细支气管，沿肺泡管和肺泡腔延伸；肺泡内见肺泡巨噬细胞，部分呈泡沫状和泡沫细胞；Ⅱ型肺泡上皮细胞增生不明显。在周围的肺泡间隔存在以单核细胞、淋巴细胞浸润为主的炎症渗出。肺泡内、肺泡管、呼吸性细支气管及终末细支气管腔内有息肉样肉芽组织，形成机化性肺炎的形态特征，在部分普通间质性肺炎（UIP）也可以见到，但在 UIP 表现为进行性、不可逆的纤维化，而在 COP 则可以被糖皮质激素逆转，表明 COP 是一种独特的炎症性疾病，其炎症过程和表皮的愈合过程类似，但具体的发病机制并不清楚。

肺泡上皮细胞损伤是这一炎症过程的开始，内皮细胞部分受损，炎症细胞（淋巴细胞、中性粒细胞、部分嗜酸性粒细胞）浸润到肺间质，成纤维细胞活化，在肺泡腔内纤维蛋白把炎症细胞聚集在一起，成纤维细胞从间质移行到肺泡并增生，同时肺泡上皮细胞不断增生给基膜提供再生的上皮以保持肺泡结构完整，成纤维细胞不断增生和胶原纤维一起组成同心圆状排列的纤维肉芽，在大部分肉芽中炎症细胞几乎完全消失，典型的机化性肺炎改变形成。血管内皮生长因子和成纤维细胞生长因子在肉芽内广泛表达，肉芽肿组织内新生血管丰富，表明机化性肺炎是一个愈合过程，可能是病灶能够逆转的原因。

二、临床表现

COP 可在任何年龄段发病，大部分见于 50～60 岁，男女发病比例基本相同。临床表现多样，大多数患者呈亚急性过程，表现为流感样症状，发热、咳嗽、轻中度气急，少数可发生严重呼吸困难。大多数患者还伴有周身不适、食欲缺乏及体重减轻。胸痛、咯血、夜间盗汗等症状较为少见。体检多有气促,发绀少见。2/3 的患者肺部听诊可闻及爆裂音,在肺实变区有较粗湿啰音,偶可闻及支气管呼吸音。大多数 COP 无典型肺外临床表现。

三、辅助检查

1. 双肺多发斑片状肺泡影

斑片状肺泡影为最常见的影像学改变,50% 分布于外周或支气管周围,尤多见于肺下叶,也有单肺受累的报道。约 25% 的阴影呈游走性,大小从几厘米到整个肺叶不等。在 CT 扫描上,阴影的密度从磨玻璃样到实变,在实变区可以看到空气支气管征。这种影像学改变虽然高度提示 COP,但并不特异,需要鉴别的疾病包括慢性嗜酸性粒细胞性肺炎(可与 COP 同时发生)、原发肺低度恶性淋巴瘤和支气管肺泡癌等。

2. 双肺弥散性间质影

双肺弥散性间质影表现为弥散性不规则线状或结节状间质浸润影,在这种影像学改变的基础上可叠加少量肺泡影,病理上除肺泡内机化外,间质炎症较明显。

3. 孤立局灶病变

孤立局灶病变多为术后病理诊断,约占 COP 的 1/4,常贴近于胸膜面或沿支气管血管束分布,可表现为圆形、楔形、梭形、星形等,边缘不规则,可呈锯齿样改变,可有邻近胸膜增厚、胸膜凹陷征、粗长或细短毛刺,病灶旁支气管血管束增粗、变形或聚拢及卫星灶,病灶内可见空洞、空气支气管征、钙化,一部分孤立局灶病变可进展为典型的双肺病变。

4. 肺功能

肺功能多表现为轻度或中度限制性通气功能障碍。吸烟患者可存在气流阻塞,但这并不是机化性肺炎的特征。一氧化碳弥散量降低,但弥散系数可以正常。也有肺功能正常的报道。血气分析常显示轻度低氧血症,偶尔表现为严重低氧血症。残气量(RV)为预计值的 (82.5 ± 16.9)%,肺总量(TLC)为预计值的 (72.8 ± 14.6)%,用力肺活量(FVC)为预计值的 (73.0 ± 22.0)%,第 1 秒用力呼气容积(FEV$_1$)为预计值的 (72.2 ± 21.0)%,肺一氧化碳弥散量(DLco)为预计值的 (59.2 ± 13.4)%。

5. 支气管肺泡灌洗和实验室检查

COP 患者支气管肺泡灌洗液中淋巴细胞(20%～40%)、中性粒细胞(约 14%)嗜酸性粒细胞(约 5%)增加,若三者同时增加则较具特征性,有时还可看到一些浆细胞和肥大细胞。淋巴细胞 CD4/CD8 比值降低。若灌洗液中嗜酸性粒细胞显著增加(>25%),需考虑慢性嗜酸性粒细胞性肺炎。

实验室指标改变包括红细胞沉降率、C 反应蛋白增加,其中 30% 的患者红细胞沉降率>30mm/h。血常规显示白细胞总数正常或中度增多伴中性粒细胞百分比增加,但也有白细胞减少的报道,此外一些患者表现为轻至中度的嗜酸性粒细胞增加、血小板增多。这些改变均无特征性。

6. 病理

COP 的病理学改变表现为肺泡腔内肉芽组织形成,肉芽组织由成纤维细胞、肌成纤维细胞和疏松结缔组织构成,可通过肺泡间孔从一个肺泡延伸到另一个肺泡。肉芽组织中可存在炎症细胞,尤其是在疾病早期。在空的肺泡腔内有大量的巨噬细胞。间质淋巴细胞、浆细胞浸润通常轻微,至多中度。细支气管受累时,细支气管腔内有相似的肉芽组织,细支气管壁炎症轻微。低倍镜下,病变呈斑片状分布,形态一致,以细支气管为中心延伸到邻近的肺实质,无明显纤维化或肺泡重构。

四、诊断

COP的诊断依赖于典型的病理学和影像学特征,并排除任何已知的或相关的疾病。电视辅助胸腔镜是目前诊断COP的首选方法,应至少从2个肺叶、从影像学上病变明显的区域进行楔形切除。需注意,舌叶标本不适用诊断间质性肺炎,因为解剖关系,舌叶可存在临床上无意义的纤维化和炎症。经支气管肺活检样本也能诊断COP,但由于样本小,不能排除其他相关疾病或进行病因诊断。

五、鉴别诊断

1.慢性嗜酸性粒细胞性肺炎(CEP)

CEP与COP临床表现相似,胸片上均可见到斑片影,但CEP患者的斑片影无游走性,复发时在原来部位出现,BALF以嗜酸性粒细胞增加为主,嗜酸性粒细胞占细胞总数的25%以上,而COP以淋巴细胞增加为主,嗜酸性粒细胞一般占总数的5%。病理学检查CEP患者肺泡、肺间质以嗜酸性粒细胞浸润为主,无机化性渗出物和肉芽组织增生,病理学差异是两者鉴别的主要依据。

2.原发性肺低度恶性淋巴瘤

原发性肺低度恶性淋巴瘤主要需与黏膜相关淋巴组织(MALT)来源的非霍奇金淋巴瘤鉴别。患者常隐匿起病,病史较长,38%~50%的患者无症状,其余患者可有咳嗽、呼吸困难、胸痛、咯血、发热和消瘦等症状;BALF中淋巴细胞增多;HRCT上表现为结节、肿块、单侧或双侧肺泡实变伴空气支气管征等。两者的鉴别主要依靠病理。显微镜下,MALT淋巴瘤常见支气管、血管周围、小叶间隔淋巴瘤细胞浸润,病变常沿淋巴管扩散,淋巴上皮受损是其特征,此外,还可见生发中心和巨大层状体。MALT淋巴瘤的细胞类型为B细胞型,在B细胞的背景中可见或多或少的反应性T细胞群。

3.普通型肺炎

影像学上以双肺多发斑片状肺泡影为表现的COP与普通肺炎鉴别有一定困难,需结合临床症状、体征及抗生素治疗后随访复查来鉴别。若患者无发热,外周血白细胞计数正常,需考虑COP的可能,抗生素治疗无效进一步支持COP的诊断,确诊有赖于病理检查。

此外,此型COP还需与AIP、非特异性间质性肺炎(NSIP)、淋巴细胞性间质性肺炎(LIP)、血管炎、结节病等进行鉴别。

4.以双肺弥散性间质影为表现的COP需与UIP鉴别

UIP患者肺容积减少,常有蜂窝肺。COP患者75%肺容积正常,在间质阴影上可叠加有肺泡影,蜂窝肺罕见。病理上,UIP患者肺纤维化导致肺结构破坏和蜂窝肺形成,病变呈斑片状分布,常累及胸膜下和间隔旁,可见散在成纤维细胞灶。低倍镜下病变具异质性,即正常肺、间质炎症、纤维化、蜂窝肺交替共存。肉芽组织不明显或无。COP患者肺结构相对完整,病变时一致,常以小气道为中心分布,腔内纤维化远比UIP广泛。

5.孤立局灶型COP需与肺癌鉴别

影像学上周围型肺癌表现为分叶样,少有锯齿样改变,有毛刺,多为细短毛刺,病灶内空气支气管征管壁僵硬,病灶旁支气管血管束受累呈串珠样及支气管截断改变,肺门纵隔淋巴结多增大,增强扫描时多为不规则强化、癌结节样强化。局灶型 COP 病灶边缘可呈锯齿样改变,病灶内空气支气管征管壁柔软,周围见支气管血管束增粗紊乱、收缩聚拢,增强扫描时多为均匀或环状强化,病灶多位于胸膜旁,胸膜增厚,粘连明显,中期随访病灶无增大。最终确诊还有赖于病理诊断。

此外,此型 COP 还需与结核球、肺部良性肿瘤鉴别。

六、治疗

糖皮质激素是治疗 COP 的有效药物。关于 COP 的糖皮质激素应用剂量和疗程目前缺乏公认的国际、国内统一的标准,但临床中多选择以下方案。

初治非重症 COP 患者时可采用如下方案:以口服泼尼松 0.75mg/(kg·d)开始,4 周左右;然后 0.5mg/(kg·d),4~6 周;再 20mg/d,4~6 周;此后可根据病情的稳定情况逐渐减至维持剂量 5~10mg/d,总疗程一般为 6~12 个月。对于病情较重的患者,可先用甲泼尼龙 2mg(kg·d),静脉注射 3~5 天,之后改为口服泼尼松 0.75mg/(kg·d),疗程及减量方案同上。一般糖皮质激素治疗 48 小时后可出现临床症状的改善,肺部浸润影在治疗数周后吸收、消散。应注意当剂量减至 20mg/d 以下时易出现复发,应加强随访。复发并不影响生存率和肺功能。因复发多在减量至 20mg 以后,再用糖皮质激素仍然有效,因此复发时的治疗多从泼尼松 20mg/d 开始,2~3 个月后再缓慢减量。

需要强调的是,肺结核、特殊病原体引起的肺炎,甚至是细支气管肺泡癌等疾病经糖皮质激素治疗后部分病例可能出现短暂的病情缓解和肺部阴影明显减少,但随后病情会严重恶化。因此,对肺部有多发阴影,经抗感染治疗无效后就简单、武断地考虑 COP,并在无充分证据的情况下又使用糖皮质激素治疗是绝对不可取的。

七、预后

一经诊断应尽早治疗,因部分患者起病急,可以迅速进展为呼吸衰竭,而患者对糖皮质激素反应往往良好且迅速,早期治疗能避免机械通气。

(马会平　李　恒)

第四节　非特异性间质性肺炎

非特异性间质性肺炎(NSIP)是 20 世纪 90 年代从 TPF 中分离出来的对糖皮质激素治疗反应较好的一种原发性间质性肺炎。IIP 中代表性疾病是 IPF,其病理所见为 UIP。临床发现,本应对糖皮质激素治疗效果欠佳的 IPF 却有一部分呈现出较好的疗效,这些患者的支气管肺泡灌洗液中可表现为淋巴细胞增加,组织病理学也见到明显的肺泡隔炎。针对这一现象,1994 年,Katzenstein 提出了非特异性间质性肺炎的概念,即将过去认为是 UIP,但实际上又与其存在若干区别,如:①病变分布弥散;②时相一致;③无结构重塑等。NSIP 患者多数对糖皮质激素治疗反应良好,预后较佳。NSIP 这一名词的本身并非新创,在此之前已有艾滋病、胶原血管病和药物性肺病等关于 NSIP 的描述,与前者不同的是 Katzenstein 为其注入了新的内涵。NSIP 在临床、组织病理学、影像学等方面有其特点,NSIP 是否属于实体疾病目前尚有争议,但 2008 年发表的 ATS 专家工作报道认为,NSIP 是一个独立疾病实体。

一、病因

NSIP 病因不明。其发病可能与抗原吸入、胶原血管病、某些药物或放射线等引起的肺泡损伤有关。胺碘酮、呋喃妥因、甲氨蝶呤、长春新碱等多种药物均可引起肺损伤。NSIP 是药物性肺损伤常见的组织学病理类型,而宿主遗传多态性是决定对药物不良反应敏感性的主要因素。无相关病因则称为特发性 NSIP。

NSIP 发病机制与 IPF 不同。慢性炎症与病毒感染可通过激活树突状细胞协同参与自身免疫反应。研究发现 CD4 和 CD8 弥散分布在 NSIP 纤维化区域或淋巴滤泡周围,S-100 树突状细胞周围主要分布为 CD8 细胞而非 CD4 细胞。因此,推测内源性抗原(包括病毒)的细胞内作用可能是疾病的促发过程,通过损伤 II 型肺泡上皮细胞引起肺泡炎并进一步导致修复异常及慢性炎症。

遗传因素可能在 NSIP 发病中起一定作用。有研究表明表面活性蛋白 C 基因突变与家族性间质性肺炎相关。

二、病机

NSIP 病例中,39% 存在相关的临床疾病,如部分患者可能伴有抗原吸入、某些潜在的结缔组织疾病、有机粉尘的吸入、急性肺损伤的缓解期、放射性损伤及某些药物反应等;NSIP 可以继发于其他疾病,也可以为特发性,无相关病因则称为特发性 NSIP。NSIP 的发病机制并不清楚,呼吸道感染性病原体,如病毒中的 EB 病毒、流行性感冒病毒、巨细胞病毒和肝炎 C 病毒等与 IIP 的发病机制有关,但病毒是否能直接或间接诱发 NSIP 尚缺乏直接的证据。在 NSIP、慢性炎症和病毒感染的持续存在以协同方式,通过激活树突细胞,启动细胞内对内源性抗原(包括病毒和 II 型肺泡上皮细胞)的处理,此过程损伤 II 型肺泡上皮细胞,引起慢性肺泡炎症,最后导致不适当的修复和纤维化。

三、病理

NSIP 的主要病理学特征为肺间质不同程度的炎症和纤维化,但缺乏诊断 UIP、DIP 或 AIP 的特异表现。光镜观察见肺间质呈不同程度的炎症和纤维化,浸润的细胞主要是小淋巴细胞,偶见浆细胞。电镜观察见 II 型肺泡上皮增生,基膜增厚,肺泡间隔内纤维细胞增生和胶原纤维沉积,淋巴细胞、浆细胞和巨噬细胞浸润。病灶可呈片状分布,但最重要的特征是病变时相上的一致性,即不同部位的病变都是由发生在一个狭窄的时间段内的损伤所引起,并且共处于炎症、纤维化进程中的某一阶段,在同一标本上见不到类似 UIP 样的新老病灶共存的现象。然而在不同病例之间,炎症与纤维化的程度和比例可能有很大差异。根据间质炎症细胞的数量和纤维化程度的差异,可将 NSIP 分成 3 型。①富细胞型,肺间质以慢性炎症细胞浸润为主,伴少量胶原纤维沉着,肺泡结构没有明显破坏。②混合型,间质有大量的慢性炎症细胞浸润和明显的胶原纤维沉着,可见胶原束与淋巴细胞及浆细胞互相混杂,偶有成纤维细胞灶,但数量较少,各视野病变较均匀,无蜂窝样改变。③纤维化型,肺间质有大量胶原沉着,有明显的平滑肌和肌成纤维细胞增生,肺泡隔明显增宽,肺原有结构被严重破坏,炎症反应轻微或无。但即使是此类患者，其成纤维细胞灶、蜂窝肺等仍少见，可与 UIP 相鉴别。个别具有重合特征的病例则较难与 UIP 区分。部分 NSIP 患者可有小灶性 BOOP 样改变，但 BOOP 样病灶不超过总体病变的 20%。由于混合型和纤维化型在生存率上相似，目前多主张把这两型归为一组，称为纤维型 NSIP。

四、临床表现

NSIP 作为间质性肺炎的一种类型，具有间质性肺炎的临床特点，如干咳、气短、双肺爆裂音、限制性通气功能障碍、低氧血症、肺部浸润影等。通常希望寻找一些有别于其他类型 IIP，尤其是区别于 UIP 的临床特点。但是如果无外科肺活检的资料，仅凭临床表现无法鉴别 NSIP 和 UIP（HRCT 典型的 UIP 除外）。作为一个群体，NSIP 的病例有一些不同于 UIP 的特征；但是对于具体的病例来说，这些特征只有提示诊断的作用。

NSIP 的发病以中老年为主，多数患者在 40 岁以上，总体上比 UIP 患者年轻 10 岁左右，甚至有 20 岁以下发病者。NSIP 患者男女比例接近。起病方式呈亚急性，从出现症状到诊断很少超过 1 年。在一组 31 例 NSIP 患者的报道中，NSIP 患者就诊时平均病程只有 60 天。NSIP 的临床表现除了咳嗽、呼吸困难和双下肺爆裂音以外，22%～33% 的患者有发热，10%～35% 的患者有杵状指，这与 UIP 相反。Nagai 等报道的 64 例 UIP 患者中无一发热，66% 有杵状指。在较早的 NSIP 的研究中，病例的入选只以组织学表现为准，并非严格的特发性，部分 NSIP 的患者伴有可能与病因相关的因素，如结缔组织病、有机灰尘吸入及急性肺损伤史。合并结缔组织病的患者，肺部病变可在其他系统的症状出现前数月甚至数年产生，尤其是多发性肌炎/皮肌炎和类风湿关节炎。另外，在结缔组织病相关的间质性肺炎中，NSIP 所占的比例明显高于特发性间质性肺炎中 NSIP 的比例。在系统性硬化合并的间质性肺炎中，NSIP 占 77.5%。

五、辅助检查

1. 影像学表现

NSIP 患者胸部 X 线片以片状肺实质阴影及间质改变为主，对鉴别诊断意义并不大。

NSIP 在胸部高分辨率 CT（HRCT）的表现主要为成片状的磨玻璃样改变，尤以胸膜下区域明显。绝大部分患者都有这种改变，并且约 1/3 的患者只出现成片状的磨玻璃样改变。这与病理学上的肺间质炎症和肺泡壁增厚的特点相符。有时还可见到小片实变及不规则线状影、支气管血管纹理增厚及牵引性支气管扩张。蜂窝样变则少见，发生率为 0～25.8%。但即使有蜂窝样变，其所占总体病变的比例也很小。磨玻璃样变所对应的病理学改变是肺泡间隔增厚，在不伴有牵引性支气管扩张时，磨玻璃样变是反应炎症病变的可靠指标。而牵引性支气管扩张的存在则提示有纤维化的成分。根据 HRCT 的表现即可大致判断组织学上炎症—纤维化的比例。小片状实变影是原有气腔被细胞性或非细胞性物质占据所致。肺泡腔内泡沫细胞的积聚，或肺泡腔、肺泡管被肉芽组织充盈，以及显微镜下蜂窝样变的肺组织被黏液充填均可产生片状实变影。UIP 的 HRCT 表现则以不规则线状影为主，并有不同程度的蜂窝样变，病变最累及部位为双肺基底部和胸膜下区域。HRCT 中出现蜂窝样变时，对 UIP 的诊断有相当高的特异性。依靠不规则线状影、磨玻璃样变、实变的比例或分布来鉴别 NSIP 和

UIP 并不可靠,因为其他类型的 IIP 也可出现这些改变。但是对确定组织学类型的 IIP 而言,HRCT 的表现有助于判断疾病的严重程度、治疗反应和预后。

2.支气管肺泡灌洗(BAL)及经支气管肺活检(TBLB)

对 NSIP 患者的 BALF 检查发现白细胞总数明显增多,$(4.4\sim4.5)\times10^5/mL$;淋巴细胞所占比例为 $37.7\%\sim42.7\%$,通常明显高于 UIP 的患者。然而,BALF 细胞总数及分类情况无法鉴别 NSIP 和 UIP,也不能用来判断预后。Nagai 等曾报道,NSIP 患者 BALF 中 T 细胞 CD4/CD8 比例明显下降,在以炎症成分为主而纤维化较少的患者中,更可降至 0.3;而在 UIP 这一比例平均值为 1.65。这种 T 细胞亚群的变化对鉴别诊断的意义及判断炎症程度与治疗反应等方面的价值有待于进一步研究。

TBLB 对 IIP 的分类不能提供足够的证据,作用仍限于排除肉芽肿性疾病(如结节病、过敏性肺泡炎)、肿瘤和部分感染。

3.肺功能检查

肺功能以限制性通气功能障碍为特点,所有病例都有一氧化碳弥散率下降。2/3 的患者有活动后低氧血症。

4.组织学表现

NSIP 的特点为肺泡壁明显增厚,其间含有不同程度的炎症与纤维化表现。病灶可呈片状分布,但最重要的特征是不同部位病变在时相上的一致性,在同一标本上见不到像 UIP 那样的新老病灶共存的现象。各病灶最初的损伤发生的时间很接近,而后在炎症-纤维化进程中也基本同步,共处于这一过程的某一阶段。总体来说,NSIP 对肺泡结构的破坏较轻,即使是纤维化明显的患者蜂窝样改变也不显著。有的患者肺活检病理可有闭塞性细支气管炎伴机化性肺炎(BOOP)样改变,但 NSIP 标本中的 BOOP 样病灶应占总体病变的 10% 以下。

在不同病例之间,炎症与纤维化的程度和比例可能有很大差异,并可据此将患者分为两类。只有炎症而几乎没有纤维化划归为细胞型组,肺泡间隔显示轻到中度慢性炎症,浸润的细胞主要为淋巴细胞,也有少量浆细胞。炎症部位伴有 II 型肺泡上皮增生。另一类为纤维化型,肺间质内有不同程度的疏松或致密的纤维化,但各部位有时相上的均一性。肺泡腔内的 BOOP 样改变不应作为归入纤维化型的依据。两类代表了 NSIP 疾病谱的两端。细胞型的治疗反应和预后都明显好于纤维化型。

六、诊断与鉴别诊断

1.诊断

NSIP 诊断可根据相应的临床表现,典型胸部 X 线/HRCT 和肺功能改变,以及肺活检病理诊断。同时还需要通过全面详细的病史、体格检查和相应的实验室检查,以排除其他原因引起的间质性肺疾病和继发性 NSIP。经支气管镜肺活检是临床常用检查方式。但由于标本太小,有时很难作出病理诊断。外科肺活检(开胸或经胸腔镜)病理检查是 NSIP 正确诊断的重要手段,强调应在多个肺叶的多个位置取肺活检标本。

2.鉴别诊断

NSIP 最主要的鉴别诊断是 UIP。NSIP 区别于 UIP 的主要影像学表现为 NSIP 的 CT 显示其受累肺组织表现均一,呈广泛的磨玻璃影、网格状影和斑片影。CT 随访有助于两者的鉴别。NSIP 患者即使有支气管扩张，磨玻璃影也不会进展为蜂窝状。而 UIP 患者多见蜂窝状影，预示不可逆的纤维化。缺乏典型 UIP 临床症状和 CT 表现的患者，都需要经外科手术肺组织活检证实，其主要目的是将有较好预后的 NSIP 与预后较差的 IPF 组织类型相鉴别。推荐开胸肺活检或经胸腔镜肺活检进行鉴别诊断。

NSIP 还应与外源性变应性肺泡炎、药物性肺疾病、DIP、隐源机化性肺炎、LIP 等相鉴别。外源性变应性肺泡炎有时会表现为与 NSIP 一致的病理过程，但常有散在的不规则肉芽肿，NSIP 则缺乏这一特点。鉴别 COP 与 NSIP 也很困难，因将近 50% 的 NSIP 同样会出现隐源机化性肺炎，但在 NSIP 患者中，隐源机化性肺炎不应超过活检标本的 20%。另外，NSIP 在非机化性肺炎区域时一致的纤维化也有助于两者的鉴别。淋巴细胞间质性肺炎（LIP）与细胞型 NSIP 病理表现相似，特别是在患者有胶原血管疾病或免疫缺陷时，但 LIP 表现为肺泡间隔的明显增厚伴单核细胞浸润，这一点在 NSIP 很少出现。在与吸烟相关的间质性肺疾病（RB-ILD）中，肺泡腔中呈现棕色染色的巨噬细胞有助于鉴别 RB-ILD、DIP 与 NSIP。越来越多的研究表明，NSIP 是各种结缔组织疾病引起的间质性肺炎中最常见的类型，甚至有少部分结缔组织疾病患者以 NSIP 为首发表现，临床应注意甄别。对于免疫抑制患者则应注意艾滋病、CMV、卡氏肺孢子菌或其他机会感染。为排除感染，活检标本需进行真菌、卡氏肺孢子菌及抗酸等特殊染色。

七、治疗

虽然目前尚无公认的 NSIP 药物治疗方案，但临床应用最普遍的是糖皮质激素和免疫抑制剂，其中糖皮质激素单独应用为首选方案。

NSIP 的细胞型、混合型和纤维化型 3 种类型对糖皮质激素治疗反应存在较大差异。HRCT 显示有大量磨玻璃影及病理分型为细胞型的 NSIP 患者，对糖皮质激素治疗反应好；以网状纤维为主的纤维化型患者对糖皮质激素治疗反应可能较差，有时与 IPF 相似；而混合型对糖皮质激素治疗反应在两者之间。

NSIP 的药物治疗应注意以下问题：①糖皮质激素作为治疗的首选，应强调个体化；②对于无糖皮质激素禁忌证的患者，应尽早使用；③不推荐糖皮质激素长时间高剂量使用；④对于糖皮质激素反应不好或纤维化型的患者可以考虑联合使用免疫抑制剂，如环磷酰胺、硫唑嘌呤等。

推荐具体治疗方案：起始口服泼尼松 40~60mg/d 或 0.75~1mg/kg，根据治疗反应逐渐减量，一般 1~3 个月后减至 20~40mg/d，4~6 个月后减至维持量 10~15mg/d，总疗程 1 年。环磷酰胺或硫唑嘌呤的使用方案参考 IPF 治疗。

八、预后

NSIP 患者 5 年生存率为 76.2%，明显高于采用类似治疗方案的 UIP/IPF 的 5 年生存率（43.8%）。NSIP 患者初始肺功能损害的程度与预后，对药物治疗的反应有关，当 NSIP 患者 DLco<35% 和（或）治疗中 DLco 下降>15%，其中位生存时间约为 2 年和 UIP 患者的预后相似。治疗 6 个月后 FVC 改善，开始治疗时 DLco 定值的高低对患者预后具有重要的意义。

（马会平　丛玉玮）

第五节　外源性变应性肺泡炎

外源性变应性肺泡炎(extrinsic allergic alveolitis,EAA),即过敏性肺炎(hypersensitive pneumonitis)是一组由不同致敏原引起的免疫性肺疾病,以弥漫性间质炎症为主要病理特征。EAA 是由于吸入各种有机物尘埃,含有真菌孢子、细菌产物、动物蛋白质或昆虫抗原的有机物尘埃微粒(直径<10μm)引起的过敏性反应。

一、病因

本症是一种免疫性疾病,引起外源性变应性肺泡炎的有机物尘埃较常见者有以下几类。

(1)嗜热性放线菌,来源于发霉的干草、甘蔗、室内加湿器、空调等。

(2)真菌,如曲霉菌、链格孢属等,来源于大麦、木纸浆等。

(3)动物,如鸟、啮齿类动物等,来源于鸽子、长尾小鹦鹉、斑鸠、鼠等。

二、病机

许多因素影响有机物尘埃吸入的性质,第 1 个因素是宿主的反应性。变应性个体对有机物尘埃起典型的 I 型变态反应,出现特异性 IgE 皮肤敏感抗体,而非特应性个体则由有机物尘埃引起Ⅲ型变态反应,沉淀抗体是其特异性改变。第 2 个因素是抗原的性质和来源,可能最主要的是尘埃微粒的大小,进入肺泡的最大的微粒为 $4\sim6\mu m$,如多数是 $10\mu m$ 以上的微粒,它们黏附在上呼吸道,就没有足够的小微粒达到和损伤肺泡。第 3 个因素是暴露于有机物尘埃的情况,严重但间断暴露者与不太严重的长期暴露者的临床表现不同。

一般认为是Ⅲ型变态反应(由于免疫复合物的沉着),但肺活检未发现Ⅲ型变态反应的组织损害所特有的肺血管炎,因此,有人支持Ⅳ型变态反应(迟缓反应)观点,因为它的组织学损害在急性期是以肺泡壁为主的淋巴细胞浸润,继而是单核细胞浸润和散在的非干酪性巨细胞肉芽肿,后期是肺组织纤维化和机化的闭塞性细支气管炎,与Ⅳ型变态反应一致。但也有报道指出Ⅱ型变态反应及非免疫学机制均参与此症的发病。本病多见于吸入抗原 3~6 小时后开始出现症状。6~8 小时达高峰,24 小时左右消失,如接触含真菌的稻草引起的"农民肺",对鸟粪中动物蛋白过敏的"饲鸽者肺"等。有研究显示 EAA 患者组织相容性抗原(HLA)系统和外源性变应性肺泡炎的发生有一定关联。如"饲鸽者肺"多发生于白细胞带有 HLA-A 1.8者,提示有一个与组织相容抗原系统有关联的免疫反应基因存在。

三、实验室检查及其他辅助检查

(一)实验室检查

1. 常规化验

常规化验很少有诊断意义。急性发作时,末梢血象呈白细胞升高$(15\sim25)\times10^9/L$,伴中性粒细胞百分比增高,但多无嗜酸性粒细胞升高。

2. 免疫学检查

免疫学检查可用单纯的 Ouchterlony 双相凝胶扩散技术,血清中发现有致敏原之特异沉淀素 IgG，有助于诊断。但大量暴露于致敏原而无症状者，也能有对特异抗原的沉淀抗体。丙种球蛋白可升高到 20～30g/L，伴 IgG、IgM 及 IgA 升高，IgE 水平正常。血清补体正常，类风湿因子可为阳性。

（二）其他辅助检查

1.胸部 X 线

急性型常有弥散性小肉芽浸润的肺泡或间质性肺炎，也可见小结状沉淀物。慢性型浸润互相融合。X 线改变一般在 3～6 个月后吸收，但重症者可持续存在。

2.肺功能检查

肺功能检查显示限制性通气障碍、功能失常，包括肺活量低、肺顺应性降低、弥散能力减低，无明显气道阻塞及血管阻力增加。局部通气血流比例失调和动脉血氧饱和度下降，后者在运动时更为明显。

四、诊断

根据接触史、临床症状、胸部影像学的改变、肺通气功能检测、抗体检测及病理综合分析，可以做出诊断。外源性变应性肺泡炎需与病毒性肺炎、哮喘及特发性肺间质纤维化相鉴别。

五、治疗

1.一般治疗

应立即脱离引起过敏的环境，避免与过敏原接触，急性病例常在卧床休息和支持疗法后缓解，本症不宜用特异性免疫疗法，因注射抗原可能与血清沉淀素形成免疫复合物，导致全身性血管炎或血清病。

2.激素治疗

如肺部病变广泛可用激素治疗，泼尼松（强的松）1～2mg/(kg·d)，连续 1～2 个月可使症状、体征及 X 线改变迅速消失。治疗 2～6 个月可防止肺纤维化发生。

六、并发症

呼吸功能、循环功能衰竭；肺纤维化和通气功能障碍；全身性血管炎或血清病。

七、预后

如能早期发现，没有发生不可逆的组织损伤，外源性变应性肺泡炎预后良好。急性患者如脱离过敏原，肺功能即可恢复正常，但隐袭性或慢性病例，患者长期暴露于小量抗原，可能形成肺纤维化和更严重的通气功能障碍。

八、保健与预防

多食用富含营养的食物，补充体内缺少的营养物质。最好的预防是远离引起过敏的环境，主要措施是脱离接触过敏原，让严重暴露者戴口罩。用高压和高温处理有机物，防止其生长。

（唐　瑶）

第六节　嗜酸性粒细胞性肺疾病

嗜酸性粒细胞性肺疾病包括多种疾病,表现为肺实质性浸润伴有组织和外周血嗜酸性粒细胞增多。可分为原因不明的嗜酸性粒细胞性肺疾病,如单纯性肺嗜酸性粒细胞浸润症(SPE)、急性嗜酸性粒细胞性肺炎(AEP)、慢性嗜酸性粒细胞性肺炎(CEP)、特发性嗜酸性粒细胞增多综合征(IHES)、支气管中心性肉芽肿病(BG)和变应性肉芽肿性血管炎;原因明确的嗜酸性粒细胞性肺疾病,如变应性支气管肺曲霉病(ABPA)、寄生虫感染和药物过敏。嗜酸性粒细胞性肺疾病会引发嗜酸性粒细胞在肺部浸润,有的主要表现为气道内嗜酸性粒细胞浸润,也有些限于肺实质,还有的同时见于气道和肺实质。其诊断有赖于以下几点。①伴有外周血嗜酸性粒细胞增多的肺部浸润性病变。②开胸或经支气管肺活检证实组织中嗜酸性粒细胞增多。③支气管肺泡灌洗液嗜酸性粒细胞增加。许多其他肺部疾病也可伴有一定程度的外周血嗜酸性粒细胞增加,如支气管哮喘、球孢子菌或肺孢子菌引起的肺部感染、分枝杆菌感染、某些肿瘤(如非小细胞性肺癌、淋巴瘤、淋巴细胞性白血病等)、胶原血管性疾病(如类风湿病)、韦格纳肉芽肿病、特发性肺纤维化和郎格汉斯细胞组织细胞增生症等。然而这些疾病一般不能被称为嗜酸性粒细胞性肺疾病,因为它们往往不具备典型的组织嗜酸性粒细胞增多的特点。

诊断要点:仔细询问患者的病史和进行详细的体格检查非常有价值,症状的程度和持续时间也很重要。如喘息史提示可能是变应性肉芽肿性血管炎、ABPA或BG;疫区或疫水接触史应想到寄生虫感染;同时还应注意询问药物接触史。

外周血细胞分类计数对诊断嗜酸性粒细胞性肺疾病非常重要,大多数患者外周血嗜酸性粒细胞增多,但也有少数例外,如AEP。大便检查和血清学检查对寄生虫感染或ABPA有一定价值。

对于原因不明的嗜酸性粒细胞性肺疾病需做肺功能检查,有些嗜酸性粒细胞性肺疾病如AEP、CEP和热带肺嗜酸性粒细胞增多症表现为典型的限制性通气功能障碍,而ABPA和变应性肉芽肿性血管炎则表现为阻塞性通气功能障碍。

支气管肺泡灌洗(BAL)对嗜酸性粒细胞性肺疾病的判断非常有价值,正常BALF中嗜酸性粒细胞不到1%,因为有些嗜酸性粒细胞性肺疾病外周血嗜酸性粒细胞并不多,此时BALF中嗜酸性粒细胞增多可能是最早的(也有可能是唯一的)支持嗜酸性粒细胞性肺疾病的证据。

多数嗜酸性粒细胞性肺疾病表现为外周或组织中嗜酸性粒细胞增多,伴肺部体征或胸部影像学异常。常规胸部X线检查可以发现多种多样和无特征性的异常表现。胸部CT检查比普通胸片检查更具临床价值,可以表现为肺实质密度增高影。虽然CT检查比常规胸部X线检查意义更大,但在不同类型的嗜酸性粒细胞性肺疾病中它们的表现常有重叠,可能需要结合病史和其他检查综合判断。对于变应性肉芽肿性血管炎或BG的诊断可能需要开胸肺活检,但是ABPA、IHES和药物过敏或寄生虫感染多数不需要行肺活检。

一、单纯性肺嗜酸性粒细胞浸润症(SPE)

吕弗琉于1932年首先描述本病,故又名吕弗琉综合征。其特点为游走性肺部浸润伴外周血嗜酸性粒细胞计数增高,肺部症状轻微,多数仅有轻咳,病程呈自限性,常于3~4周内自行痊愈。

（一）病因

本症很可能为肺泡的一过性变态反应,常见病因为寄生虫感染和药物过敏。约有1/3患者未能查出病因。本病在某些地区呈季节性流行,故推测环境抗原因素在某些地区可能为其病因。

蛔虫感染是最常见的病因,蛔虫体多种物质有很强的抗原性。研究显示,进食蛔虫卵后,幼虫移行至肺可发生本病典型的肺部表现与嗜酸性粒细胞升高。引起本病的其他寄生虫有钩虫、丝虫、绦虫、姜片虫、旋毛虫和阿米巴原虫等。药物有对氨水杨酸钠、阿司匹林、青霉素、硝基呋喃妥因、保泰松、氯磺丙脲、肼尿嗪(肼苯哒嗪)、美卡拉明、磺胺类和甲氨蝶呤等。还有吸入花粉、真菌孢子等导致本病的报道。

（二）病理

病理变化主要位于肺间质、肺泡壁及终末细支气管壁,有不规则的嗜酸性粒细胞浸润灶,有时肺泡内可见成堆的嗜酸性粒细胞,极少累及血管。

（三）临床表现

单纯性肺嗜酸性粒细胞浸润症轻者只有微热、疲倦及轻微干咳等,重者可有高热、阵发性咳嗽及喘息等急性症状;严重时,偶可发生呼吸衰竭。胸部听诊有湿啰音或干啰音,有时叩诊可呈浊音。脾可稍肿大。影像学上表现为X线胸片可见云絮状斑片影,大小、形状及位置都不固定,呈游走性,多在1个月内自行消退。这种阴影往往是非节段性,可以单发或多发,边缘模糊,常主要位于周围肺野。高分辨率CT显示为磨玻璃阴影或阴影内有充气征,主要位于中、下肺叶的周围区域,或表现为单个或多个含气的结节,周围呈磨玻璃样改变。在影像学上应与其他游走性阴影性疾病相鉴别,如肺出血、肺血管炎、隐源性机化性肺炎或反复吸入性肺炎。表现为含气的结节周围呈磨玻璃样晕征时应与肺部感染(如侵袭性肺曲霉病、毛霉菌病和念珠菌病)、原发性或转移性出血性肿瘤、细支气管肺泡癌或肺淋巴瘤等相鉴别。外周血嗜酸性粒细胞增多,可达10%～20%,有时高达60%～70%,较正常嗜酸性粒细胞大,并含有大型颗粒。痰液中也可见到较多嗜酸性粒细胞。

（四）诊断

本病的诊断主要根据外周血嗜酸性粒细胞增高伴游走性肺部浸润灶,且临床症状轻微,能自愈等特点。怀疑由蛔虫感染引起者,可在症状出现2个月后,即尾蚴在体内发育成虫后,做粪便集卵检查。

（五）治疗

一般不需要治疗。疑为药物引起者应立即停药;寄生虫所致者可予驱虫治疗;症状显著或反复发作者,可使用肾上腺皮质激素。

二、急性嗜酸性粒细胞肺炎(AEP)

AEP是一类与其他特发性嗜酸性粒细胞性肺疾病不同的疾病,主要临床特征是急性发热,持续时间常不超过5天,低氧血症,胸部影像检查显示弥散性肺泡或肺泡-肺间质密度增高影,BALF中嗜酸性粒细胞超过25%,无寄生虫、真菌或其他微生物感染的证据,糖皮质激素治疗快速有效,并且停药后无复发。外周血嗜酸性粒细胞计数多正常,但在随后的病程中可以升高。与外周血嗜酸性粒细胞不同,BALF中嗜酸性粒细胞非常高,是AEP重要的特征。在急性期行肺功能检查提示为限制性通气功能障碍。糖皮质激素治疗有效,而且反应非常快速,多在 24～48 小时内起效,并且与 CEP 不同,停用糖皮质激素后一般也不会复发。

（一）病因

AEP 的确切病因迄今未明,可能与抗原、尘埃、海洛因、烟雾等吸入或病毒感染有关。近年有多篇报道发现首次吸烟或戒烟多年后又重新吸烟可诱发本病,并且有人观察到吸烟负荷试验可重现 AEP 临床表现。

（二）病理

AEP 主要病理特征是以嗜酸性粒细胞浸润为主的肺泡炎,肺泡腔、肺泡壁、肺泡间隔、细支气管周围、小叶间隔及胸膜有广泛嗜酸性粒细胞,也可出现单侧或双侧胸膜反应、胸腔积液,病情严重者有肺泡内出血。

（三）临床表现

AEP 好发于以往健康的青年,常急性起病,表现为发热(体温 37.5～40.0℃)、畏寒、干咳、呼吸困难、胸痛、肌肉酸痛、上腹部不适等,重者可出现急性呼吸衰竭。80% 的患者体检可闻及爆裂音或小水泡音,部分患者可听到哮鸣音,多伴心动过速。症状持续时间多短暂,平均3 天左右,有自愈倾向,但也可有迅速恶化,24 小时内便需行机械通气者。

AEP 患者外周血白细胞计数一般均升高,可达$(15～20)×10^9$/L 或以上,以中性粒细胞为主,多数患者症状明显时外周血嗜酸性粒细胞正常或降低(嗜酸性粒细胞向肺聚集),但在起病后 5～10 天及 20～30 天时可分别出现 2 次外周血嗜酸性粒细胞增多,这种现象是 AEP重要的临床特点。有人认为第 1 次(起病后 5～10 天)外周血嗜酸性粒细胞出现高峰是由于残留的抗原刺激引起骨髓嗜酸性粒细胞池的释放增加,第 2 次高峰(起病后 20～30 天)是骨髓嗜酸性粒细胞产生增加所致。血清 C 反应蛋白阳性,红细胞沉降率、IgE、粒细胞集落刺激因子及 IL-5 常增高。胸腔积液为渗出液,嗜酸性粒细胞明显增多(可高达 50%),葡萄糖在正常范围。血液及 BALF 细菌、分枝杆菌、真菌、军团菌、病毒等培养及其抗体测定均阴性。粪便中找不到寄生虫或寄生虫卵。

血气分析多表现为严重的低氧血症,在呼吸空气的条件下,$PaO_2 \leqslant 60mmHg$,pH 常高,$PaCO_2$ 常低下,有呼吸性碱中毒表现,肺泡-动脉血氧分压差 $P_{A-a}O_2 > 40mmHg$。

AEP 患者 BALF 细胞总数增高,常大于$(0.8～1.2)×10^9$/L,嗜酸性粒细胞$>0.25×10^9$/L,甚至$>0.50×10^9$/L,这是诊断本病最可靠的依据,怀疑为 AEP 患者应尽早进行BALF 检查。此外,BALF 中也可见中性粒细胞、淋巴细胞增高,但肺泡巨噬细胞比例下降,无论涂片染色或培养均找不到病原体。

AEP 患者胸片检查示两肺弥散性间质性、肺泡性或混合性浸润阴影,常伴双侧或单侧小量胸腔积液,以双侧多见,40%～50% 可见 Kerley B 线和 A 线,纵隔淋巴结可肿大,但心影多正常。CT 检查能更清楚地显示两肺弥散性磨玻璃状、片状或网状阴影、小叶间隔肥厚及胸腔积液。

（四）诊断

AEP 现虽无明确的病因学诊断,但年轻患者,特别是男性,有发热、咳嗽、气急或急性呼吸衰竭等临床症状,体检有 Crackle 音或细湿啰音,X 线检查显示两肺弥散性浸润阴影,严重低氧血症,BALF 嗜酸性粒细胞明显增多,或肺活检示肺泡腔、肺泡间隔有大量嗜酸性粒细胞浸润,均应考虑 AEP。

综合 Allen 及 Pope-Harman 提出的诊断标准,符合下列几点可作为 AEP 诊断依据:①1周以内的急性发热;②X 线胸片示两肺弥散性浸润阴影;③严重低氧血症,呼吸空气条件下 $PaO_2<60mmHg$,动脉血氧饱和度(SaO_2)$<90\%$ 或 $P_{A\text{-}a}O_2>40mmHg$;④BALF 嗜酸性粒细胞$>0.25\times10^9/L$ 或肺活检示肺嗜酸性粒细胞弥散浸润;⑤无支气管哮喘或其他过敏史;⑥有时能自愈或称糖皮质激素治疗有效,治疗结束后无复发也无后遗症。

(五)治疗

本病未经糖皮质激素治疗也可痊愈。所以糖皮质激素治疗有效不应成为急性嗜酸性粒细胞性肺炎的诊断标准之一。一旦诊断确立,通常即静脉给予甲泼尼龙,之后改为口服,2~4周内逐渐减量。糖皮质激素应用 48 小时内显效,可以迅速撤机。痊愈迅速,不留后遗症,停用糖皮质激素后也不复发,这与慢性嗜酸性粒细胞性肺炎明显不同。

尽管临床表现常与急性肺损伤(ALI)及 ARDS 相似,但急性嗜酸性粒细胞性肺炎的预后要好得多。因为发病时外周血嗜酸性粒细胞一般不多。因此,BALF 中的嗜酸性粒细胞增多是诊断本病的关键。必须仔细寻找本病的致病原因,尤其是要对 BALF 进行病原学培养及染色体检查,也要排除药物所致的可能性。

(六)预后

AEP 预后良好,有自愈倾向,停止糖皮质激素治疗后常无复发,也无后遗症。

三、特发性慢性嗜酸性粒细胞性肺炎(ICEP)

ICEP 多表现为慢性和进行性加重的临床表现和组织学特征。其临床表现常较隐匿,患者在明确诊断前多存在较长时间的不典型临床表现,女性较男性多见。轻症患者肺功能可正常,但多数表现为限制性通气功能障碍。外周血嗜酸性粒细胞常呈轻中度增多,但也有重度增多者。BALF 中嗜酸性粒细胞比例非常高。ICEP 在我国并不常见。

(一)病因

病因尚不明确,目前认为是自身免疫性疾病,Ⅱ、Ⅲ、Ⅳ型变态反应均有参与。诸多研究表明,EOS 及相关细胞因子和炎性递质共同参与肺结构和组织的损伤。在正常情况下,嗜酸性粒细胞主要聚集在组织中,包括呼吸道、胃肠道、下生殖道和下泌尿道。既往认为不明的刺激或创伤后,Th2 细胞在胸腺活化调节因子(TARC)和调节活化正常 T 细胞表达与分泌的趋化因子(RANTES)的趋化作用下,定向迁移到肺组织并活化,缓慢释放嗜酸性粒细胞活化趋化因子(如,IL-5、IL-6、IL-10),导致肺内嗜酸性粒细胞的大量聚集,因此过去一直认为 IL-5 在嗜酸性粒细胞的聚集过程中发挥着关键的作用。然而最近研究表明特发性急性嗜酸性粒细胞性肺炎(IAEP)可能与此相关,而 ICEP 的嗜酸性粒细胞聚集过程主要与半乳凝集素-9(Gal-9)相关,在 BALF 中 IAEP 可见嗜酸性粒细胞趋化因子和 Gal-9 均明显升高,而 ICEP 仅有 Gal-9 明显异常。此外,研究表明,Th1 细胞也参与疾病的发生,骨桥蛋白水平在特发性急性慢性嗜酸性粒细胞性肺炎 BALF 中明显升高,在药物诱发和结节病相关的 PIE 中无明显变化,而骨桥蛋白是参与 Th1 相关免疫反应的关键因子。

除此之外,肺泡巨噬细胞、淋巴细胞、中性粒细胞和肺部结构细胞均参与发病。嗜酸性粒细胞释放特异性的脂质递质、IL-4 和血小板活化因子,这些物质能收缩气道平滑肌,促进黏膜分泌、改变血管的通透性及引起嗜酸性粒细胞和中性粒细胞浸润,肺泡Ⅱ型细胞增生。所有这些均参与了肺组织的损伤过程。

此外,有研究表明 ICEP 因反复吸入抗原,导致机体产生抗生素活性肽,主要为防御素 HAD,而此后吸入的抗原与防御素相互作用可能产生一系列反应导致以 EOS 为主的炎性细胞浸润和肺组织损伤。

(二)病理

ICEP 病理特点为肺间质、肺泡腔和细支气管内以嗜酸性粒细胞浸润为主,此外还有巨噬细胞、淋巴细胞、浆细胞和少量组织细胞的浸润。肺泡中可见细胞内含有嗜酸性颗粒和尖棱结晶的多核巨细胞,肺组织毛细血管内皮局灶性水肿和肺泡Ⅱ型上皮细胞增生,嗜酸性粒细胞微脓肿形成。此外,肺泡内可出现Ⅳ型胶原纤维,基膜破裂和肺泡腔内纤维化。

患者外周血和支气管肺泡灌洗液(BALF)的嗜酸性粒细胞及 IL-5 水平显著增高。正常人 BALF 中的嗜酸性粒细胞<2%,而患者嗜酸性粒细胞计数明显增高,>40%则支持 ICEP 的诊断。

(三)临床表现

ICPE 无特异性临床表现。起病常隐匿,有些患者在确诊前已患病数月,平均时间长达 7.7 个月。常见症状为发热,可为低热或高热,自感乏力、体重下降及夜间多汗。患病初期为干咳,以后咳少量黏液痰,偶有咯血,可有胸痛。疾病进展后可出现进行性气短,严重者还可发生呼吸衰竭或急性呼吸窘迫综合征(ARDS)。部分患者可出现淋巴结肿大及肝肿大。未经治疗的患者,上述症状可以持续存在。值得注意的是 40%的变应性肉芽肿性血管炎病例可先出现肺浸润、哮喘及嗜酸性粒细胞增多,后出现系统性血管炎的表现,提示在某些患者 ICPE 可能为变应性肉芽肿性血管炎的一部分。

ICEP 患者外周血白细胞总数常中度升高,60%～90%患者的白细胞分类显示嗜酸性粒细胞增多,甚至高达 0.90。有 1/3 病例外周血嗜酸性粒细胞并不增多,因此外周血嗜酸性粒细胞比例正常不能除外 ICEP。可出现血小板增加、正色素性正细胞性贫血、红细胞沉降率增快。血清 IgE 水平升高。痰液及 BALF 中嗜酸性粒细胞增多,甚至在外周血嗜酸性粒细胞正常时,痰及 BALF 中也可出现此种改变。因此,纤维支气管镜及 BALF 检查对疾病的确诊是非常有意义的。

肺功能变化主要为中、重度限制性通气障碍和弥散功能减低,伴哮喘时可有阻塞性通气障碍。急性期可出现低氧血症。

(四)诊断

1.影像学表现

特发性慢性嗜酸性粒细胞性肺炎具有特征性的影像学改变,尽管其中有些改变与隐源性机化性肺炎重叠。几乎所有的病例均可见周围性阴影,且 1/4 的病例呈游走性。这些阴影通常由边缘模糊的肺泡性阴影组成,密度不等,可呈磨玻璃样甚至实变。典型的改变如同肺水肿时常出现的"照相底片"或"逆转的阴影",但这种改变仅见于 1/4 的病例。

影像学检查在 ICEP 诊断中有十分重要的作用,特别是高分辨率 CT 检查可为鉴别诊断提供依据。普通 X 线片的主要特征:①非节段性均匀的肺实变阴影,病变边缘模糊,可有非典型性改变如结节状阴影、弥散性磨玻璃样改变、肺不张及病变内空腔形成;②肺内病变发生于外 2/3 肺野,即位于外周,呈"肺水肿反转"表现,通常为双侧,以中、上肺野多见,因此如发现位于外周的、双上肺的实变阴影,高度提示 ICEP;③肺内病变为非游走性,如未进行治疗肺内阴影可持续数周,而在糖皮质激素治疗后 48 小时病变即可迅速消失;④病变可在同一部位复发,ICPE 还可累及胸膜出现胸腔积液。

CT 检查能更准确地显示肺内病变的部位,特别是临床怀疑而普通 X 线片表现不典型的病例。随着病情的进展,CT 的影像也有变化。在患病的前几周,影像学表现为分布于外周的实变影,如有磨玻璃样改变,常与实变区相连,偶可独立存在。如患病时间在 2 个月以上,可出现与胸膜平行的条状带。在少部分病例,还可有纵隔及肺门淋巴结肿大。Takeshi 等对 111 例嗜酸性粒细胞性肺炎患者高分辨率 CT 影像学诊断的准确性进行了分析,发现 HRCT 对慢性嗜酸性粒细胞性肺炎及变应性支气管肺曲菌病和急性嗜酸性粒细胞性肺炎的诊断准确率明显高于其他嗜酸性粒细胞性肺部疾病,其中对 ICPE 的诊断准确率可达 78%。虽然本病的临床表现是非特异性的,但根据分布于外周的肺实变阴影及 BALF 中嗜酸性细胞增多可做出诊断,仅有极少数病例需开胸肺活检,激素试验性治疗可进一步确诊。

2. 实验室检查

一般而言,外周血平均嗜酸性粒细胞计数为 $5.5 \times 10^9/L$,占白细胞计数>6%者为 88%,平均占 26%。因为常把外周血嗜酸性粒细胞增多作为特发性慢性嗜酸性粒细胞性肺炎的诊断标准之一,所以无法判断外周血细胞计数正常的特发性慢性嗜酸性粒细胞性肺炎的比例。

红细胞沉降率增快,C 反应蛋白升高,半数血清总 IgE 升高,15%>1000kU/L。约 30%以上患者可检出循环免疫复合物。有时抗核抗体阳性。尿中嗜酸性粒细胞衍生的神经毒素/蛋白 X(表示嗜酸性粒细胞脱颗粒活跃)显著升高。

3. 支气管肺泡灌洗

肺活检在诊断特发性慢性嗜酸性粒细胞性肺炎中的作用逐渐被 BAL 所替代。BALF 嗜酸性粒细胞增多为特发性慢性嗜酸性粒细胞性肺炎的特征,且出现于所有的病例,细胞分类计数平均占 58%。可伴有中性粒细胞、肥大细胞及淋巴细胞分类增高。糖皮质激素治疗数天后 BALF 嗜酸性粒细胞计数即可下降。痰中的嗜酸性粒细胞也可增多。

特发性慢性嗜酸性粒细胞性肺炎 BALF 嗜酸性粒细胞呈现激活特征,如释放被巨噬细胞吞噬的嗜酸性粒细胞蛋白、嗜酸性粒细胞阳离子蛋白及嗜酸性粒细胞衍生的神经毒素升高。BALF 嗜酸性粒细胞 HLA-DR 的表达率为 86%,而血液中的表达率为 7%,提示嗜酸性粒细胞的激活主要局限于肺组织中。BALF 中的淋巴细胞主要是 CD4+T 细胞,这些细胞表达记忆性 T 细胞(CD45RO+、CD45RA-及 CD62L-)活化表面抗原。许多细胞因子参与向肺组织募集嗜酸性粒细胞的过程,它们有助于抑制 Fas 诱导的嗜酸性粒细胞凋亡。

(五)鉴别诊断

尽管特发性慢性嗜酸性粒细胞性肺炎不是系统性疾病,但也偶见孤立、不太严重的肺外表现,如关节痛、心电图出现 ST-T 改变、心包炎、肝功能异常、肝活检发现嗜酸性粒细胞性损害、多发性单神经炎、腹泻、皮肤结节、皮肤免疫复合物性血管炎及嗜酸性粒细胞性肠炎等。这些表现提示特发性慢性嗜酸性粒细胞性肺炎与变应性肉芽肿性血管炎之间存在重叠。变应性肉芽肿性血管炎可能表现为类似于特发性慢性嗜酸性粒细胞性肺炎,因为患者经常使用糖皮质激素从而避免了显性系统性血管炎的发生。据报道,有些肺外表现特别多(占 30%)的特发性慢性嗜酸性粒细胞性肺炎与变应性肉芽肿性血管炎很容易混淆,随访发现服用糖皮质激素后无一例发展为典型的变应性肉芽肿性血管炎或特发性嗜酸性粒细胞增多综合征。

(六)治疗

全身应用糖皮质激素为 ICEP 的首选治疗。预后根据治疗反应有三种情况:第一种为约 10%的病情轻微患者不用药物可自行缓解;第二种为 20%～40%的患者全身应用激素后病情明显缓解且不复发;第三种为约 50%以上的患者出现复发。疗程一般需要 6 个月,复发患者及合并哮喘患者用药时间更长。口服泼尼松起始剂量 $0.5～1mg/(kg \cdot d)$,症状好转、肺内病灶吸收考虑减量,此过程一般为 2～3 周,然后 2.5～15mg 口服维持,但减量、维持治疗剂量及疗程应视个体情况而定。近年有报道用吸入型糖皮质激素起始和维持治疗,但疗效不确切,目前不推荐。Gal-9 抗体在基础研究中已显现良好的作用,但在临床上尚未证实,将来或可成为 ICEP 新的治疗手段。ICEP 预后良好,偶可发展为肺纤维化和蜂窝肺。

四、特发性嗜酸性粒细胞增多综合征

特发性嗜酸性粒细胞增多综合征(IHES)是一种罕见的疾病,表现为原因不明的嗜酸性粒细胞明显增多,同时伴有多个脏器功能异常。诊断标准包括长达 6 个月以上外周血嗜酸性粒细胞持续升高($1500/mm^3$);无寄生虫感染、变态反应及其他已知原因嗜酸性粒细胞增多的证据;多器官受累和多脏器功能异常。

(一)病因和病理

IHES 病因不明,多于 30～40 岁时起病,男女发病比为 7:1。心脏和中枢神经系统特别容易受累,心脏受累包括心内膜纤维化、限制性心肌病、心瓣膜病变及附壁血栓形成等。高达 40%患者可出现肺部病变,多数与心力衰竭导致的肺水肿有关。也有报道可出现血栓栓塞性疾病、周围神经病变,胃肠道、肾脏、皮肤和关节受累等。BALF 中嗜酸性粒细胞可高达 73%。组织病理学检查会发现 IHES 患者组织中包括肺大量嗜酸性粒细胞浸润聚集,伴有组织结构破坏和坏死。

(二)临床表现

IHES 临床表现复杂多样,症状体征缺乏特异性。影像学检查也不具特征性,肺部可以呈局灶性或弥散性,也可以呈间质性或肺泡浸润性,大多数肺部阴影与严重心力衰竭有关。50%左右患者可出现胸腔积液。CT 上呈伴或不伴周围毛云雾样改变的结节,或者是局限性或弥散性磨玻璃样影。IHES 影像学上的鉴别诊断与勒夫勒综合征(嗜酸性粒细胞性增多性心内膜炎)相类似。

(三)诊断

IHES 由 Hardy 等于 1968 年首次报道。1975 年 Chusid 等提出了具体的诊断标准:①嗜酸性粒细胞绝对数高于 $1.5×10^9/L$,持续 6 个月以上或因嗜酸性粒细胞增高于 6 个月内死亡;②有多系统及多脏器受累的证据;③未发现引起嗜酸性粒细胞增多的常见原因。此后,国内外均应用此诊断标准。

(四)鉴别诊断

IHES 临床表现复杂多样,症状体征缺乏特异性,而临床上反应性或继发性嗜酸性粒细胞增多的原因又很多,故首诊常易误诊。临床上诊断 IHES 首先要排除引起反应性或继发性嗜酸性粒细胞增多的疾病。①寄生虫感染,如蛔虫病、钩虫病、丝虫病、血吸虫病、肺吸虫病、华支睾吸虫病、类圆线虫病、旋毛虫病等。某些寄生虫病大便常规不一定能找到虫卵,血清学及 PCR 方法有助于病原诊断。②变态反应性疾病,如支气管哮喘、荨麻疹、血管神经性水肿、药物过敏等。③药物所致嗜酸性粒细胞增多。④某些感染伴嗜酸性粒细胞增多,如结核、猫抓病、艾滋病、念珠菌感染等。⑤皮肤病伴嗜酸性粒细胞增多。⑥血液病伴嗜酸性粒细胞增多,如急性单核细胞性白血病、慢性骨髓性白血病、真性红细胞增多症、霍奇金病、非霍奇金淋巴瘤、血管免疫母细胞淋巴结病、恶性组织细胞病、多发性骨髓瘤、γ_2 重链病等均可伴嗜酸性粒细胞增多,但只是伴发,应有原发病症状体征。⑦恶性肿瘤,约 0.5% 伴有嗜酸性粒细胞增多。⑧风湿性疾病伴嗜酸性粒细胞增多,如类风湿关节炎、系统性红斑狼疮、皮肌炎、血管炎、结节性多动脉炎,均应有相应临床表现、血清学及病理改变。⑨肺嗜酸性粒细胞浸润综合征,包括单纯性肺嗜酸性粒细胞浸润症、慢性持久性肺浸润嗜酸性粒细胞增多、慢性哮喘性肺浸润嗜酸性粒细胞增多、热带肺嗜酸性粒细胞浸润症和流行性嗜酸性粒细胞增多症。⑩变应性肉芽肿性血管炎,典型者有哮喘,嗜酸性粒细胞增多,坏死性血管炎及血管外肉芽肿形成四联征,病理活检有助于鉴别。⑪嗜酸性粒细胞性胃肠炎(变应性胃肠炎)。⑫嗜酸性粒细胞性白血病,本病与 IHES 临床上均可累及多脏器,某些 IHES 也存在克隆性证据,鉴别比较困难,但前者可有白血病的一般特征,如骨髓和(或)外周血原始细胞增多,细胞遗传学可有 8 号、10 号、16 号染色体异常,细胞培养示嗜酸性粒细胞集落增加,对化疗反应差,存活期短,激素治疗也不能改变病程。

(五)治疗

治疗措施应个体化,以达到控制器官损害,延长生存期的目的。Parrillo 等提出如果无脏器浸润可不进行特殊治疗,只需定期观察。对有脏器浸润的病例首选糖皮质激素治疗。糖皮质激素无效者可用羟基脲或长春新碱。最近,国外报道生物反应调节剂如 α_2 干扰素能抑制嗜酸性粒细胞生成,最小剂量 300 万 U,皮下注射,3 次/周,持续数月,可达长期缓解,对耐药患者仍有效,也可作为一线用药。环孢素也可试用。白细胞去除术可去除血中大量嗜酸性粒细胞,但作用短暂。有血栓栓塞或心室内血栓形成者,可用抗凝药及抗血小板药物。脾切除术适用于巨脾、脾梗死、脾功能亢进及脾破裂者。有明显心脏瓣膜损伤、心内膜血栓形成可行瓣膜置换或修补术。

五、支气管中心性肉芽肿病

支气管中心性肉芽肿病(BG)是一种罕见的疾病,主要表现为支气管或细支气管上皮坏死性肉芽肿病变,周围肺组织呈慢性炎症改变。约 1/3 患者有组织中嗜酸性粒细胞增多,且往往伴有哮喘发作、外周嗜酸性粒细胞增高、组织病理检中见到真菌菌丝和痰培养时曲霉菌阳性。这些患者组织病理检时可类似于 ABPA。另外,2/3 患者肺部病变中可能是中性粒细胞增加而非嗜酸性粒细胞增加,并且不伴有哮喘发作。在无哮喘发作的患者中,BG 的病因往往不清楚。

(一)病因

支气管中心性肉芽肿病病因不明,可能与病毒、细菌、衣原体、侵袭性霉菌感染及免疫复合物沉积有关,在支气管树处形成溃疡及肉芽肿浸润病变。

(二)病理

支气管中心性肉芽肿主要为侵犯支气管和细支气管的肉芽肿性疾病,有时累及肺组织,但不侵犯肺外组织。主要病理改变在小支气管及细支气管,小支气管及细支气管充满白色坏死组织,在坏死性肉芽肿周围环绕上皮样细胞。哮喘患者以嗜酸性粒细胞浸润为主,而非哮喘患者则以浆细胞、淋巴细胞浸润为主。近肉芽组织的肺动脉有淋巴细胞及浆细胞浸润。支气管黏膜下有浆细胞、淋巴细胞及嗜酸性粒细胞浸润,大支气管内有黏液性栓子存在。

(三)临床表现

本病症状较胸部其他肉芽肿性疾病为轻,早期仅有急性支气管炎症状,主要表现为咳嗽,呈阵发性刺激性咳嗽,咳痰不多,为少许黏液痰;发热,以低热为主,但可出现高热、胸痛及活动后气促,少数患者可出现痰中带血,这与本组病例早期症状相符。病变早期 X 线片表现无异常或仅有肺纹理增粗,当病变进展到支气管出现气道阻塞时患者表现为胸闷、气促及病变侧呼吸音明显减低体征,并可闻及湿啰音,X 线片表现类似支气管曲霉菌病及支气管黏栓症,有肺叶及肺段实质性浸润及肺不张。BG 的影像学表现无特征性,主要有两种较典型的表现,即结节影或块影(占 60%)和肺炎性实变影(27%)。多为单侧(73%),尤其以上叶多见(60%)。CT 表现为局灶性块影或伴肺不张的肺叶实变。若疑为支气管中心性肉芽肿病,应立即行纤维支气管镜检查及病变处活检,这是目前诊断支气管中心性肉芽肿病最可靠的方法。

(四)治疗

激素治疗本病疗效甚佳,但可复发。首先用大剂量激素冲击治疗,1 个月后进行纤维支气管镜复查,支气管开口逐渐增大则减量,若临床症状基本消失、胸片复查基本正常可停用激素。由于支气管阻塞可引起继发性肺部感染,抗生素应提倡早期、足量、联合应用,同时还应予祛痰、对症及加强全身支持治疗,这样更有利于病变的吸收及消散,以达到治愈目的。

六、变应性肉芽肿性血管炎

变应性肉芽肿性血管炎(AGA),是一种以哮喘、嗜酸性粒细胞增多、嗜酸性粒细胞性坏死性血管炎伴有坏死性肉芽肿为特征的系统性小血管炎。1951 年由 Churg 和 Strauss 首先描述。以下 6 个标准中出现 4 个及以上时可以考虑为 AGA:哮喘、外周血嗜酸性粒细胞>10%、神经病变、移行性或一过性肺部阴影、鼻窦异常、病理检查示血管外嗜酸性粒细胞浸润。

(一)病因

变应性肉芽肿性血管炎病因仍不清楚,由于部分患者可出现哮喘、嗜酸性粒细胞增加和血清 IgE 水平增高等提示其与免疫反应或变态反应有关。最近有研究认为治疗哮喘的白三烯受体拮抗药可能与变应性肉芽肿性血管炎有关。哮喘发作是变应性肉芽肿性血管炎的一个重要特征,但其发病年龄相对于普通哮喘患者来说较晚;另外支气管哮喘患者外周血嗜酸性粒细胞也可增多,但常不超过 $0.8×10^9/L$,变应性肉芽肿性血管炎者则高得多。

(二)病理

典型病理改变:①嗜酸性粒细胞组织浸润;②坏死性血管炎;③血管外肉芽肿形成。以上3 种病理改变可单独或同时存在。

(三)临床表现

患者出现肺部嗜酸性粒细胞浸润或血管炎后可有发热、咳嗽、呼吸困难。约 85%患者有局灶性节段性肾小球肾炎,但病变较轻,可有血尿、蛋白尿等急性肾炎表现,少数发生急性肾衰竭。66%~75%的患者出现外周单神经病或多发性单神经病,表现为肌痛、肌力下降,深浅感觉减退。皮肤损害多见,约占 70%,表现为可触知性紫癜、红斑、皮下结节、荨麻疹等。心脏病变发生率高且严重,是最常见的死亡原因。心肌肉芽肿形成和冠状动脉血管炎可导致充血性心力衰竭、心律失常、心内膜炎、心包积液和限制性心肌病。全身症状可有发热、乏力、食欲缺乏、全身不适及体重减轻。体温超过 38℃，持续 3 周以上。

影像学上，变应性肉芽肿性血管炎常呈双侧非节段性实变影或呈网格结节状阴影。薄层CT 扫描可以发现胸膜下磨玻璃样阴影或肺叶分布的实变影，小叶中心性结节，支气管壁增厚和小叶间隔增厚等。少见的表现有肺气肿、纵隔或肺门淋巴腺病、胸膜腔或心包腔积液等。需要与 CEP 和其他类型肺血管炎和肉芽肿病相鉴别。在 CT 上，CEP 表现为同源性周围肺野含气的实变影，而变应性肉芽肿性血管炎的肺实变影则倾向于呈肺叶分布，常有小叶中心性结节形成，周围呈磨玻璃样变。韦格纳肉芽肿病、淋巴瘤样肉芽肿病和坏死性结节性肉芽肿病常表现为可伴有空洞形成单个或多个结节，而变应性肉芽肿性血管炎常表现为周围肺实变，多个结节很少见。

（四）诊断

1990 年，美国风湿病协会（ACR）制定的诊断标准为符合以下 6 个条件中的 4 个者可诊断AGA：①哮喘；②嗜酸性粒细胞＞10％；③单神经炎、多神经炎或多发性神经炎；④X 线表现为非固定的肺部浸润；⑤鼻旁窦异常；⑥活检示血管以外的嗜酸性粒细胞浸润。活检仍然是诊断的"金标准"。原来的开胸肺活检已被针吸活检所代替。

（五）治疗

多数患者经激素治疗效果良好，一般轻中度患者可口服泼尼松 40～80mg 直至症状好转。胸部 X 线、外周血嗜酸性粒细胞计数、红细胞沉降率、C 反应蛋白等指标显示病情活动得到控制 1 个月后逐渐减量，维持治疗 1 年以上。减量时要慢，如症状反复，激素需改回原量或适当加大剂量。近年来强调早期大剂量激素冲击治疗，尤其是急性期、有多脏器受累者，给予甲泼尼龙 1g，每日静脉滴注 1 次，连续使用 3 天，后改为泼尼松 80mg/d，连续服用 1～15 个月后逐渐减量。免疫抑制药可提高缓解率，协助激素减量或停药，并降低复发率。以下 3 种情况，需加用免疫抑制药：①对激素治疗反应差或产生依赖的患者；②有严重合并症的患者，如进展性肾衰竭或心脏受累的患者；③出现与疾病进展相关的合并症，如血管炎伴有周围神经病。常用环磷酰胺或硫唑嘌呤。若对环磷酰胺或硫唑嘌呤反应差，可在激素基础上加用环孢素，疗程也不应少于 1 年。无效者可考虑血浆置换。

七、寄生虫感染

寄生虫感染可能是嗜酸性粒细胞性肺炎最常见的原因。寄生虫性嗜酸性粒细胞性肺炎主要由感染蠕虫，特别是线虫（蛔虫）所致。肺病理检查有时可发现寄生虫。

（一）热带嗜酸性粒细胞增多症

1. 临床表现

热带嗜酸性粒细胞增多症的特点是严重的间歇性支气管炎、白细胞计数增多及外周血嗜酸性粒细胞增多。多见于 20～30 岁，以男性为多。报道最多的为印度人，偶见于生活在北美或欧洲地区的印度或亚洲人。热带嗜酸性粒细胞增多症是热带地方性丝虫病流行地区咳嗽最常见的原因之一。干咳，夜间（尤其是早晨 1：00～5：00）加重，常伴有呼气性呼吸困难及哮鸣音。常见发热、体重减轻及食欲缺乏。痰中可见嗜酸性粒细胞，有时可见 Charcot-Leyden晶体。X 线片可见双肺弥散性阴影。

2. 病机

热带嗜酸性粒细胞增多症由丝虫属的班氏线虫及马来布鲁线虫所致。全球感染 1.5 亿人以上。本病为亚洲、南太平洋、西太平洋及非洲海岸等热带及亚热带地区地方性疾病，南美洲及中美洲较少见。成年蠕虫寄生于淋巴管导致淋巴阻塞，出现象皮肿。寄生虫通过蚊子将幼虫传播给人类，幼虫在 6～12 个月内发育成成虫。微丝蚴从营养丰富的子宫进入血液循环，然后被蚊子摄入体内。

热带嗜酸性粒细胞增多症通常没有淋巴管丝虫病的表现。血液或肺中一般见不到微丝蚴。循环中的微丝蚴被血管系统俘获，释放抗原性物质，进一步启动肺脏的炎性反应。热带嗜酸性粒细胞增多症的临床表现主要是宿主对寄生虫的免疫反应。

本病的早期（<2 周）尽管外周血嗜酸性粒细胞很高，但肺组织中嗜酸性粒细胞浸润并不显著，组织细胞浸润却很明显。热带嗜酸性粒细胞性肺炎 1～3 个月可出现嗜酸性肺炎，可见嗜酸性粒细胞形成的脓肿及由异物巨细胞、成纤维细胞及类上皮细胞形成的肉芽肿。肉芽肿周围可见明显的嗜酸性粒细胞浸润。若不治疗，5 年后最终发展成伴有组织细胞浸润的肺纤维化。

3. 实验室检查及辅助检查

外周血嗜酸性粒细胞显著增多，所有的病例均 $>2\times10^9/L$，有些甚至可 $>60\times10^9/L$。IgE 水平升高。同所有的丝虫病患者一样，抗丝虫 IgG 抗体升高。BALF 嗜酸性粒细胞平均占 54%，并且有明显的脱颗粒现象。BALF 中嗜酸性粒细胞衍生的神经毒素水平升高，提示它可能在热带嗜酸性粒细胞增多症的发病中起重要作用。乙胺嗪治疗后 2 周内 BALF 中嗜酸性粒细胞下降，外周血嗜酸性粒细胞也迅速减少。

1 年后约 2/3 的病例可见肺基底部不规则阴影。CT 上多数患者可见网状结节影，可伴有支气管扩张、气体潴留及纵隔淋巴结肿大等征象。

约 1/4 的患者肺功能检查表现为限制性通气功能障碍合并可逆性阻塞性通气功能障碍及低氧血症。

外周血中无法检测到微丝蚴，因此不能据此诊断。根据患者的疫区居住史，结合临床、流行病学及实验室检查：外周血嗜酸性粒细胞增多（$3\times10^9/L$）并持续数周，IgE 水平 $>10\ 000$ ng/mL 及抗丝虫 IgG 显著升高，即可作出诊断。治疗数周后临床症状得到改善也进一步支持诊断。

4. 治疗

乙胺嗪可杀灭微丝蚴及成虫期蠕虫，乙胺嗪是治疗热带嗜酸性粒细胞增多症唯一有效的药物。加用糖皮质激素可能有益。

（二）蛔虫性肺炎及单纯性肺嗜酸性粒细胞增多症

1932 年，Loeffler 首次报道了一组以轻微呼吸道症状、外周血嗜酸性粒细胞增多及 X 线片呈一过性、游走性肺浸润为特征的临床综合征，即吕弗勒综合征或单纯性肺嗜酸性粒细胞增多症。本病大多由机体对蛔虫过敏所致，但其他寄生虫感染、真菌、药物及化学物质也可引起。近 1/3 的患者发病原因不明。

任何年龄均可患本病。其临床特点是低热、干咳、轻到重度呼吸困难，偶有咯血。呼吸道症状常呈自限性，多在 1～2 周内消失。外周血嗜酸性粒细胞中度以上增多，可在呼吸道症状消失后达峰值。若咳痰，痰中常可见嗜酸性粒细胞。胸部 X 线片可见一过性、游走性、呈非段性分布的肺间质及肺泡浸润,通常位于肺的周边或邻近胸膜。肺功能呈轻度至中度的限制性通气功能障碍,一氧化碳弥散功能下降。

人蛔虫所致的单纯性肺嗜酸性粒细胞增多症,其肺部症状被认为是由蛔虫幼虫所致的过敏反应引起的。感染虫卵后,幼虫在小肠中孵化,然后穿过小肠壁进入内脏,最终进入肺循环。随后,蛔虫幼虫通过肺毛细血管进入肺泡,发育成成虫,沿大气道上行,被吞入胃肠道,在此结束其生命周期。感染虫卵后的9~12天,幼虫穿越肺脏时始出现吕弗勒综合征的肺部症状。猪蛔虫也可引起与本病几乎完全相同的临床综合征。

在本病的肺炎期,痰或胃内抽吸物中可检出蛔虫的幼虫。出现呼吸道症状后8周内粪便中通常检不出蛔虫卵或成虫。本病的确诊不需肺活检。肺组织的典型表现是肺间质及肺泡-毛细血管单位可见嗜酸性粒细胞浸润。

鉴于许多寄生虫感染及药物反应均可导致单纯性肺嗜酸性粒细胞增多症,因此确定病因甚为重要。肺部症状通常具有自限性,可适当应用支气管扩张剂以缓解症状,通常不必应用糖皮质激素。蛔虫所致者应口服甲苯达唑,每次100mg,一天2次,连服3天,以预防呼吸道症状出现。8周后可能出现的营养不良、腹泻、腹痛、小肠梗阻等蛔虫感染所致的胃肠道症状。鉴于本病早期粪便中无法检出虫卵及成虫,2~3个月后应进行随访。

(三)幼虫移行综合征

人内脏幼虫移行综合征是一种由犬弓蛔虫引起的动物传染性疾病,很多犬科动物可感染这种寄生虫。世界上所有的温带和热带地区均可见弓蛔虫病。犬感染后雌性蛔虫所产的虫卵通过粪便排出。城市公共运动场地常被弓蛔虫卵污染,儿童(尤其是有食土癖的儿童)在这些地方玩耍就会被感染。感染虫卵后,虫卵在肠中孵化,通过门静脉循环移行,侵犯肝脏、肺及其他脏器。在人类,寄生虫的发育停滞于幼虫期。

内脏幼虫移行综合征主要发生于儿童,大多数患者因没有症状而漏诊。症状有发热、咳嗽、喘息、呼吸困难、抽搐及疲劳。约80%的患者有肺部症状,表现为咳嗽、喘息及呼吸困难。约50%有肺部症状的患者X线片可见肺部阴影。肺部症状严重者(约占17%),应用糖皮质激素可能受益。

尽管弓蛔虫病成人不常见,但有时也可导致严重的、甚至需要机械通气的伴有嗜酸性粒细胞增多的肺疾病,表现为发热、呼吸困难及X线片出现肺部阴影,可闻及哮鸣音或啰音。发病时或发病数天后外周血嗜酸性粒细胞增多。BALF中嗜酸性粒细胞分类计数升高。弓蛔虫病可以通过血清学检查,特别是酶联免疫吸附试验(ELISA)作出诊断。

内脏幼虫移行综合征一般给予对症处理即可,对抗蠕虫药物的疗效尚存争议。对于肺损害严重者,糖皮质激素可能有益。

(四)粪类圆线虫感染

粪类圆线虫是一种肠道线虫,对于免疫受损的患者可造成严重的自体感染。粪类圆线虫病广泛分布于热带及亚热带。通过皮肤接触沙滩或泥土而导致人类感染。幼虫通过血液循环到肺,再进入肺泡,沿气管上行,然后被吞下,在小肠寄居并成熟。雌虫产卵孵化成幼虫,与粪便一起排出体外。新近感染的患者血中嗜酸性粒细胞通常增高,但弥散性患者一般不高。粪类圆线虫感染可持续数年,并可导致严重的、可侵犯所有器官的弥散性粪类圆线虫病,即高度感染综合征,免疫功能受抑制的患者更容易发生。

急性感染后当幼虫移行至肺时可出现单纯性肺嗜酸性粒细胞增多症。生活在或游历过粪类圆线虫病疫区的患者出现外周血嗜酸性粒细胞增多、肺炎、支气管痉挛或支气管炎、腹痛或腹泻时常提示粪类圆线虫病可能。

约 20％的粪类圆线虫病住院患者同时存在其他慢性肺病。接受糖皮质激素治疗的慢性阻塞性肺疾病或支气管哮喘患者及其他原因所致的免疫缺陷患者存在发生高度感染综合征的风险,临床表现为发热、咳嗽、喘息及呼吸困难、腹痛、肠梗阻或小肠阻塞、黄疸、脑膜炎等。有或无外周血嗜酸性粒细胞增多。双肺出现片状影。BALF 或痰中可发现杆状蚴。

粪便及其他分泌物或组织标本(如痰及 BALF)中发现幼虫可确诊为粪类圆线虫病。酶联免疫吸附试验(ELISA)可能有助于本病的诊断及筛查。

因本病有发生持续数年的高度感染综合征的危险,所有感染人群均应使用噻苯达唑。

(王 婷)

第四章　结核病

第一节　肺结核

肺结核是一种由结核分枝杆菌引起的慢性呼吸道传染病,曾经肆虐全球,被视为"白色瘟疫"。20 世纪 40 年代后随着链霉素、异烟肼、对氨基水杨酸以及利福平等抗结核药物的先后问世,结核病进入了化学治疗(以下简称为化疗)时代,在联合化疗原则和现代结核病控制策略 DOTS 指导下,结核病的治愈率可达到 95% 以上。但 20 世纪 80 年代中期以后,结核病出现了全球恶化趋势。其原因是人类免疫缺陷病毒(HIV)感染的流行、多重耐药结核分枝杆菌感染的增多、贫穷、人口增长和移民等因素的影响,致使世界卫生组织(WHO)于 1993 年发布结核病处于"全球紧急状态"的警示。

根据世界卫生组织的估算,目前,全球已有 20 亿人感染结核分枝杆菌,活动性结核患者数达 1500 万,每年新发结核患者达 800 万～1000 万,有 180 万人因结核病死亡。我国是全球 22 个结核病流行严重的国家之一,同时也是全球 27 个耐多药结核病流行严重的国家之一。目前,我国结核病年发患者数约为 130 万,占全球年发患者数的 14.3%,位居全球第 2 位。2010 年全国第五次结核病流行病学调查结果显示我国 15 岁及以上人群肺结核的患病率为459/10 万人,其中传染性肺结核患病率为 66/10 万人;肺结核疫情地区间差异显著,西部地区传染性肺结核患病率约为中部地区的 1.7 倍和东部地区的 2.4 倍,农村地区患病率约为城镇地区的 1.6 倍。

一、病原学

结核分枝杆菌的生物学特性如下。

1. 多形性

典型的结核分枝杆菌是细长稍弯曲、两端圆形的杆菌,大小为$(0.3～0.6)\mu m \times (1～4)\mu m$,单个排列,或偶呈串状,呈蜿蜒样同轴向平行索状生长,似有分枝生长倾向。在不同生长环境中,结核分枝杆菌可以改变代谢途径,呈现多种形态,以适应环境。临床样本中常见串珠状颗粒存在,也可呈现为 T、V、Y 字形及丝状、球状、棒状等多种形态。

2. 抗酸染色性

结核分枝杆菌富脂质外壁,特别是细胞壁的分支菌酸决定了其抗酸染色性,可抵抗盐酸乙醇的脱色作用,故称为抗酸杆菌。但其胞壁损伤也会降低着色的抗酸性。抗酸染色性并不是一个完全稳定的特性,可随着分支菌酸的变化而变化。有报道指出,在缺乏甘油、某些糖苷等成分的人工培养物和陈旧培养物,以及干酪性病灶、冷性脓肿中的菌体,特别是异型相如 L型、颗粒型结核分枝杆菌中显示出抗酸染色性的减弱甚至完全丧失。非结核分枝杆菌、奴卡菌、红球菌属、短棒杆菌属也有不同程度的抗酸染色的特性。因此"抗酸杆菌"的概念不完全等同于结核分枝杆菌,尚需做进一步的菌种鉴定。

3. 生长缓慢

结核分枝杆菌是兼性需氧菌,生长缓慢,代增时间为 14～20 小时。结核分枝杆菌对营养有特殊要求,5%～10%的CO_2能刺激其生长,适宜生长温度为37℃,培养时间耗时长,一般2～4周才能形成菌落。

4.抵抗力强

结核分枝杆菌对干燥、冷、酸、碱等抵抗力强。湿热80℃5分钟、95℃1分钟或煮沸100℃5分钟可杀死结核分枝杆菌;5%碳酸或1.5%甲酚(煤酚)溶液需要24小时才可以杀死痰标本中的结核分枝杆菌;70%乙醇2分钟内可杀死结核分枝杆菌;太阳光直射下痰中结核分枝杆菌经2～7小时即可被杀死,10W紫外线灯距照射物0.5～1m,照射30分钟具有明显杀菌作用。

5.菌体结构复杂

结核分枝杆菌菌体结构复杂,主要由类脂质、蛋白质和多糖类组成,与结核分枝杆菌的免疫原性及致病力密切相关。结核分枝杆菌致病一方面由细菌的直接侵袭导致,另一方面由感染机体对结核分枝杆菌菌体蛋白产生的变态反应造成的免疫损伤导致。

6.耐药性严重

由于结核分枝杆菌缺乏碱基错配修复机制,使细菌在复制过程中出现的错配突变得到更多的固定,导致高耐药频率的现象。一旦抗结核药物作用的靶位发生突变,就很容易固定下来,从而表现对该药物的耐药,因此多个药物作用靶位突变累积的结果是对多种药物耐药。在自然菌群中,天然存在少量耐药突变菌。如治疗过程中单用一种药物或药物搭配不当,致使菌群中大量敏感菌被杀死,但少量自然耐药变异菌仍存活,并不断繁殖,最后完全替代敏感菌而成为病灶中的优势菌群,即发展成为耐药结核病。

二、病机和病理

(一)病机

1.结核杆菌感染

当结核杆菌经呼吸道被吸入抵达近胸膜的远端呼吸性细支气管或肺泡内,能否引起感染取决于吸入结核杆菌的数量、结核杆菌的毒力和宿主肺泡巨噬细胞(AM)固有的杀菌能力等。结核杆菌如能克服AM的防御作用,则可在AM内缓慢繁殖(每25～32小时繁殖1次),2～12周后结核杆菌繁殖至10^3～10^4时,则可诱导机体产生相应的细胞免疫反应。结核菌素纯蛋白衍生物(PPD)皮肤试验阳性,提示机体已感染了结核杆菌。在细胞介导免疫反应(CMI)形成前,结核杆菌可通过淋巴管、肺门、纵隔淋巴结乃至通过血液循环形成早期菌血症而弥散至身体各处。最易受累及的是氧分压较高的脑、长骨骨骺、肾、脊柱椎体、淋巴结和肺上叶,感染局部可愈合形成静止的纤维钙化灶,成为以后再活动的根源。宿主受结核杆菌感染后发病者占10%左右,发病者中近半数在感染后半年至2年内发病,其余则在机体抵抗力低下时发病,而90%感染者可保持终身不发病。

2.原发综合征的发生及发展

被吸入的结核杆菌在肺内沉积,结核杆菌繁殖,在局部形成病变(原发灶——恭氏灶,Gohn灶)的同时,结核杆菌被未活化的AM吞噬、在AM内繁殖,并经淋巴管运送至相应的肺门及纵隔淋巴结形成病变。形成包括原发灶、淋巴管、淋巴结病变组成的原发综合征。被感染的AM可释放趋化因子,使更多的AM及循环单核细胞趋化至患处,AM内结核杆菌继续繁殖,呈对数生长,AM死亡破裂释放出更多的结核杆菌和细胞碎片,导致更多的单核细胞浸润。感染结核杆菌 3 周后,宿主的细胞介导免疫反应及迟发过敏反应(DTH)开始启动,宿主 PPD 皮肤试验阳性。致敏 T 细胞的细胞因子活化巨噬细胞使其杀伤细胞内结核杆菌的能力增强,结核杆菌停止对数生长,病变局部结核结节、肉芽肿形成。在机体 DTH 的影响下,肺内及淋巴结病变可呈干酪样坏死、形成空洞,形成支气管弥散灶——卫星灶。也可直接经淋巴—血液循环弥散至全身,甚至发生威胁生命的粟粒性结核病或结核性脑膜炎。

3. 继发性肺结核

继发性肺结核可发生在初次感染结核杆菌后的任何时间。早期菌血症弥散形成的潜在病灶在机体抵抗力低下时而活动进展、发病内源性"复燃"。结核杆菌也可再次侵入引起新的感染而导致发病外源性再染。继发性肺结核的两种发病学说争议多年。随着分子生物学技术的发展,尤其是 DNA 指纹技术的发展,直接为外源性再染提供了证据。

由于机体已产生了一定的免疫力,继发性肺结核时,病变常较局限且发展较缓慢,较少发生全身弥散,但局部病变易渗出、干酪样坏死乃至空洞形成。

4. 宿主的免疫应答

机体的抗结核免疫反应主要是通过 T 细胞介导的巨噬细胞的细胞免疫反应。细胞免疫功能低下者为结核病的高危人群,实验证明,去除了 CD4+T 细胞的小鼠难以抵抗和控制牛分枝杆菌的感染,而将另一已致敏小鼠的 CD4+T 细胞注入后又可重获保护性免疫力。HIV(+)的结核患者随着 CD4+细胞数的降低而增加结核病的严重性,肺外结核、分枝杆菌菌血症的发生频率也随之增加,充分证明 CD4+T 细胞在结核免疫反应中的重要性。当然,T 细胞介导的免疫反应是由多种细胞参与完成的,免疫细胞间通过细胞因子介导、完成信息的相互传递而发挥作用。巨噬细胞既是结核杆菌的栖居地,又是抗原递呈细胞(APC)和效应细胞,被 AM 吞噬的结核杆菌经溶酶体酶等加工处理后产生抗原肽片段再与机体自身的 MHCⅡ类因子结合形成复合物,至 AM 细胞表面,递呈给 CD4+T 细胞的抗原识别受体,使之致敏、增生,当抗原再次进入,致敏 CD4+T 细胞活化,产生各种细胞因子如 IL-2、IL-4、IL-6、IL-8、IL-10、IFN-γ 等,从而导致单核巨噬细胞向患处趋化、聚集,发挥其抗微生物活性。至于 CD8+T 细胞则可能通过发挥其细胞毒作用与 CD4+T 细胞协同介导细胞免疫保护作用。Orme 等发现,CD8+T 细胞敲除小鼠肺内结核杆菌繁殖增加,提示其确有一定的免疫保护作用。

5. 基本特性

潜伏性、休眠性和滞留性是结核分枝杆菌的基本特性。潜伏性是指人体感染了结核杆菌后除了结核菌素皮肤试验阳性外,可不发病,无任何临床表现,但在机体免疫功能低下时发病,或稳定、治愈病灶的重新活动。休眠性是指结核杆菌的代谢和所致的病理学改变的静止状态,表明潜伏感染的宿主和病原菌间相对平衡和静止的亚临床状态。滞留性是指结核杆菌在不利环境下,在细胞内、组织内保持稳定,对环境"无反应性"的特性。这些特性可能部分解释结核病的慢性、易复发、需较长期治疗的原因。

6. 结核病的高发人群

结核病的高发人群包括感染结核杆菌患者的密切接触者、PPD 皮肤反应近期转阳者、HIV 感染/AIDS 患者、儿童、青少年结核杆菌反应强阳性者、糖尿病、硅肺病、白血病、肾功能不全者、营养不良等各种基础性疾病患者及老年人、因治疗疾病而长期使用糖皮质激素及(或)其他免疫抑制药者、贫穷、无家可归、流动人口及既往患结核病未经彻底治疗者。

(二)病理

结核病有 3 种基本病变。

1. 渗出性病变

渗出性病变表现为组织充血、水肿,中性粒细胞、淋巴细胞、单核细胞浸润,纤维蛋白渗出,还可有少量上皮样细胞、多核巨细胞,抗酸染色可发现结核杆菌。常发生于结核杆菌量多,机体 DTH 反应较强的情况,渗出性病变可完全吸收或向增生性病变转化,也可继续进展,向干酪样坏死发展。

2. 增生性病变

增生性病变的典型表现为结核结节,其中央是巨噬细胞衍生而来的多核巨细胞(郎格汉斯巨细胞),是多个细胞核呈环形或马蹄形排列于细胞一端或两端的巨大细胞,周围则由巨噬细胞转化来的上皮样细胞包围呈层状排列,其最外周则有散在分布的淋巴细胞和浆细胞,单个结核结节可相互融合。结核肉芽肿是一种增生性病变,由郎格汉斯巨细胞、上皮样细胞、淋巴细胞及少量中性粒细胞组成,其中可有干酪样坏死。抗酸染色可含有少量结核杆菌,是结核病的典型病理改变,常发生于机体 CMI 占主导地位,病变局限的状况。

3. 干酪样坏死

干酪样坏死是渗出病变进一步发展恶化的阶段,常呈黄色或黄白色乳酪样的固体或半固体状的组织坏死,坏死组织周围可有肉芽组织增生乃至纤维包裹成纤维干酪灶,干酪样坏死组织液化经支气管排出而形成空洞及支气管弥散灶。空洞内壁常含有 $10^8 \sim 10^9$ 个代谢旺盛的结核杆菌。

由于机体的免疫及过敏状态、入侵菌量、毒力及感染途径的不同以及对治疗的反应不同,上述 3 种病理改变可各占优势,以某种病理改变为主,也可相互转化,交错存在。消散吸收时,结核病变纤维化而形成纤维瘢痕或纤维干酪灶,也可钙化和骨化,病变稳定。因此,从某种意义上说,临床结核病是一个 T 细胞介导的保护性免疫反应与病理性免疫反应调控失衡的免疫性疾病。

三、流行病学

结核病在人群中的传播需具有 3 个要素。

(一)传染源

传染性肺结核患者排菌是结核传播的主要来源。带菌牛乳曾是重要传染源,现已很少见。但我国牧区仍需重视牛乳的卫生消毒和管理。

(二)传播途径

传播途径主要为患者与健康人之间经飞沫传播。排菌量越多,接触时间越长,危害越大;直径大小为 $1 \sim 5 \mu m$ 的飞沫最易在肺泡沉积,情绪激昂的讲话、用力咳嗽,特别是打喷嚏所产生的飞沫直径小、影响大。患者随地吐痰,痰液干燥后结核菌随尘埃飞扬,也可造成吸入感染。经消化道、胎盘、皮肤伤口感染均少见。

(三)易感人群

生活贫困、营养不良等是经济不发达社会中人群结核病高发的原因。婴幼儿、青春后期和成人早期尤其是该年龄期的女性及老年人结核病发病率较高,可能与免疫功能不全或改变有关。某些疾病如糖尿病、矽肺、胃大部分切除后、麻疹、百日咳等常易诱发结核病;免疫抑制者,尤其好发结核病。

四、肺结核的分类与临床表现

(一)分类

1. 原发型肺结核

原发型肺结核又称初染结核,初次感染后发病的肺结核。表现为肺部原发病灶,向肺门扩张的引流淋巴管和肺门或纵隔淋巴结的结核性炎症。原发型肺结核遗留的肺门或纵隔淋巴结结核转为支气管淋巴结结核。此时肺内病灶已被吸收或很不明显。多见于儿童,偶尔发生于初次感染的成年人。临床症状轻微,90%以上患者不治自愈。

2. 血行播散型肺结核

大多发生于原发感染后,病灶中的结核菌破溃进入血液循环,偶由于肺或其他脏器继发性活动性结核病灶侵蚀邻近淋巴管而引起。入侵血循环的部位不同,受侵器官也异。侵入肺静脉,经体循环引起全身性粟粒型结核。经肺动脉、支气管动脉及体静脉入侵者则引起肺内粟粒结核为主的结核病。个别情况,结核菌进入一侧肺动脉,引起一侧或一部分肺组织的粟粒性结核。

血行播散型肺结核包括急性、亚急性及慢性血行播散。急性粟粒型肺结核是由于儿童的结核菌一次或在极短期内侵入血循环引起。临床上有严重的急性中毒症状,常并发结核性脑膜炎和其他脏器结核。当少量结核菌间歇性多次入侵血循环则形成亚急性或慢性血行播散型肺结核,病变常局限于双侧肺脏的中上部。亚急性病例可有中度中毒症状及呼吸系统症状。慢性病例只有轻微的症状。

3. 继发型肺结核

由于初染后体内潜伏病灶中的结核菌更新活动和释放而发病,极少数可为外源性再感染。本型是成人肺结核的最常见类型,包括渗出性、干酪性、空洞性、结核球等多种病理变化。破坏与修补性混合病变为其主要特征。

(1)以渗出性病变为主的肺结核。机体变态反应占优势,可逆性高,临床中毒症状明显,经适当治疗后可完全吸收或仅遗留少许纤维病灶。

(2)以增生性病变为主的肺结核。机体有较强的免疫力,中毒症状较轻,治疗效果不明显。

(3)以干酪样坏死为主的肺结核。常呈急性大叶性或多数小叶性肺炎。中毒症状较重,发展较快。干酪样坏死形成多发的空洞,引起支气管弥散。痰液中含大量结核菌,常发生在机体免疫力下降时。其病理是不可逆的,最后脱水,钙质沉着,逐渐纤维化而趋向稳定。潜伏在干酪样坏死中的结核菌可为结核病进一步恶化的潜在因素。

(4)结核球型病灶。该型病灶也称结核瘤,为肺内团块状的干酪样坏死结节,周围有明显的纤维包膜,直径1.5cm以上。常为单发的。免疫力增高时可有钙盐沉积呈同心网排列,但不能全部钙化。免疫力下降时可发生液化溶解形成空洞,位于结核球的中央。

(5)空洞型肺结核。肺结核病变的干酪样坏死物质液化溶解经支气管咳出后形成空洞。根据空洞的形态分为5类。①薄壁空洞:壁厚度在0.15～0.2cm以下,当引流支气管部分阻塞产生活塞作用时,形成张力空洞。②厚壁空洞:壁厚度在0.2cm以上,常发生在上叶,炎性肉芽组织及纤维组织使洞壁增厚,空洞较难闭合。③开放愈合性空洞:由于长期抗结核治疗,结核菌已被消灭,洞壁逐渐净化而趋于治愈状态,引流支气管的上皮细胞长入洞壁一部分。④虫蚀样空洞:常发生在干酪性肺炎广泛坏死的基础上,空洞周围为干酪样坏死物质,无洞壁,有时形成多房性空洞。⑤结核球液化空洞:即空洞直径占结核球直径的1/2以上者,其洞壁为干酪样坏死组织。

4.慢性纤维空洞性肺结核

结核病变为不可逆性,肺组织破坏较显著,伴有纤维组织明显增生而造成肺组织收缩,纵隔移位,肺内出现不规则透明区,局部并发支气管扩张,受累肺组织的呼吸功能丧失,未累及的组织发生代偿性肺气肿。肺组织的破坏致使大量纤维组织增生,肺内毛细血管床破坏,最后导致肺源性心脏病。

(二)临床表现

1.全身症状

全身症状主要为毒性症状,长期低热、倦怠、乏力、夜间盗汗、食欲缺乏、体重减轻、妇女月经不调、心悸、面颊潮红等自主神经功能紊乱症状。在病灶急剧进展弥散时,常出现高热,呈稽留热或弛张热型,伴畏寒等症状。

2.呼吸系统症状

(1)咳嗽与咳痰:一般轻度咳嗽,少量黏痰,空洞患者痰量增多,合并支气管结核则咳嗽加重,刺激性呛咳,伴局限性哮鸣音。

(2)咯血:为常见的症状,1/3~1/2患者有咯血,血量不等,当病变累及血管时则咯血量增多,特别是空洞内动脉瘤破裂时常发生大咯血。咯血多、气道清除能力弱和全身衰竭等状态易导致窒息、失血性休克。

(3)胸痛:由于肺内无感觉神经,肺实质病变不会引起胸痛。部位不定的隐痛常是神经反射作用所致,随呼吸和咳嗽加重的固定性胸痛常提示胸膜受累。

(4)气急:见于肺呼吸功能显著障碍时,严重心肺功能不全者静息时也出现气急。

3.体征

肺结核体征取决于病变类型、部位或范围。粟粒型肺结核偶可并发急性呼吸窘迫综合征,表现为严重呼吸困难和顽固性低氧血症。干酪性肺结核,肺部有实变体征,听诊为支气管呼吸音和细湿啰音。浸润型肺结核好发于上肺叶尖段或后段,听诊肩胛间区细湿啰音。慢性纤维空洞型肺结核的体征为胸廓塌陷、气管和纵隔移位、叩诊浊音、呼吸音减弱、湿啰音及肺气肿征象。

五、辅助检查及实验室检查

(一)影像学诊断

影像学检查是诊断肺结核最基本的方法,可以确定病变部位、范围、性质,对评价治疗转归具有重要价值。正侧位X线胸片是常规检查方法,可以清晰显示肺内病变。肺结核病变好发于双肺上叶尖段、后段、下叶背段及后基底段,由于结核病多呈慢性经过,因此经常渗出、增生、硬结、钙化多种性质病变并存,病变进展、吸收缓慢;病变干酪液化经支气管排出后形成空洞病变,并伴有引流支气管象,病变沿支气管弥散是结核病恶化的常见表现。急性粟粒型肺结核时,肺内粟粒状阴影其分布、大小及密度均匀一致;亚急性及慢性血行播散时,多分布在上中肺野,下肺病变较少,部分病变可见钙化。

CT 检查能提供横断面的图像,减少重叠影像,可以发现隐蔽的病变而减少微小病变的漏诊;比普通胸片更早期显示微小的粟粒结节;能清晰显示各型肺结核病变特点和性质、与支气管关系、有无空洞以及准确显示病变进展或吸收好转的变化;能准确显示纵隔淋巴结有无肿大。常用于肺结核的诊断及与其他胸部疾病的鉴别诊断,也可用于引导穿刺活检、引流和介入性治疗等。

(二)细菌学诊断

1.痰涂片法

标本涂片抗酸染色法是应用最长久、最广泛、最为简便的检测结核分枝杆菌的方法。具有简便、快速、价廉、特异性高等优点,对结核病早期诊断起着重要作用。但痰标本直接涂片的阳性检出率不高,一般在 $30\%\sim40\%$,痰液中菌量必须多于 $5\times10^6/L$ 才能检出,并且与痰标本的质量、检测者的技术和责任心等有关。浓缩集菌后抗酸染色能提高检测的敏感性,敏感性可达 $60\%\sim70\%$。抗酸染色法简单易行,节约时间,但敏感性不高,并且无法区分结核分枝杆菌和非结核分枝杆菌,不能区别死菌与活菌。

2.痰结核分枝杆菌培养法

培养法结核分枝杆菌检出率高于涂片法,传统培养法采用固体培养基其中改良罗氏培养基应用最广泛,同时可以进行菌种的初步鉴定,是结核病诊断的"金标准",但需 $4\sim6$ 周才能出结果,加上药敏试验还需 4 周,费时太长,影响临床及时诊断与治疗。7H9、7H10、7H11 液体变色培养基将结果提前 $1\sim2$ 周,阳性率与改良罗氏培养基相似,但仍不能完全满足临床需要。20 世纪 80 年代,建立了结核分枝杆菌自动及半自动液体培养体系,培养时间明显缩短,包括有放射性的 BACTEC460 培养体系和无放射性的 MB/BACT、BACTEC960、MGIT 培养体系。BACTEC460 培养体系平均 9 天即可判定结果,敏感性好,培养速度快,但存在放射性污染,临床应用逐渐减少。目前临床应用较广的是 BACTEC960、MGIT,两者的敏感性和培养速度基本等同于 BACTEC460,但明显高于固体培养基,缺点是污染率稍高。

3.聚合酶链反应(PCR)和其他核酸体外扩增技术

PCR 是一种根据 DNA 复制原理设计的体外 DNA 或 RNA 扩增方法,自 1989 年引入结核病的诊断以来,很快成为结核病诊断领域中备受关注的焦点。经过数年的努力,方法不断完善,已成为快速检测结核分枝杆菌的方法。PCR 的技术操作并不复杂,但要求较高的实验室条件和技术质量控制。目前已开发出新的 PCR 技术,如反转录 PCR、巢式 PCR、单管巢式反转录 PCR、实时荧光 PCR、酶联 PCR 等,在一定程度上提高了 PCR 方法的敏感性和特异性。PCR 的特异性关键取决于所选靶序列的特异度,目前较多选用 HSP65 基因片段作为扩增的基础。PCR 的敏感性很高,一般可以检出 $1\sim100fg$ 的纯化的 DNA,相当于 $1\sim20$ 个结核分枝杆菌,PCR 还可以检出培养阴性标本中的结核分枝杆菌 DNA,从而大幅提高了以传统方法结核分枝杆菌阴性结核病诊断的准确率。但临床上存在一定的假阳性,有待进一步研究。

(三)免疫学诊断

1.结核菌素皮肤试验(TST)

TST 以结核分枝杆菌纯蛋白衍生物为抗原,0.1mL(5IU)皮内注射于前臂屈侧中上部 1/3 处,48~72 小时观察和记录结果。手指轻触硬结边缘,测量硬结的横径和纵径,得出平均直径=(横径+纵径)/2,而不是测量红晕直径,硬结为特异性变态反应。硬结直径≤4mm 为阴性,

5～9mm 为弱阳性,10～19mm 为阳性,≥20mm 或虽<20mm 但局部出现水疱和淋巴管炎为强阳性反应。

该方法最大的优点是价格低廉,操作方便,不受时间和空间的限制,可以在人群中大面积进行。但该方法存在许多不足之处,如需要受试者回访,皮试的操作和结果的解释存在主观臆断性,可能会激发记忆性免疫反应等。TST 最主要的缺点是其结果受 BCG 接种的影响。我国属结核病高发国家,实行 BCG 普遍接种的策略,使结核菌素试验方法出现了较高的假阳性率,诊断特异性较低。其次,结核菌素试验对于近期免疫受抑制的患者,特别是合并 HIV 感染、重症疾病者、年幼儿童及营养不良者,缺乏足够的敏感性。目前国内外学者通过动物模型或临床试验研究纯化抗原、合成多肽和重组蛋白,筛选在致病性结核分枝杆菌表达而 BCG 不表达的、诱导皮肤迟发型变态反应(DTH)的特异抗原,以期研发新的结核皮肤诊断试剂。

2.血清学检测

血清学诊断一般是以结核分枝杆菌菌体特异性蛋白作为抗原,检测血清中其特异性抗体的存在而对结核病做出诊断,特点是简便快速,易获得标本,但受所选用蛋白特异性及患者免疫状态等因素的限制,其敏感性及特异性均未达到理想水平,仅作为辅助性诊断依据,近年来研究较多的抗原有 38kD,脂阿拉伯甘露糖(LAM)、A60 抗原、30/31kD 等,为提高其诊断价值,不少学者主张采用数种特异性抗原联合应用,以期提高其敏感性和特异性。

3.体外干扰素 γ 检测

原理是人体初次感染结核分枝杆菌后使 T 细胞转化为记忆 T 细胞,当人体再次接触结核分枝杆菌后,会迅速产生效应 T 细胞,释放多种细胞因子,其中干扰素 γ(IFN-γ)是最关键的细胞因子。在机体外用结核分枝杆菌特异抗原刺激受试者外周血单个核细胞(PBMC),若其中含有记忆 T 细胞,就会分泌大量 IFN-γ,然后用酶联免疫吸附法(ELISA)或酶联免疫斑点(ELISPOT)法检测 IFN-γ 浓度或计数分泌 IFN-γ 的细胞数量。若其中不含有记忆 T 细胞,则不会检测到大量的 IFN-γ。体外干扰素检测最关键的是抗原的选择。目前的体外干扰素 γ 检测多采用 ESAT-6 和 CFP-10 两种结核分枝杆菌特异抗原。体外干扰素 γ 检测除特异性较高外,还有以下一些优点:结果判读较为客观,24～48 小时可完成,不需受试者回访,由于在体外操作不会激发记忆性免疫反应。但其最大的缺点是价格昂贵,在发展中国家及结核病高感染率国家应用的临床价值受到质疑。

(四)纤维支气管镜检查

纤维支气管镜检查是呼吸系统疾病的重要检查手段,也是诊断气管支气管结核的重要方法。

(1)有助于肺结核、支气管结核、肺癌的鉴别诊断,纤维支气管镜刷检活检可以显著提高结核分枝杆菌及细胞学的阳性检出率。

(2)可直接观察到支气管内的病变情况,明确气管支气管结核的临床分期,并进行镜下治疗。

(3)明确肺不张原因,通过镜下吸痰等治疗措施使肺复张。

(4)协助判断咯血原因及部位,通过镜下治疗达到止血目的。

(五)活体组织检查

活体组织检查包括浅表淋巴结活检、经纤维支气管镜活检、经皮肺穿刺活检、胸膜活检及开胸肺活检。活检可为诊断不明的肺部疾病提供可靠的细菌学及组织学诊断依据。

（六）分子生物学检查

结核分枝杆菌核酸检测阳性可以成为诊断依据。

六、诊断

尽管肺结核的主要诊断手段为 X 线检查，但必须结合病史和临床表现，对痰细菌学检查及一些必要的特殊检查进行综合分析，坚持以病原学诊断及病理学诊断为主才能得出正确的诊断。如高度怀疑肺结核，但又未获得确切依据的可行抗结核药物试验以明确诊断。

结核分枝杆菌阴性肺结核为 3 次痰涂片及 1 次痰培养阴性的肺结核。其诊断标准如下。

（1）典型肺结核的临床症状和胸部 X 线表现。

（2）抗结核治疗有效。

（3）临床上可排除其他非结核性肺部疾患。

（4）结核菌素（PPD5TU）皮肤试验强阳性；血清抗结核抗体阳性。

（5）痰结核菌 PCR＋探针检测阳性。

（6）肺外组织病理检查证实结核病变。

（7）BAIJF 检出抗酸杆菌。

（8）支气管或肺部组织检查证实为结核性病变。

存在肺部疾患具备（1）～（6）条中 3 项或（7）～（8）条中任何 1 项可确诊。但是肺结核尤其是结核分枝杆菌阴性肺结核需结合临床进行综合诊断。还需注意与其他疾病鉴别。

七、鉴别诊断

不同类型肺结核的 X 线表现各异，需要鉴别的疾病也不同。

（一）原发型肺结核

X 线特征表现为纵隔和肺门淋巴结肿大，需要与淋巴瘤，主要包括淋巴肉瘤、霍奇金病和淋巴性白血病、胸内结节病、中心型支气管肺癌、纵隔淋巴结转移癌和各类纵隔肿瘤鉴别。

（二）血行播散型肺结核

重度毒血症状而早期 X 线特征显示不清楚时当与伤寒、败血症相鉴别。肺部粟粒病变需与细支气管肺泡癌、肺淋巴管癌、肺部转移癌、含铁血黄素沉着症、各类肺泡炎、尘肺、肺间质纤维化等进行鉴别。

（三）浸润型肺结核

与各类细菌性和非细菌性肺炎易于混淆。肺结核空洞需与肺脓肿、坏死性肉芽肿、癌性空洞等相鉴别。肺结核薄壁空洞需与肺囊肿和囊性支气管扩张相鉴别。肺部结核球应与肺癌、肺部良性肿瘤、肺部转移癌、肺部炎性假瘤、肺包虫病、动静脉瘘等加以鉴别。

（四）慢性纤维空洞型肺结核

X 线表现为肺纤维化，不规则的空洞，局部肺体积缩小，气管纵隔移位等。需与慢性肺脓肿、肺不张、明显的胸膜肥厚和放射性肺炎等相鉴别。

（五）特殊人群和不典型肺结核

某些特殊人群患肺结核可在症状、体征和胸部 X 线表现及临床病程等方面与一般肺结核患者有不同特点，称为"不典型肺结核"，易延误诊断。

1. 无反应性结核

无反应性结核也称暴发性结核性败血症。为一种严重的单核巨噬细胞系统结核病,见于免疫功能极度低下患者。首先出现持续高热、骨髓抑制或呈类白血病反应。肝、脾、淋巴结、肺、肾、骨髓严重干酪性坏死病变,含有大量结核菌,而 X 线表现往往很不明显,出现时间明显延长或长时间表现为无典型的粟粒样病变改变,呈均质性片絮状阴影,常位于非结核病好发部位。

2. 结核性关节风湿症与结节性红斑等变态反应性表现

结核性关节风湿症与结节性红斑等变态反应性表现多见于年轻女性,多发四肢大关节疼痛或炎症。四肢伸侧面及踝关节附近反复出现结节红斑及环形红斑,春季好发,抗结核治疗有效。

3. 艾滋病合并肺结核

艾滋病合并肺结核可表现为肺门、纵隔淋巴结肿大、中下肺野浸润病变多,并缺乏空洞等特征,类似原发肺结核表现,且有合并胸膜炎与肺外结核、PPD 试验阴性等特点。

4. 糖尿病、硅肺病合并结核

糖尿病、硅肺病合并结核时 X 线特点以渗出性、干酪样病变为主,呈大片状、巨块状,易形成空洞,病变进展迅速,治疗效果差。尽早有效控制糖尿病,同时予以抗结核治疗。

5. 肺结核合并肺癌

两者常合并存在,有报道肺结核纤维瘢痕组织可致癌变,肺结核合并肺癌可发生在结核邻近部位或肺部不相关部位。X 线胸片出现新病灶,特别是孤立结节灶、肺不张、肺门增大、胸腔积液等征象应考虑合并肺癌的可能,应做相应检查及早确诊。手术治疗为首选方案。抗癌化疗为姑息性治疗手段,放疗可促使结核恶化不宜采用。

6. 肺结核与妊娠分娩

肺结核患者伴妊娠,选用化疗药物时应避免对胎儿的影响,INH、EMB、PZA 对母亲与胎儿是安全的。RFP 对动物有致畸作用,但在人类未被证实,故妊娠 3 个月内禁用,妊娠 3 个月后慎用。禁用 SM 等氨基糖苷类抗生素,以防止发生先天性耳聋。喹诺酮类药物对胎儿软骨发育有影响,ETH 也有致畸作用,均不宜采用。药物在乳汁中浓度很低,产后可进行母乳喂养。肺结核患者妊娠后采用化疗控制不是人工流产的禁忌证。

八、肺结核的化疗

现代结核病化疗的重要内容,是在化疗理论的基础上正确选择用药,制订合理的化疗方案,遵循治疗原则和科学管理。化疗方案的制订和选择应以患者结核病的类型、病程、既往用药情况、药品敏感种类、患者肝肾功能的具体情况而定。尽管结核病在结核分枝杆菌生物学特性和病理变化复杂性的影响下,其治疗变得异常困难和复杂,然而合理化疗仍是治愈患者、消除传染和控制结核病流行的最有效措施。化疗的成功必须贯彻"早期、联合、规律、适量、全程"的化疗方针。化疗易受多种因素的干扰(诸如细菌对抗结核药品的敏感性、治疗是否及时、治疗方案合理程度、药品配伍、药品质量、督导管理状况、社会环境因素的影响等),但是帮助患者坚持规范治疗和对患者做好督导管理,及时处理不良反应的发生是使患者从治疗中获得最大效益的必要措施,也是一切结核病治疗的根本。

化疗是各器官、各系统结核病的基本治疗,不同系统、不同部位、不同类型结核病的治疗方案不尽相同,但化疗的实施都需在督导下进行。无论肺内结核或肺外结核,均须遵循化疗的基本原则,规范实施。

(一)化疗对象

杀灭病灶内的结核分枝杆菌,是结核病化疗的最终目的。因此,肺结核患者一旦确诊就应给予抗结核化疗。根据我国结核病具体情况,具有活动性结核病的患者均应纳入治疗范围。但需依据每个患者的细菌学、组织病理学的具体情况予以区分,给予不同方案、不同疗程的化疗。结核病化疗对象有以下几种。

1.初治肺结核

指有下列情况之一者。

(1)从未因结核病应用过抗结核药物治疗的患者。

(2)正进行标准化疗方案规律用药而未满疗程的患者(登记分类以治疗开始时间为准)。

(3)不规则化疗未满1个月的患者。

2.复治肺结核

复治肺结核指有下列情况之一者。

(1)因结核病不合理或不规律用抗结核药物治疗>1个月的患者。

(2)初治失败和复发患者。

3.肺外结核病

患有除肺部以外的其他部位的活动性结核病的患者。

(二)化疗原则

以化疗为核心的结核病治疗目的是杀灭结核分枝杆菌,促使结核病痊愈。鉴于抗结核药品的药理作用各异,患者所感染的结核分枝杆菌对药品敏感性不同及机体的差异,都可导致不同的治疗结果,因此,正确使用抗结核药物,制订合理的化疗方案和遵循化疗原则是结核病化疗成功的关键。我国结核病化疗五项原则为"早期、联用、适量、规律、全程"。

1.早期

对确诊的初治患者和病情复发、恶化的复治患者均应抓紧治疗。尤其是未曾治疗的初治痰菌阳性患者,早期治疗有利于病变吸收。其原因是:①病变早期的病理改变是病灶区域肺泡壁充血、水肿、炎症细胞浸润,病灶部位血流丰富,故有利于药品的渗透、分布、促进病变吸收;②病变早期巨噬细胞活跃,可吞噬大量的结核分枝杆菌,与抗结核药品协同发挥作用,利于病变消散和组织修复;③疾病早期存在大量繁殖旺盛、代谢活跃的结核分枝杆菌,对抗结核药物敏感,容易被抗结核药物杀灭。因此,早期治疗为彻底消灭结核分枝杆菌创造了条件。

2.联合

治疗结核病必须联用两种或两种以上的抗结核药物,目的主要是利用多种抗结核药物的交叉杀菌作用,提高杀菌、灭菌能力,保证疗效和防止产生耐药性。在结核分枝杆菌的菌群中存在着自然耐药菌,联合用药后可通过交叉的杀菌作用消灭各自的敏感菌,耐药菌繁殖受到限制,减少继发耐药的发生。联合用药能促进药物发挥协同作用,提高疗效。

3.适量

选择适当的剂量进行治疗,即所采用的剂量既能发挥最大杀菌和抑菌作用,又避免因不良反应而不能耐受。剂量不足,易造成治疗失败或易诱发耐药性的产生;剂量过大,易因不良反应而不能耐受,其治疗必须根据患者的年龄、体重,每次、每天给予准确的剂量。

4.规律

在规定疗程内,有规律地用药可保持相对稳定的血药浓度,以达到杀菌、灭菌的目的。不规律用药将导致血药浓度时高时低,血药浓度过低易诱发耐药性的产生,血药浓度过高容易发生药品中毒。因此,严格遵照并执行方案所规定的给药次数和给药间隔,不发生遗漏和中断。规律用药是保证治疗成功最重要、最关键的措施,也是防止耐药性产生的有利保证。

5.全程

按照规定的疗程完成治疗是确保疗效的前提。虽然强有力的抗结核药物在化疗后的2～3周内杀灭了大部分敏感的结核分枝杆菌,但生长缓慢或细胞内的结核分枝杆菌仍然存活,这些细菌是导致治疗失败和疾病复发的根源,继续完成全疗程的治疗才有可能消灭或抑制这些存留的细菌。因此,全程用药是降低失败率和复发率的重要途径。

早期和联合是构成一个有效方案的要素,体现了治疗的策略;而适量、规律、全程是强调一定要坚持规律用药,不能中断治疗,反应管理的水平。只有全部达到这5项原则要求,治疗才能达到预期的目的。

制订正确合理的化疗方案。化疗需选择有效的药品,科学地制订化疗方案。其药物剂量应严格依据患者体重确定,并采用正确的服药方法。方案的确定还需考虑特殊人群的状况。

化疗需科学的管理,做到全程督导管理。化疗的实施由医务人员和经过正规培训的督导员引导完成,及时发现和正确处理药物不良反应,以确保化疗质量。

(三)化疗方案

1.初治肺结核

(1)制订原则。

1)有结核病密切接触史的患者,治疗前需做痰结核分枝杆菌培养、菌种鉴定及药物敏感试验,以确定药品选择方向和作为制订化疗方案的依据。如有明确的耐药患者的接触史,须参考传染源(耐药患者)的药物敏感试验结果,按照耐药肺结核治疗原则制订化疗方案和治疗。

2)有条件的地区尽量做痰结核分枝杆菌培养、菌种鉴定及药物敏感试验,其结果作为强化期结束调整方案的依据。

3)无结核病接触史的患者,在无药品过敏和肝脏功能正常的前提下,强化期直接选择由异烟肼(75mg)、利福平(150mg)、吡嗪酰胺(400mg)、乙胺丁醇(275mg)4药组成的固定剂量复合剂,继续期选择异烟肼(150mg),利福平(300mg)加或不加乙胺丁醇方案。或者采用异烟肼、利福平(或利福喷汀)、吡嗪酰胺、乙胺丁醇散装药组成化疗方案以及使用含上述药品的板式药治疗。

4)短程化疗的疗程不可短于6个月,方案中吡嗪酰胺至少使用2个月,利福平必须贯穿全疗程。

5)当DOTS管理不完善时尽量不选用间歇疗法,以减少或使耐多药结核病的发生概率降到最低。

(2)治疗方案。

新涂阳性和新涂阴性肺结核患者可选用以下方案治疗。方案中药品名称前的数字表示服药月数,右下方数字表示每周用药次数。

1)推荐的短程化疗方案。①2HRZE(FDC)/4HR(FDC)2:a.强化期:异烟肼、利福平、吡嗪酰胺、乙胺丁醇固定剂量复合剂,每天1次,共2个月;b.继续期:异烟肼、利福平固定剂量复合剂,每天1次,共4个月。FDC含量:异烟肼75mg,利福平150mg,吡嗪酰胺400mg,乙胺丁醇275mg/异烟肼100mg、利福平150mg。②2HRZE/4HR:a.强化期:异烟肼、利福平、吡嗪酰胺、乙胺丁醇,每天1次,共2个月;b.继续期:异烟肼、利福平,每天1次,共4个月。③2HRZE/4HRE:a.强化期:异烟肼、利福平、吡嗪酰胺、乙胺丁醇,每天1次,共2个月;b.继续期:异烟肼、利福平、乙胺丁醇,每天1次,共4个月。④3HRZE/3HRE:a.强化期:异烟肼、利福平、吡嗪酰胺、乙胺丁醇,每天1次,共3个月;b.继续期:异烟肼、利福平、乙胺丁醇,每天1次,共3个月。

2)用于可严格执行DOTS地区或个体的推荐方案(其目的为减少和杜绝耐多药结核病发生)。①2HRZE(S)/4H$_3$R$_3$E$_3$:a.强化期:异烟肼、利福平、吡嗪酰胺、乙胺丁醇(或链霉素),每天1次,共2个月;b.继续期:异烟肼、利福平、乙胺丁醇,每2天1次(即H$_3$R$_3$,为每2天1次或每周3次),共4个月。治疗2个月痰抗酸菌涂片阳性者继续原方案再治疗1个月。②2H$_3$R$_3$Z$_3$E$_3$(S$_3$)/4H$_3$R$_3$E$_3$:a.强化期:异烟肼、利福平、吡嗪酰胺、乙胺丁醇(或链霉素),每2天1次,共2个月;b.继续期:异烟肼、利福平、乙胺丁醇,每2天1次(即H$_3$R$_3$E$_3$,为每2天1次或每周3次),共4个月。治疗2个月痰抗酸菌涂片阳性者继续原方案再治疗1~2个月。

按照上述方案治疗中如痰菌持续不阴转,可适当延长疗程;耐药者按照耐药治疗原则处理。血行播散型结核病需增加疗程至12个月为宜。

(3)方案实施。

1)用药方式。虽然存在着3种类型的用药方式:①全程每天用药;②强化期每天用药,继续期间歇用药;③全程间歇用药,但是为减少和杜绝在DOTS执行不力的情况下耐多药的发生,尽量采用全程每天用药方式。

2)治疗方案分强化期和继续期两个阶段。①强化治疗阶段:达到尽快杀灭各种菌群,保证治疗成功的目的。②继续治疗阶段:其目的是巩固强化阶段取得的疗效,继续杀灭残余菌群。

3)强化期结束和疗程结束时的处理。强化期结束时痰抗酸菌涂片未能阴转者,则延长1个月的强化期治疗,增加一次痰细菌性检查,继续期化疗方案不变。疗程结束时痰涂片持续阳性者,如药敏结果显示耐药,则按照耐药结核病处理;如无耐药存在则需继续延长疗程1~3个月。

4)血行播散型结核病、结核性浆液膜炎需增加疗程至12个月为宜,伴糖尿病或其他免疫性疾病者也需适当延长疗程。

2.复治肺结核

(1)制订原则。

1)任何原因造成的复治,治疗前均需做痰的结核分枝杆菌培养、菌种鉴定及药物敏感试验,用于确定是否存在耐药和区分耐药的种类,便于制订化疗方案。

2)初治过早停药或不规则用药造成的复治,药物敏感试验不显示存在耐药的情况下,可继续采用目前推行的复治方案足量治疗(异烟肼、利福平、吡嗪酰胺、乙胺丁醇、链霉素)。但强化期结束痰抗酸菌涂片未能阴转者,必须参照药敏结果重新选择敏感药组成新方案。

3)各种原因所导致的复治,均需根据药物敏感试验结果选择敏感药和未曾用过的可能敏感药组成新方案,根据具体情况可适当选择二线注射剂,喹诺酮类或口服二线药。

4)治疗的疗程需要依据各自不同情况确定,目前推行的复治方案疗程为 8 个月,伴有糖尿病者需延长疗程至 12 个月;有其他合并症者疗程至少 12 个月。

(2)化疗方案。

1)推荐的复治菌阳性肺结核化疗方案。①2HRZES/6HRE:a. 强化期:异烟肼、利福平、吡嗪酰胺、乙胺丁醇、链霉素,每天 1 次,共 2 个月;b. 继续期:异烟肼、利福平、乙胺丁醇,每天 1 次,共 6 个月。②3HRZES/6HRE:a. 强化期:异烟肼、利福平、吡嗪酰胺、乙胺丁醇、链霉素,每天 1 次,共 3 个月;b. 继续期:异烟肼、利福平、乙胺丁醇,每天 1 次,共 6 个月。总疗程 9 个月。此方案用于 2 个月末痰菌仍呈阳性者。糖尿病者继续期延长至 9 个月、总疗程 12 个月。③3HRZE/6HRE:a. 强化期:异烟肼、利福平、吡嗪酰胺、乙胺丁醇,每天 1 次,共 3 个月;b. 继续期:异烟肼、利福平、乙胺丁醇,每天 1 次,共 6 个月。此方案用于不能使用链霉素者。④3HRZES/3HRZE/3HRE:a. 强化期:异烟肼、利福平、吡嗪酰胺、乙胺丁醇、链霉素,每天 1 次,共 3 个月;b. 继续期:异烟肼、利福平、吡嗪酰胺、乙胺丁醇,每天 1 次,共 3 个月。异烟肼、利福平、乙胺丁醇,每天 1 次,共 3 个月。总疗程 9 个月。糖尿病者第二继续期延长至 6 个月,总疗程 12 个月。⑤确定为单耐药、耐多药肺结核患者参照耐药肺结核治疗部分。

2)用于可严格执行 DOTS 地区或个体的推荐方案(其目的为减少和杜绝耐多药结核病发生)。①3HRZES/6H$_3$R$_3$E$_3$:a. 强化期:异烟肼、利福平、吡嗪酰胺、乙胺丁醇、链霉素,每天 1 次,共 3 个月;b. 继续期:异烟肼、利福平、乙胺丁醇,每 2 天 1 次(即 H$_3$R$_3$E$_3$,为每 2 天 1 次或每周 3 次),共 6 个月。②3H$_3$R$_3$Z$_3$E$_3$S$_3$/9H$_3$R$_3$E$_3$:a. 强化期:异烟肼、利福平、吡嗪酰胺、乙胺丁醇、链霉素,每 2 天 1 次,共 3 个月;b. 继续期:异烟肼、利福平、乙胺丁醇,每 2 天 1 次(即 H$_3$R$_3$E$_3$,为每 2 天 1 次或每周 3 次),共 9 个月。③3HRZEOfx(Lfx)/5H$_3$Rft$_1$Ofx$_3$(Lfx$_3$):a. 强化期:异烟肼、利福平、吡嗪酰胺、乙胺丁醇、氧氟沙星(或左氧氟沙星),每天 1 次,共 3 个月;b. 继续期:异烟肼、氧氟沙星(或左氧氟沙星),每 2 天 1 次(即 H$_3$Ofx$_3$,为每 2 天 1 次或每周 3 次),利福喷汀每周 1 次,共 5 个月。

(3)治疗方案的实施。

1)详见初治肺结核化疗方案的实施部分。

2)复治涂阳性肺结核患者治疗至第 2 个月末痰菌仍阳性,则应延长 1 个月的强化期方案治疗,继续期治疗方案不变,第 3 个月末增加 1 次查痰。方案更改为 3HRZES/6HRE。

3. 耐药肺结核

(1)单耐药结核病。

1)方案制订原则:单耐药结核病最多见于单耐异烟肼,也可单耐利福平和单耐其他一线药品。①单耐药结核病,均以实验室提供的药物敏感试验的结果和患者的既往用药历史作为选择药品和制订方案的依据。②根据药物敏感试验的结果确定结核分枝杆菌耐药的种类,便于有的放矢地选择治疗药物;尚未获得药物敏感试验结果前需要掌握患者用药历史,包括既往联合应用药物种类、剂量、疗程、用药总量,进行推测或估计可能产生获得性耐药的药物种类,选择未曾应用和估计敏感药组成治疗方案,待获得药物敏感试验结果后重新调整治疗方案。③初治单耐异烟肼者,可先采用复治方案治疗 3 个月,并可使用大剂量异烟肼[即 16~20mg/(kg·d)]予以治疗,如痰菌持续阳性需按照药敏结果更改方案。复治单耐异烟肼者,需采用含氟喹诺酮类药物和注射剂的方案。④选择药物原则:a. 对药物敏感试验已显示耐药的药物不再作为选择的对象;b.初治单耐异烟肼者先采用复治方案治疗,痰菌持续不能阴转者以及耐利福平者,可选择喹诺酮中的氧氟沙星或左氧氟沙星,也可选择二线口服药治疗;c.耐链霉素者可选用乙胺丁醇替代,也可选择一种除链霉素以外的注射剂;d.注射剂至少应用3个月,耐3~4种药物者需用6个月;e.吡嗪酰胺可全疗程应用;f.单耐利福平或单耐异烟肼者疗程一般为9~12个月,单耐利福平用耐多药肺结核方案治疗者,疗程18~24个月,单耐其他药物者疗程至少9个月,耐2种药物者疗程为12个月,耐3~4种药物者疗程至少18个月;g.对病变广泛者宜同时选择喹诺酮类药物和注射剂,或适当延长疗程。

2)治疗方案。

初治单耐异烟肼。

方案:3HREZS/6~9HRZE。

强化期:异烟肼、利福平、吡嗪酰胺、链霉素、乙胺丁醇,每日1次,共3个月。

继续期:异烟肼、利福平、吡嗪酰胺、乙胺丁醇,每日1次,共6~9个月。

方案中可使用大剂量异烟肼[16~20mg/(kg·d)]。

复治单耐异烟肼。

方案1:3RZS(Km,Am,Cm)E±Lfx(Ofx)/6~9RZE±Lfx(Ofx)。

强化期:利福平、吡嗪酰胺、链霉素(或卡那霉素、阿米卡星、卷曲霉素)、乙胺丁醇,加或不加左氧氟沙星(或氧氟沙星),每天1次,共3个月。

继续期:利福平、吡嗪酰胺、乙胺丁醇,加或不加左氧氟沙星(或氧氟沙星),每天1次,共6~9个月。

方案2:3RZES PAS(Pto)/6RZE PAS(Pto)。

强化期:利福平、吡嗪酰胺、乙胺丁醇、链霉素、对氨基水杨酸钠(或环丝氨酸、丙硫异烟胺),每天1次,共3个月。

继续期:利福平、吡嗪酰胺、乙胺丁醇、对氨基水杨酸钠(或环丝氨酸、丙硫异烟胺),每天1次,共6个月。总疗程9个月。

单耐利福平。

方案1:3HZES(Km,Am,Cm)±Lfk(Ofx)/9~15HZE±Lfx(Ofx)。

强化期:异烟肼、吡嗪酰胺、链霉素(或卡那霉素、阿米卡星、卷曲霉素)、乙胺丁醇,加或不加左氧氟沙星(或氧氟沙星),每天1次,共3个月。

继续期:异烟肼、吡嗪酰胺、乙胺丁醇,加或不加左氧氟沙星(或氧氟沙星),每天1次,共9~15个月。

方案2:3HZES PAS(Pto)/6HZE PAS(Pto)。

强化期:异烟肼、吡嗪酰胺、乙胺丁醇、链霉素、对氨基水杨酸钠(或丙硫异烟胺),每天1次,共3个月。

继续期:异烟肼、吡嗪酰胺、乙胺丁醇、对氨基水杨酸钠(或丙硫异烟胺),每天1次,共6个月。总疗程9个月。

方案3:直接采用耐多药肺结核方案。

(2)耐多药肺结核。

1)方案制订原则:耐多药结核病大多来源于初治失败者、复治失败及耐多药肺结核的密切接触者。耐多药结核病是至少包括对异烟肼、利福平等多种药物耐药的结核病,可见于对3

种、4 种甚至 5 种药物耐药。①化疗方案的制订必须以实验室提供的药物敏感试验的结果为基础,或地区耐药监测资料为依据,同时必须了解患者既往的治疗经过和用药状况,才可准确选择二线药,在未获得药敏结果前均以患者的既往用药历史或地区耐药资料作为选择药物和确定方案的依据,获得药敏结果后进行调整。②二线注射剂使用时间至少 6 个月。WHO 在 2011 年版《耐药结核病规划管理指南》中建议二线注射剂使用时间至少 8 个月。③总疗程至少 18～24 个月。④选择药物原则:a. 选择喹诺酮类药品:以选择左氧氟沙星或氧氟沙星为宜,其中选择左氧氟沙星最符合成本-效益原则,如以往曾有较多使用左氧氟沙星和氧氟沙星者,则可选择莫西沙星;b. 选择 1 种二线注射剂,卡那霉素或阿米卡星,若耐药可选用卷曲霉素;c. 选择 2～3 种口服二线抑菌药物,选择顺序为环丝氨酸、丙硫异烟胺、对氨基水杨酸(钠);d. 对仍敏感的一线抗结核药可继续选择应用,但不作为方案的核心药物使用,吡嗪酰胺最好全疗程使用;e. 当所选择的 1～4 组药物不能组成方案时,可选择 2 种第 5 组药物应用。推荐使用阿莫西林/克拉维酸,不伴有 HIV/AIDS 者可用克拉霉素。

2)化学方案:方案的组成至少包括 4 种以上的药物,即 1 种氟喹诺酮类药物,除链霉素以外的 1 种注射剂,2～3 种口服二线药加尚敏感的一线药。

一般推荐方案。

6ZKm(Am,Cm)Lfx(Ofx,Mfx)PAS(Cs)Pto(E)/18Z-Lfx(Ofx,Mfx)PAS(Cs)Pto(E)。

强化期:吡嗪酰胺、卡那霉素(或阿米卡星、卷曲霉素)、左氧氟沙星(或氧氟沙星、莫西沙星)、对氨基水杨酸钠(或环丝氨酸)、丙硫异烟胺(或乙胺丁醇),每天 1 次,共 6 个月。

继续期:吡嗪酰胺、左氧氟沙星(或氧氟沙星、莫西沙星)、对氨基水杨酸钠(或环丝氨酸)、丙硫异烟胺(或乙胺丁醇),每天 1 次,共 18 个月。

环丝氨酸可供应时首先选用;注射剂连续应用 6 个月,其他药品全程使用。总疗程至少 24 个月。以推荐的模式方案为基础,可根据具体耐药种类和患者的实际情况选择有效药物组成方案。

具体建议方案。

对异烟肼、利福平耐药者:6ZE-Km(Am,Cm)Lfx(Ofx,Mfx)PAS(Cs)/18ZE Lfx(Ofx,Mfx)PAS(Cs)。

强化期:吡嗪酰胺、乙胺丁醇、卡那霉素(或阿米卡星、卷曲霉素)、左氧氟沙星(或氧氟沙星、莫西沙星)、对氨基水杨酸钠(或环丝氨酸),每天 1 次,共 6 个月。

继续期:吡嗪酰胺、乙胺丁醇、左氧氟沙星(或氧氟沙星、莫西沙星)、对氨基水杨酸钠(或环丝氨酸),每天 1 次,共 18 个月。

对异烟肼、利福平和链霉素耐药者:6ZE-Km(Am,Cm)Lfx(Ofx,Mfx)PAS(Cs)Pto/18ZE-Lfx(Ofx,Mfx)PAS(Cs)Pto。

强化期:吡嗪酰胺、乙胺丁醇、卡那霉素(或阿米卡星、卷曲霉素)、左氧氟沙星(或氧氟沙星、莫西沙星)、对氨基水杨酸钠(或环丝氨酸),丙硫异烟胺,每天 1 次,共 6 个月。

继续期:吡嗪酰胺、乙胺丁醇、左氧氟沙星(或氧氟沙星、莫西沙星)、对氨基水杨酸钠(或环丝氨酸)、丙硫异烟胺每天 1 次,共 18 个月。

对异烟肼、利福平和乙胺丁醇耐药者:6Z-Am(Km,Cm)Lfx(Ofx,Mfx)PAS(Cs)Pto/18Lfx(Ofx,Mfx)PAS(Cs)Pto。

强化期:吡嗪酰胺、卡那霉素(或阿米卡星、卷曲霉素)、左氧氟沙星(或氧氟沙星、莫西沙星）、对氨基水杨酸钠（或环丝氨酸）、丙硫异烟胺，每天1次，共6个月。

继续期：左氧氟沙星（或氧氟沙星、莫西沙星）、对氨基水杨酸钠（或环丝氨酸）、丙硫异烟胺，每天1次，共18个月。

对异烟肼、利福平、链霉素和乙胺丁醇耐药者：6Z-Cm(Km/Am)Lfx(Ofx,Mfx)PAS(Cs)Pto±第5组药/18Z-Lfx(Ofx,Mfx)PAS(Cs)Pto±第5组药。

强化期：吡嗪酰胺、卷曲霉素（或卡那霉素、阿米卡星）、左氧氟沙星（或氧氟沙星、莫西沙星）、对氨基水杨酸钠（或环丝氨酸）、丙硫异烟胺，每天1次，共6个月。

继续期：吡嗪酰胺、左氧氟沙星（或氧氟沙星、莫西沙星）、对氨基水杨酸钠（或环丝氨酸）、丙硫异烟胺，每天1次，共18个月。

关于第4组药物的选择。

在尚未解决环丝氨酸供应问题前，只能先选择对氨基水杨酸钠，后选择丙硫异烟胺这2种口服二线药；待可以提供该药后可选用对氨基水杨酸钠＋环丝氨酸，丙硫异烟胺＋环丝氨酸或对氨基水杨酸钠＋丙硫异烟胺＋环丝氨酸组成方案。当可提供环丝氨酸后，对初治、复治失败者及对注射剂、氟喹诺酮尚敏感者，只需选择2种第4组药物；只对喹诺酮敏感或只对注射剂敏感者需选择3种第4组药物。

用药方法。

氧氟沙星、左氧氟沙星、莫西沙星每天用药1次，吡嗪酰胺、丙硫异烟胺每天用药3次；丙硫异烟胺应从小剂量（250mg）开始使用，3～5天后逐渐加大至足量（750mg）。

强化期：每天用药1次，如对注射剂难以耐受者可于前3个月每天用药1次，后3个月根据患者耐受程度可改为每周用药3次，但须注意注射剂量，进行相应调整。

药物替代。

耐多药肺结核患者治疗过程中如果出现不良反应或耐药情况，必须更换标准方案中的药物时，药物替代原则如下。

标准方案中的口服药物需替代时，在提供的药物中选择敏感或可能敏感的药物。

阿米卡星需替代时，使用卷曲霉素。

（3）广泛耐药肺结核。

1）方案确定：①以实验室提供的药物敏感试验的结果及地区耐药监测资料为依据，药物敏感试验显示多种药物耐药，其中异烟肼、利福平耐药，同时伴1种喹诺酮类药物以及1种二线注射剂耐药；②治疗前需再重复注射剂和氟喹诺酮药敏试验，以增加判断的准确性。

2）选择药物原则：广泛耐药结核病大多来源于反复治疗失败的慢性患者及耐多药结核治疗失败复发者。目前对广泛耐药结核病尚缺乏有效的化疗方案，也无新抗结核药物上市和大规模随机临床试验结果的报道。因此，药物的选择非常有限，等待药敏结果阶段的治疗只能遵照耐多药结核病治疗原则进行。①首选莫西沙星作为方案的主要用药，并需全疗程使用。②选择1种估计相对敏感的注射剂，注射时间为12个月。③选择2～3种口服二线药和2种第5组药物组成方案，也可采用大剂量异烟肼[16～20mg/(kg·d)]应用。④治疗疗程至少36个月。

3）推荐化疗方案。

方案：12-Z-Cm-Mfx-PAS(Cs)Pto-Clr(Amx/Clv)/24-Z-Mfx-PAS(Cs)Pto-Clr(Amx/Clv)。

强化期:吡嗪酰胺、卷曲霉素、莫西沙星、对氨基水杨酸钠(或环丝氨酸)、丙硫异烟胺、克拉霉素(或阿莫西林/克拉维酸),每天 1 次,共 12 个月。注射剂可在连续注射 6 个月后依据患者的耐受性改每 2 天注射,但尚需调整注射剂量并应严密监测肝肾功能。合并 HIV/AIDS者不可选用克拉霉素。

继续期:吡嗪酰胺、莫西沙星、对氨基水杨酸钠(或环丝氨酸)、丙硫异烟胺、克拉霉素(或阿莫西林/克拉维酸),每天 1 次,共 24 个月。

方案:12-Z-Cm-Mfx-PAS(Cs)Pto-Clr-H/24-Z-Mfx-PAS(Cs)Pto-Clr-H。

高剂量异烟肼[16~20mg/(kg・d)]。

强化期:吡嗪酰胺、卷曲霉素、莫西沙星、对氨基水杨酸钠(或环丝氨酸)、丙硫异烟胺、克拉霉素(或阿莫西林/克拉维酸)、大剂量异烟肼,每天 1 次,共 12 个月。注射剂可依据患者的耐受性改每 2 天注射,尚需严密监测肝肾功能。合并 HIV/AIDS者不可选用克拉霉素。

继续期:吡嗪酰胺、莫西沙星、对氨基水杨酸钠(或环丝氨酸)、丙硫异烟胺、克拉霉素(或阿莫西林/克拉维酸),每天 1 次,共 24 个月。

九、预防

(1)早期发现和彻底治疗患者本身。推行直接面视下的短程化疗策略,保证合理的化疗方案,保证患者按时、全程服药。

(2)接种卡介苗(BCG)。BCG 接种后使未感染机体产生一次轻微的无临床发病危险的原发感染,从而产生特异性免疫力。但 BCG 是活菌苗,因此 HIV(+)/AIDS 的患者及其他免疫缺陷者接种后有引起 BCG 全身弥散性感染的危险。

(3)化学预防。PPD 强阳性反应者、有密切结核病接触史、PPD 近期阳转者(结核病发病率较高)是化学预防的对象,防止发病。已证明口服 INH[成人 300mg/d,儿童 8~10mg/(kg・d)]6~12 个月可有效预防感染者的发病。为了缩短疗程,有研究表明异烟肼与利福喷汀(每周 1~2 次)的 3~4 个月治疗也可取得同样的化学预防效果。但应权衡化学预防的效果与可能发生不良反应的利弊。

(马会平　李　恒)

第二节　结核性胸膜炎

结核性胸膜炎是胸腔积液的常见原因之一。任何年龄均可发病,以儿童和青年最常见。男性多于女性,男女发病比例为 1.2∶1~3.3∶1。近年,国内资料对 40 岁以上胸腔积液病因分析显示,40~59 岁结核性为 61%,60 岁以上为 18%。因此认为 60 岁以下患者结核性胸膜炎仍是胸腔积液的最常见的病因。1998 年制定的《国家标准结核病分类法》中第Ⅳ型为结核性胸膜炎。

结核性胸膜炎是结核分枝杆菌通过肺结核和胸壁结核直接蔓延、淋巴管逆流至胸膜腔或血行播散进入胸膜而发病。传统认为结核性胸膜炎主要是由于结核分枝杆菌的菌体蛋白引起迟发型变态反应所致,但近年来胸膜活检显示 50%~80%的结核性胸膜炎患者胸膜上有典型结核结节形成,胸膜组织结核分枝杆菌培养的阳性率也在 50%以上,故目前认为结核性胸膜炎的发病是胸膜在遭受结核分枝杆菌感染后产生针对其抗原成分的变态反应,免疫调节细胞(CD4＋T 细胞)在胸膜腔内聚集,并分泌各类细胞因子,使效应细胞(巨噬细胞)活化,通过吞噬与杀菌作用将病原局限、消灭,同时胸膜毛细血管充血、渗出,炎症细胞浸润致胸膜通透性增高,引起胸腔积液。

一、流行病学

结核性胸膜炎的发病率与当地结核病疫情密切相关。在美国,结核性胸膜炎占结核病的3.8%,占各种肺外结核病的 23.4%,而在西班牙则占全部结核病的 23.3%。近年来随着结核病疫情的回升,HIV/AIDS 的流行,肺外结核病增多,结核性胸膜炎也有增加。据纽约市报告:结核性胸膜炎患者数逐年增加。Hill 等曾对 AIDS 并发弥散性结核病患者进行分析,发现并发结核性胸膜炎者明显多于非 AIDS 人群。但据美国的统计报告显示,1969～1973 年结核性胸膜炎占肺外结核病的 26.5%,1990 年则占 24%,1997 年则降至20.7%。结核性胸膜炎多发生于感染结核杆菌后 3～7 个月,是儿童、青少年初染后结核病的表现,既往称原发性结核性胸膜炎。但也有延至感染后 2 年才发病,甚至可发生在感染后任何时期。近年来不少报道指出,患者年龄有向后推迟的趋势,一般年龄可达 50～60 岁,常并发于继发性肺结核,既往曾称继发性结核性胸膜炎。David 等将近期 PPD 皮肤试验阳性、近一年内 X 线胸片检查无肺门淋巴结肿大及肺实质病变者称为原发性胸膜炎,而胸膜炎发生前一年、PPD 已阳性,曾有肺结核的诊治病史者则称为继发性结核性胸膜炎。

二、病因和发病途径

结核性胸膜炎的致病菌是结核分枝杆菌。引起结核性胸膜炎的途径有:①肺门淋巴结核的细菌经淋巴管逆流至胸膜;②邻近胸膜的肺结核病灶破溃,使结核分枝杆菌或结核感染的产物直接进入胸膜腔内;③急性或亚急性血行播散性结核引起胸膜炎;④机体的变应性较高,胸膜对结核毒素出现高度反应引起渗出;⑤胸椎结核和肋骨结核向胸膜腔溃破。既往认为结核性胸腔积液为结核毒素过敏的观点是片面的,因为胸膜针刺活检或胸腔镜活检已经证实80%结核性胸膜炎壁层胸膜有典型的结核病理改变。因此,结核分枝杆菌直接感染胸膜是结核性胸膜炎的主要发病机制。

三、病理

早期胸膜充血,白细胞浸润,随后为淋巴细胞浸润占优势。胸膜表面有纤维素性渗出,继而出现浆液性渗出。由于大量纤维蛋白沉着于胸膜,可形成包裹性胸腔积液或广泛胸膜增厚。胸膜常有结核结节形成。

四、临床表现

(一)干性胸膜炎

干性胸膜炎可无明显的临床症状,或仅有轻度胸痛,部分患者可表现高热和明显的胸痛。干性胸膜炎的临床过程短暂,一般 1～2 天即可转为渗出性胸膜炎。体格检查:呼吸表浅,患侧局部有压痛和呼吸音减低,可闻及胸膜摩擦音,吸气时较明显。

(二)渗出性胸膜炎

多数渗出性胸膜炎是干性胸膜炎的延续。表现为发病急剧、干咳、胸痛、胸闷、气急甚至呼吸困难、高热,体温大多为 38～40℃,患者可伴有全身不适,乏力、盗汗、食欲缺乏等结核中毒症状。

五、实验室检查与辅助检查

(一)实验室检查

1. 血常规检查

白细胞计数总数偏高或正常,中性粒细胞百分比增高,单核细胞可增多,红细胞沉降率增快。

2. 胸腔积液检查

结核性胸膜炎的胸腔积液为渗出液。

(1)常规检查。

外观:多为草黄色,透明或微混,易凝,少数呈黄色、浅红色。

胸水比重>1.018,pH 7.0～7.3。

细胞总数>$500×10^9$/L,急性期以中性粒细胞为主,逐步转变为单核细胞为主,慢性期以淋巴细胞为主。间皮细胞<5%(胸膜表面大量纤维素渗出,阻止间皮细胞进入胸腔)。

总蛋白>30g/L,胸腔积液蛋白/血清蛋白>0.5,葡萄糖多低于 2.5mmol/L。

(2)生化检查。

腺苷脱氨酶(ADA)结核病增加较明显,在结核性胸膜炎时胸腔积液 ADA 增高,以 ADA>45U/L 为诊断临界值。胸腔积液 ADA/血清 ADA>1。

溶菌酶(LZM)在炎性渗出液中活性增高。结核性胸腔积液中 LZM>30ng/mL,结核胸腔积液中 LZM/血清中 LZM>1 时 93% 的胸腔积液考虑为炎性渗出性胸腔积液。

(3)过氧化物歧化酶(SOD)。

结核性胸腔积液 SOD 高于癌性胸腔积液。参考临界值:结核性胸腔积液 9.6mg/L,癌性胸腔积液 1.6mg/L。

(4)结核分枝杆菌检查。

胸腔积液涂片抗酸染色找结核分枝杆菌,阳性率低约为 5.9%,胸腔积液培养阳性率 25%。

(5)胸腔积液聚合酶链反应(TB-PCR)。

敏感性 52%～81%,特异性 100%,2～3 天可出结果,有假阳性和假阴性的报道。

(二)X 线检查

1. 干性胸膜炎

一般 X 线检查无改变。胸膜纤维素沉着 2～3mm 时,胸片可见透亮度减低。肺底胸膜炎时胸透可见患侧膈肌运动减弱。

2. 渗出性胸膜炎

依积液量大小而异,小量积液(300mL)时液体汇集于后肋膈窦,后前位 X 线检查仅肋膈角变钝,侧位 X 线检查见后膈角填塞。

中等量积液可见密度均匀一致阴影,沿胸壁自上而下呈上窄下宽直至膈面的弧形密度增高阴影,典型影像时胸腔积液 1000mL 以上。大量胸腔积液时患侧全侧为致密阴影,纵隔向健侧移位,有时仅肺尖透亮。

(三)B超检查

诊断率为92%以上,能查出100mL以下的胸腔积液、低回声区的具体透声情况、有无分隔情况、能探查胸膜肥厚程度、积液范围、肺膨胀情况,可为胸腔穿刺定位。

(四)胸膜活检

胸膜活检发现结核性肉芽肿或干酪样坏死可确诊结核性胸膜炎,阳性率为71%~88%,胸膜活检标本其结核分枝杆菌培养阳性率70%有助于诊断。

六、诊断

结核性胸膜炎的诊断不难,临床常采用的诊断标准为以下几点。

(1)起病较急,常有发热、胸痛、干咳、呼吸困难等症状,有胸腔积液体征,早期或吸收期可闻及胸膜摩擦音。并发肺结核、多发性浆液膜炎或其他肺外结核病时可有其相应症状及体征。既往有结核病史或结核病接触史,发病前或发病时有关节痛、疱疹性结膜角膜炎、结节性红斑等结核过敏症状和体征者,有利于结核性胸膜炎的诊断。PPD皮肤试验强阳性也有重要参考意义,但结核性胸膜炎患者PPD阳性率为60%~70%。

(2)X线胸片检查显示有肋胸膜腔或包裹性积液、叶间积液或肺底积液各相应的表现。

(3)胸腔B超检查有液性暗区及胸膜增厚等表现。

(4)胸腔穿刺可抽出以淋巴细胞占优势的草黄色液,偶可为血性渗液。

(5)胸液抗酸杆菌(+)或培养(+)或PCR(+)、而肿瘤细胞(−)及各项肿瘤标志物(−)。

(6)胸膜活检组织(针吸或开胸)结核菌培养(+)或组织病理检查有干酪样坏死性肉芽肿改变。

(7)胸液中腺苷脱氨酶(ADA)>45~57U/mL、胸腔积液ADA/血ADA比值>1.0~1.5、胸腔积液中ADA-2增多、胸腔积液中IFN-γ、TNF-α增高等。

(8)抗结核治疗体温迅速下降,胸腔积液吸收乃至消失。

凡具第(1)~第(4)项合并第(5)~第(6)项中任何1项者可确诊。第(7)~第(8)项有重要临床参考意义。

七、鉴别诊断

结核性胸膜炎的确诊需要胸腔积液或胸膜活检标本中找到结核分枝杆菌,或胸膜活检有典型结核性肉芽肿病变。然而根据病史和临床表现,以及胸腔积液中ADA或干扰素-γ水平增高,临床上也可以诊断结核性胸膜炎。结核性胸膜炎须与细菌性肺炎、类肺炎性胸腔积液及恶性胸腔积液等进行鉴别。

(一)细菌性肺炎

结核性胸膜炎的急性期常有发热、胸痛、咳嗽、气促,外周血白细胞计数升高,需与细菌性肺炎相鉴别。细菌性肺炎患者的咳嗽多伴有咳痰,肺部有实变体征或有湿啰音,胸部X线检查表现为肺部炎症浸润阴影或实变影,痰涂片或培养常可发现致病菌。结核性胸膜炎则以干咳为主,胸部体检及X线检查表现为胸腔积液的体征和影像学改变,部分患者PPD皮试可呈阳性结果。

(二)类肺炎性胸腔积液

患者大多先有细菌性肺炎、肺脓肿和支气管扩张合并感染等肺部炎症表现,然后出现胸腔积液。积液量一般不多,通常见于病变的同侧。患者外周血白细胞计数升高,中性粒细胞百分比增加伴核左移。胸腔积液检查外观可为草黄色或脓性,白细胞计数明显增高,以中性粒细胞为主,葡萄糖和 pH 降低,培养可有病原菌生长。

(三)恶性胸腔积液

恶性胸腔积液多继发于肺癌、乳腺癌、淋巴瘤等的胸膜直接侵犯或转移,以及恶性胸膜间皮瘤,其中以肺癌胸膜转移所致的恶性胸腔积液在临床上最为常见。

(四)其他原因的胸腔积液

结核性胸膜炎有时还需与系统性红斑狼疮性胸膜炎、类风湿胸膜炎及各种原因所致的漏出性胸腔积液等鉴别,这些疾病均有明显的临床特点,鉴别一般并不困难。

八、治疗

(一)抗结核治疗

结核性胸膜炎的治疗原则同肺结核,化疗是最主要的治疗,应规范而充分,并贯彻早期、联合、规律、适量、全程五原则。一般采用强化期 2~3 个月(4~5 种药物),继续期 9~10 个月(2~3 种药物)。因无法确定结核性胸膜炎发生的原因是胸膜下的结核病灶还是变态反应造成的胸腔积液,因此疗程以 1 年为宜。粟粒型肺结核伴有胸腔积液、双侧结核性胸膜炎或多发性浆膜炎的治疗应按血行播散型肺结核处理,疗程以 1 年以上为宜。耐药性结核性胸膜炎按照耐药结核病的处理原则处理。

(二)胸腔穿刺抽液或置管引流治疗

1. 胸腔穿刺抽液

胸腔穿刺抽取胸腔积液是最重要的治疗措施之一。可以抽取胸腔积液中的结核分枝杆菌及其代谢产物、炎症渗出物、纤维蛋白原和致热原,尽快清除胸腔积液,防止纤维蛋白沉积,减轻压迫与中毒症状,改善呼吸,退热,减少胸膜肥厚与粘连,有利于肺功能的恢复。原则是早抽、连续抽(一般每周 2~3 次),做到抽液彻底。有研究显示 1 个月以内抽液者 77.8% 可无胸膜肥厚,2 个月以上抽液者几乎全部发生胸膜肥厚。因此,应在患者可耐受的情况下足量、尽快抽取胸腔积液。

(1)胸腔穿刺适应证。

1)诊断性穿刺,明确胸腔积液的性质,留取标本送检。

2)穿刺抽液以减轻对肺脏的压迫。

3)胸腔内注入药物治疗。

(2)操作方法及程序。

1)术前准备:①告知患者穿刺目的及操作过程,消除顾虑及精神紧张;②有药物过敏史者,需做局麻药物如普鲁卡因及利多卡因的皮肤过敏试验;③术前体检:胸透或拍 X 线胸片或 B 超检查明确胸腔积液程度,并进行定位。

2)器械准备:胸腔穿刺包或一次性胸腔抽液包。如需胸腔内给药,准备好所需药物。

3)体位:患者取坐位,面朝椅背,两手前臂平放于椅背上缘,前额伏于前臂上。病重不能起床者,可取半卧位,患侧前臂上举抱于枕部。

4)穿刺部位:最好选择 B 超定位,穿刺点可用甲紫在皮肤上做标记。如不能行 B 超定位,可根据胸部叩诊选择实音最明显部位进行穿刺。一般选肩胛线第 7~第 9 肋间;腋后线第 7~

第 8 肋间;腋中线第 6～第 7 肋间或腋前线第 5 肋间。

5)消毒:常规消毒皮肤,操作人员戴无菌手套,铺消毒孔巾。

6)局部麻醉:用 1%～2% 普鲁卡因或 2% 利多卡因适量(一般约为 2mL)于穿刺点肋骨上缘自皮肤至胸膜壁层进行局部浸润麻醉。先注射一个皮丘后由浅而深缓缓推进麻醉药,直达胸膜,当针头刺穿胸膜进入胸腔时,针头的抵抗感消失,试抽有无液体被吸出,一旦有液体吸出,则停止进针,测量胸膜厚度后,将针头拔出。注药前应回抽,观察无气体、血液、胸腔积液后方可推注麻醉药。

7)穿刺和抽液:选择 16～19 号穿刺针,在检查穿刺针是否通畅后,先用止血钳将连接穿刺针尾部的橡皮管夹住,用左手示指和中指将穿刺部位皮肤固定,右手持胸穿针,于局麻处沿肋骨上缘徐徐进针,当针头刺过胸膜壁层时,针头的抵抗感消失表示针尖已进入胸腔,即可接上 50mL 或 100mL 注射器,由助手松开止血钳,试抽吸胸腔内积液,如有液体抽出,说明穿刺成功,即可抽取胸腔积液,助手固定穿刺针以防针刺入过深损伤肺组织,注射器抽满后,助手用止血钳夹住胶管,取下注射器,将液体注入盛器中,记录并送实验室检查。抽液量首次不超过 600mL,以后每次不超过 1000mL,也可根据患者的年龄、基本情况等酌情增减抽液量。

8)术后处理:抽液结束,如需注药,接上吸有药液的注射器,将药液缓缓注入,术毕,迅速拔出穿刺针,穿刺部位覆盖无菌纱布,胶布固定。

(3)禁忌证。

1)存在出血性疾病或正在进行抗凝治疗,血小板计数<60×10⁹/L。

1)存在出血性疾病或正在进行抗凝治疗,血小板计数$<60×10^9$/L。

2)心肺功能严重衰竭者慎用。

3)不合作者暂不宜进行。

(4)注意事项。

1)对精神紧张的患者,穿刺前半小时给予苯巴比妥 0.03g,咳嗽严重者给予可待因 0.015～0.03g,镇静止咳。

2)抽液不可过多过快,首次抽液一般不超过 600mL,以后常规方法每次抽液不超过 1000mL。也可根据患者的年龄、基本情况等酌情增减抽液量。避免抽液量过多、过快,造成急性肺水肿。如抽出液体为新鲜血液,停止抽液。

3)心脏、大血管旁的局限性积液,或有心脏扩大、肝脾肿大及严重肺气肿者,穿刺时要十分慎重。

4)穿刺时应防止空气进入胸腔。

5)穿刺过程中患者不要变动体位、咳嗽或深呼吸。

6)穿刺过程中,应密切观察患者。如有头晕、面色苍白、冷汗、心悸、胸闷、胸部剧痛或晕倒等胸膜过敏反应或连续咳嗽、吐白色泡沫状痰、呼吸困难等情况时,应立即停止抽液,并皮下注射 0.1% 肾上腺素 0.3～0.5mL,或进行其他急救处理。

7)每次抽液后均应准确记录患者情况、抽液量、液体性质、色泽,并根据情况留取标本。

2.胸腔置管引流

除了常用的普通穿刺针穿刺外,现多数医院采用深静脉穿刺管、锁骨下静脉穿刺管和留置式套管针引流等胸腔闭式引流的方法。采用普通的胸穿针反复穿刺抽排胸腔积液增加了继发感染和血胸、气胸并发症的风险。采用深静脉穿刺管、锁骨下静脉穿刺管和留置式套管针引流等不仅减少了上述情况的发生,而且胸腔留置深静脉导管抽液仅需穿刺 1 次。胸腔内留置深静脉导管术操作简单、创伤小,避免了反复穿刺造成的胸膜多处损伤、出血,减少了胸腔内感染的机会。因深静脉导管为细而软的硅胶管,对胸膜及肺组织损伤小,抽液时患者可采取半卧位或卧位等舒适体位,可讲话、咳嗽、正常呼吸而无损伤肺的危险,可避免气胸的发生,提高患者对抽液的耐受性。由于留置导管便于持续、彻底抽出胸腔积液,减少了包裹性积液和胸膜肥厚的发生。同时能反复留取胸腔积液检查,进行胸腔内注药,避免反复胸穿可能引起的胸膜休克、短期内大量放液所致的急性肺水肿。有研究发现,结核性胸膜炎患者行胸腔内置入中心静脉导管抽取胸腔积液较常规穿刺针抽取胸腔积液明显增多,胸腔积液吸收时间明显缩短,两组相比差异有显著性。此种方法方便、简单易行,可减少反复胸腔穿刺造成气胸、出血、感染的机会。

(1)适应证。

1)诊断明确,胸腔内有较大量的胸腔积液,需要反复抽取胸腔积液。

2)年老、体弱不能耐受常规胸腔穿刺抽液者。

3)胸腔内需要注入药品治疗者。

(2)操作方法。

穿刺前行 B 超检查定位。局部麻醉的方法同常规的胸腔穿刺。穿刺部位一般选肩胛线第7～第9肋间;腋后线第7～第8肋间;腋中线第6～第7肋间或腋前线第5肋间。穿刺成功后向胸腔内置入深静脉导管并留置。导管在胸腔内长度为 5～8cm,胸腔外留置导管用一次性无菌透明敷贴固定,其末端接一次性引流袋。放出积液的速度控制在 30～50mL/min。抽液量第1次一般不超过1000mL,以后根据胸腔积液情况一天放液1次,放液量一般一次不超过1500mL。当胸腔积液量少时,转动患者体位至半卧位或卧位,尽可能放尽胸腔积液。当 B 超检查提示液平面消失或积液量少不能抽出时拔除导管。

(3)注意事项。

1)每天记录抽液量,并每天更换一次性引流袋。

2)注意留置管的情况,避免脱落。

3)留置时间不宜过长,以1周内为宜。

4)及时观察胸腔积液量的变化,胸腔积液吸收后及时拔管,避免长时间留置形成窦道。

3.并发症处理

(1)胸膜反应:在抽液过程中患者如出现烦躁不安、面色苍白、冷汗、血压降低等不适反应,考虑可能发生了胸膜反应,应立即停止抽液,取平卧位,轻者休息片刻即可恢复,个别患者需给予吸氧,肌内注射或静脉注射地塞米松等,一般10分钟后即可缓解。

(2)气胸:在抽液中会因各种原因如胸腔积液减少、患者咳嗽等造成脏层胸膜破裂形成气胸。如穿刺过程中患者突然出现胸闷、气短和呼吸困难等不适主诉,或者抽液过程中抽取气体,应考虑发生气胸,需立即停止抽液,进行 X 线检查。如为少量气体,肺体积压缩在30%以下,可在密切观察下抽取气体,如压缩在30%以上,应给予气胸插管行胸腔闭式引流。

(三)糖皮质激素的应用

由于糖皮质激素具有抗感染、抗中毒、抗过敏(抗变态反应、抗纤维与抑制免疫功能)的作用,可改善一般状况,减轻中毒症状,降低变态反应,减少胸膜渗出,促进胸腔积液吸收,减轻症状,缩短病程,减少或避免胸膜粘连肥厚。但目前仍无充分证据显示糖皮质激素在结核性胸膜炎治疗中的作用,不推荐常规应用,主要原因:①糖皮质激素对结核性胸膜炎的有益效应,经合理化疗和积极抽吸胸腔积液都能达到;②部分病例在停用糖皮质激素时,体温或胸腔积液有反跳现象使病程迁延;③尚无肯定的防止胸膜增厚的作用,合理化疗加上积极胸腔穿刺抽液已经能有效防止胸膜增厚;④结核性胸膜炎有相当比例的耐药病例,不宜使用激素。

以下结核性胸膜炎患者可酌情应用糖皮质激素。①大量胸腔积液,中毒症状特别严重患者,如高热、呼吸困难等。②多发性结核性渗出性胸膜炎,合并结核性脑膜炎、心包炎或腹膜炎患者。③并发急性血行播散型肺结核患者。④不易穿刺的胸腔积液患者(如叶间积液)。一般开始用泼尼松 30~40mg/d(每天 1 次),晨顿服。胸腔积液明显吸收后逐渐减量,每周减量 1 次,总疗程 6~8 周。对已有胸膜增厚的病例或慢性结核性胸膜炎者则不再使用。

(四)胸腔内给药

结核性胸膜炎经积极的抗结核治疗和积极抽液均能达到治疗目的,不需胸腔给药。对慢性结核性胸膜炎有脓胸倾向及包裹性胸腔积液患者可胸腔给药。胸腔内注入药物品种较多,有抗结核药物、激素、蝮蛇抗栓酶、肝素、山莨菪碱注射液、尿激酶和链激酶等。目前以注入尿激酶效果较好。尿激酶作为一种蛋白水解酶,能直接激活纤溶酶原,使之成为纤溶酶,有效降解纤维蛋白,裂解纤维分隔,从而降低胸腔积液黏稠性,有利于防止和减轻胸膜增厚粘连,利于胸腔积液抽出。

抽液后胸腔内注入药物存在一定争议,但对顽固不愈的包裹性积液或结核性脓胸,胸腔冲洗、注入抗结核药品、硬化剂及外科手术也在考虑之列。

(王　婷)

第三节　气管支气管结核

气管支气管结核是指发生在气管、支气管的黏膜、黏膜下层、外膜(软骨和结缔组织)及平滑肌层的结核病。因其诊断主要依靠支气管镜检查,从支气管镜可直接观察到气管、支气管的黏膜受到侵犯,加之临床上支气管结核多于气管结核,故以往多称支气管内膜结核(EBTB)。

气管支气管结核治疗成功的关键在于早期正确诊断、及时给予全身抗结核治疗并加强支气管内局部治疗。近年来,随着临床症状不典型气管支气管结核的增多,尤其是重症病例的增多,气管支气管结核往往被误诊。支气管镜检查是气管支气管结核诊断最重要的手段。支气管镜检查可以明确气管支气管结核的有无、类型、部位、范围、严重程度、形成原因、是否合并气道狭窄或软化及程度等情况。但支气管镜检查具有创伤性。鉴于伦理学、卫生经济学方面的要求,不能让所有肺结核等患者均常规进行支气管镜检查。

为尽早明确诊断、及时治疗,防止气管支气管结核进一步发展,甚至合并气道狭窄等引起肺不张等并发症,若无支气管镜检查绝对禁忌证,有下列情况之一者,应高度怀疑气管支气管结核的存在,尽早进行支气管镜检查。①肺结核患者抗结核化疗 1 个月,咳嗽、咯血等症状仍无明显改善者。②肺结核患者治疗过程中出现患侧病灶增多、增大者。③肺结核患者 X 线片等显示存在阻塞性肺炎、肺充气不良、肺不张或局限性肺气肿者。④肺结核患者具有气促、呼吸困难等临床症状而与肺部病灶范围严重程度不相符者。⑤肺结核患者胸部 CT 平扫、HRCT、气管及支气管重建等,提示气管或支气管内壁粗糙、不光滑;伴有叶、段支气管狭窄或闭塞者。⑥不明原因慢性剧烈咳嗽、咯血,尤其是痰抗酸杆菌阳性而肺部无结核病灶者。

气管支气管结核治疗基本原则和目的是在全身正规抗结核化疗的基础上，加强气道内的局部介入治疗，即针对结核分枝杆菌感染的病因及并发症进行治疗。

针对气管支气管结核活动期，以尽快控制结核分枝杆菌的感染、避免耐药菌的产生、预防或减轻病变段气道遗留下器质性的狭窄和(或)软化为主要目标。

对于瘢痕狭窄型及管壁软化型气管支气管结核非活动期，应用球囊扩张、暂时支气管支架置入等介入措施最大限度地恢复病变段气道的通畅，改善肺的通气和引流，尽可能保全肺功能。对于气管支气管结核合并中央气道完全闭锁，且末梢侧肺已明显毁损者，则应直接行支气管肺段、叶及全肺切除术。

一、病机

气管支气管结核均为继发性，多数继发于肺结核，少数继发于支气管淋巴结结核，经淋巴和血行播散引起支气管内膜结核者极少见。

1. 管道弥散

管道弥散为气管支气管结核最常见的感染途径。结核患者含有大量结核杆菌的痰液通过气管、支气管，或空洞、病灶内的含结核杆菌的干酪样物质通过引流气管支气管，直接侵入气管、支气管黏膜，或经黏液腺管口侵入气管支气管壁。

2. 邻近病灶蔓延

肺及支气管淋巴结病灶中的结核杆菌直接蔓延至附近的支气管，或因支气管旁淋巴结的干酪样坏死压迫、腐蚀、穿透邻近的支气管壁，形成支气管结核或支气管淋巴瘘。个别脊柱结核的椎旁脓肿可波及气管支气管形成脓肿支气管瘘。

3. 血行播散

在急慢性血行播散时，可能有支气管黏膜下层的结核弥散，但极少见。

二、临床表现

气管支气管结核的临床症状视病变范围、程度及部位有所不同。

1. 咳嗽

几乎所有的气管支气管结核患者都有不同程度的咳嗽。典型的气管支气管结核表现为剧烈的阵发性干咳。服用镇咳药物效果不佳。

2. 喘鸣

气管支气管结核时黏膜可发生充血、水肿、肥厚等改变，常可造成局部的管腔狭窄，气流通过狭窄部位时会发生喘鸣。发生于小支气管狭窄所致的喘鸣，只有用听诊器才能听到，发生于较大支气管的喘鸣，患者自己就能听到。

3. 咯血

气管支气管结核时黏膜充血，毛细血管扩张，通透性增加。患者剧烈咳嗽时常有痰中带血或少量咯血，溃疡型支气管结核或支气管淋巴瘘患者可因黏膜上的小血管破溃而发生少量或中等量咯血，个别患者发生大咯血。

4. 阵发性呼吸困难

呼吸困难的程度因病情而异。有支气管狭窄者，如黏痰液阻塞狭窄的管腔，可发生一时性呼吸困难。当痰液咳出后支气管又通畅，呼吸困难即可缓解。淋巴结内干酪物质突然破入气管腔时,可导致严重呼吸困难,甚至可发生窒息。

三、实验室检查及辅助检查

(一)支气管镜检查

支气管镜检查是诊断气管支气管结核的主要方法。支气管镜不但能直视支气管黏膜的各种病理改变,而且可通过组织活检、刷检、灌洗等检查手段,达到确诊的目的。

气管支气管结核的支气管镜下表现分型目前尚无统一标准。笔者结合临床认为应将各种分型方法加以综合,将镜下表现分为 6 型才能更好地涵盖气管支气管结核的镜下表现并指导治疗。

1. 炎症浸润型

炎症浸润型表现为局限性或弥散性黏膜下浸润。急性期黏膜高度充血、水肿,易出血,慢性期黏膜苍白、粗糙,呈颗粒状增厚,软骨环模糊不清,可发生不同程度的狭窄,黏膜下结核结节或斑块常呈黄白色乳状隆起突入管腔,可破溃坏死,也可痊愈而遗留瘢痕。

2. 溃疡及干酪坏死型

溃疡及干酪坏死型可继发于浸润型气管支气管结核或由支气管淋巴结结核溃破而引起,黏膜表面有散在或孤立的溃疡,溃疡底部有肉芽组织,有时溃疡被一层黄白色干酪样坏死物覆盖,如坏死物质阻塞管腔或溃疡底部肉芽组织增生,可引起管腔阻塞。

3. 肉芽增生型

增生的肉芽组织呈颗粒状或菜花状向管腔凸出,易出血,可发生支气管阻塞或愈合而形成瘢痕。

4. 瘢痕狭窄型

瘢痕狭窄型为气管支气管结核病变的愈合阶段。支气管黏膜纤维性变,常可造成管腔狭窄,严重者管腔完全闭塞。

5. 管壁软化型

管壁软化型多见于气管支气管结核的临床愈合期,好发于左主支气管及气管中下段。病理基础为病变部位的气管和支气管软骨断裂、缺损或缺失。病理生理改变主要为呼气相气流受限及远端气道分泌物引流障碍。临床表现为呼气性呼吸困难、咳嗽、咳痰。病变段支气管远端反复感染、支气管扩张和肺气肿。支气管镜下可见气管、支气管软骨断裂、缺损或缺失;吸气期气道开放,用力呼气时气道闭合;远端支气管扩张。

6. 淋巴结支气管瘘

(1)穿孔前期:支气管镜下可见局部支气管因淋巴结外压而管壁膨隆,管腔狭窄,局部黏膜充血、水肿或增厚。

(2)穿孔期:淋巴结破溃入支气管腔形成瘘孔,支气管腔除外压迫外,局部黏膜可见小米粒大小的白色干酪物质溢出,用吸引器吸除干酪物质后,随咳嗽又不断有干酪物质溢出,瘘口周围黏膜有严重的充血水肿。

(3)穿孔后期:原瘘孔处已无干酪样物质溢出,呈光滑凹点。周围黏膜下大致正常,有时瘘孔及周围黏膜有黑色炭疽样物沉着,呈现"炭疽样"瘘孔,此种陈旧性瘘孔可持续数年不变。

(二)胸部影像学检查

(1)单纯气管支气管结核的普通胸部 X 线检查缺乏特征性,尤其是气管支气管结核局限于气管和大气管尚未波及肺组织,气道未被完全阻塞时,X线检查常无异常发现。少数仅肺纹理增多及小结节影,伴肺门阴影增大。

如支气管明显狭窄或阻塞时,可出现间接X线征象,如阻塞性肺炎、局限性肺气肿、肺膨胀不全或肺不张,多为暂时性;部分可伴张力性空洞,空洞忽隐忽现、时大时小,可有液平,空洞引流支气管壁呈增厚现象;肺部可见原因不明显的弥散病灶;一侧或一叶广泛病变,并发广泛支气管扩张,导致毁损肺。

(2)断层摄影和支气管造影可显示淋巴结肿大,淋巴结空洞,支气管狭窄、阻塞管腔壁隆起不光滑、中断和变形。支气管造影有时可显示支气管溃疡和淋巴结-支气管瘘的部位和程度。

(3)CT检查特别是高分辨率CT可显示支气管管壁增厚、密度增高,管腔狭窄、阻塞,支气管扭曲、变形等。螺旋CT检查可行三维重建、仿真支气管镜检查,可为临床提供更多诊断信息。

(三)实验室检查

由于大多数气管支气管结核继发于肺结核,痰查抗酸杆菌或PCR检测结核分枝杆菌DNA对其诊断价值不大。如肺内无明显结核病变,痰查抗酸菌多次阳性者,应高度怀疑气管支气管结核。

四、诊断

(一)典型症状

阵发性剧咳少痰,反复持久血痰或咯血,喘鸣、呼吸困难等。

(二)影像学检查

(1)出现变化较快的肺不张或局限性肺气肿。

(2)肺门附近有浸润或肿块阴影。

(3)肺门附近有空洞或张力性空洞,空洞内有液平。

(4)一侧或两侧肺反复出现不规则的支气管弥散灶。

(5)典型的CT影像学改变。

(三)肺内检查

无明显病变,但痰查结核分枝杆菌阳性。

(四)不能确诊者

必须行支气管镜检查,行刷检、灌洗、支气管黏膜活检等相关检查以明确诊断。值得注意的是患者如出现典型的临床表现,多数已形成气管支气管不可逆性狭窄,因此临床医生应对气管支气管结核保持警惕,怀疑气管支气管结核患者应积极行支气管镜检查,早诊断早治疗,减少并发症、后遗症。

五、鉴别诊断

继发于肺结核者诊断多无困难,但肺内无活动结核病变的气管支气管结核应与气管炎、哮喘及管内生长的中心型肺癌相鉴别。合并肺不张和感染者应与肺癌及肺部感染鉴别。气管支气管结核并广泛管道弥散者应与慢性支气管炎、肺真菌病、哮喘及肺纤维化鉴别。

六、治疗

(一)化疗

对于活动性气管支气管结核,早期诊断及早期抗结核药物化疗能够有效地控制感染,减少气管支气管结核气道狭窄及软化等并发症的发生。对于非活动期气管支气管结核,完成疗程的患者一旦形成了气道狭窄或气管软化,抗结核药物化疗的作用就不大,但未满疗程的患者不论是瘢痕狭窄型,还是管壁软化型都应坚持完成疗程。

根据气管支气管结核为初治、复治病例及耐药情况,选择有效的抗结核药物化疗方案进行全身抗结核化学治疗。初治病例抗结核化学治疗方案总疗程要求不少于 12 个月,如方案 2HRZE(S)/10HRE 等。复治及耐药病例应适当延长,MDR-TB、XDR-TB 要求至少 24 个月,甚至更长。

在全身应用抗结核药物化疗的基础上,应加强气道内给予抗结核药物进行局部化疗。

(二)雾化吸入

在全身抗结核药物化疗的基础上,选用局部刺激较小的药物进行雾化吸入,可提高局部药物浓度,加快气管支气管结核的控制。如可选择异烟肼 0.2g、链霉素 0.5g 或阿米卡星0.2g 溶于 10~20mL 生理盐水中,采用超声雾化器雾化吸入,每天 1~2 次,疗程 1~2 个月。

(三)经支气管镜介入治疗

在全身抗结核药物化疗的基础上,加强支气管镜下的气道内介入治疗,不仅可以提高气管支气管结核的疗效,减少其所致的各种并发症和后遗症,最大限度地保全患者的肺功能,同时还能有效地解决一些传统药物疗法无法解决的问题。

1. 病灶吸引清除术

经支气管镜吸引是直接借助于负压吸引力清除气道内局部病灶。适应证为炎症浸润型、溃疡坏死型气管支气管结核。

经支气管镜吸引清除局部坏死物,在减轻临床症状、促进病灶愈合、防止病灶弥散、预防气道狭窄发生及为早期扩张创造机会等方面具有积极意义。经支气管镜直接吸引清除术还可引流病变支气管、通畅气道、减少阻塞性肺炎及继发性支气管扩张等的发生,加强抗结核等药物的疗效。行吸引清除术时应配合其他治疗方法,如局部注入抗结核药物等,单纯吸引有时候得不偿失,因吸引可引起气道内出血、低氧血症等并发症。

2. 气道内给予抗结核药物

经支气管镜气道内给予抗结核药物分为病灶表面局部药物喷洒、病灶内抗结核药物加压注射。前者主要是针对炎症浸润型、溃疡坏死型,后者主要是针对肉芽增生型。

目前常用于局部给予的抗结核药物包括异烟肼、利福平、阿米卡星等。笔者经支气管镜每周 1 次给予异烟肼 0.1g、利福平 0.15g 气道内局部应用,治疗气管支气管结核取得较好疗效。至于给予药品种类、剂量等,仍属经验治疗,需进一步探讨与研究。

3. 冷冻术

经支气管镜冷冻术可采用冷冻消融、冷冻切除两种方法实施。

治疗体会:①主要适用于肉芽增生型气管支气管结核原发肉芽肿的消除,尤其是气管支气管结核合并气道狭窄行球囊扩张术前准备;瘢痕狭窄型支气管结核球囊扩张术、支架置入后再生肉芽肿的清除;②冷冻术治疗支气管结核肉芽肿较其他介入手段作用慢,并具有延迟效应,远期疗效较好;③由于冷冻的粘连作用,可直接撕扯下坏死组织而立即消减病灶,但应重视出血并发症的发生;④作用较弱,局部反应轻,患者易接受;⑤深度容易控制,气道穿孔发生率最低;⑥对气道软骨组织无损伤作用;⑦治疗后肉芽组织增生、纤维瘢痕形成率低;⑧不影响心脏起搏器工作,不破坏金属、硅酮支架。

4.球囊扩张术

球囊扩张术主要凭借球囊充盈使狭窄气道形成多处纵向撕裂伤,从而使狭窄气道得以扩张。球囊扩张术治疗气管支气管结核适应证为瘢痕狭窄型气管支气管结核,管壁软化型气管支气管结核不是球囊扩张术的适应证。

治疗体会:①中心气道是否受到影响;②应进行充分术前准备;如全身及局部有效抗结核药物治疗,气道内冷冻及高频电凝切等措施积极减轻水肿、清除坏死物、消减肉芽肿及纤维瘢痕等,待气道内局部病灶得到基本控制后再行扩张,在减轻临床症状、促进病灶愈合、为早期扩张创造机会又防止扩张后病灶弥散、再狭窄的发生等方面具有积极意义;③尽量准确判断狭窄的程度和范围,选择适当型号的球囊,避免选择超过狭窄段正常生理直径的球囊,对于狭窄程度重、气道开口较小的病例,目测不好判断狭窄程度及球囊能否顺利进入时,可先以探针试探能否进入狭窄气道并大致估计狭窄程度,若不能进入应先进行局部注药、高频电凝切等处理;④扩张过程中,如瘢痕组织较硬,扩张时应逐渐增加气囊压力及扩张维持时间,防止出现较大的裂伤,甚至造成气管的撕裂出现纵隔气肿、气胸、气管胸膜瘘及气管食管瘘等,局部小量出血,一般无须特别处理;⑤如果初次扩张治疗效果不佳时,可换用大号气囊,采用定期、适时、多次、反复、渐进的扩张模式;⑥对于气道完全闭锁的病例,可尝试在气道内超声引导下打通闭锁,若无气道内超声可试用冷冻术打通,再进行球囊扩张,切不可盲目行事,若合并末梢侧肺已明显毁损,则应直接外科手术;⑦长期反复行支气管镜检查、扩张,可能造成患者身心、经济上的负担,应认真权衡利弊,更加符合卫生经济学、伦理学要求。

5.热效应疗法

热效应疗法又称热消融疗法,包括激光、高频电刀、氩气刀、微波等,主要是依赖于热效应烧灼气管支气管结核病变组织而达到治疗目的。热效应疗法治疗气管支气管结核适应证为肉芽增生型、瘢痕狭窄型气管支气管结核。

对大样本肉芽增生型气管支气管结核病例进行高频电刀凝切等方法治疗,取得较好的近期疗效,但远期疗效不太理想,并得出以下经验。

(1)热效应疗法均可造成气道黏膜损伤、刺激黏膜增生,远期观察再生肉芽肿、气道再狭窄发生率高。如大范围电凝后可出现支气管黏膜和黏膜下纤维化并可导致支撑软骨破坏,造成更严重的气管狭窄,激光可能导致气道穿孔。

(2)目前,热效应疗法主要作为中央气道气管支气管结核较大肉芽肿导致的阻塞性通气功能障碍处理措施,瘢痕狭窄型气管支气管结核球囊扩张术前的瘢痕松解等辅助治疗。

(3)以针形激光刀、高频电刀效果为佳。

6.支架置入术

气道内支架治疗是利用支架的支撑作用重建气道壁的支撑结构,保持呼吸道通畅。支架置入术适应证为气管等狭窄导致呼吸困难、管壁软化型气管支气管结核。

由于支架置入不良反应出血、肉芽肿形成、支气管管壁瘘、支架移位及疲劳断裂等并发症较多,2005年,美国FDA在其网站上提示:应避免在良性疾病患者中使用金属支架。鉴于气管支气管结核引起的气道狭窄为良性狭窄,结核病学者在支架置入问题上显得尤为慎重,最初不太接受支架置入术,后来随着硅酮支架及临时性全覆膜金属支架置入术介入治疗气管支气管结核气道狭窄获得满意疗效报道日益增多,支架置入术在气管支气管结核治疗中发挥了越来越大的作用。

国内多数专家认为:①管壁软化型的特点为气道壁支撑结构为永久性破坏或缺失,最有效的方法是软化段气道内支架置入;②应选用无覆膜的金属网眼支架,以部分保留气道的黏液清除和湿化功能;③支架多为永久性置入,也可尝试用硅酮支架或全覆膜金属支架治疗一段时间,在气道硬化后再取出支架;④支架置入后第 1 个月内应每周、1~6 个月每月进行支气管镜检查 1 次;⑤气道雾化吸入、祛痰药应用可降低气道再狭窄发生率;⑥支架置入后也可发生一系列并发症,近期有刺激性咳嗽、气道局部异物感及支架移位,远期有黏膜损伤而引起的出血、气管支气管管壁瘘(特别是气管膜部)、局部肉芽组织增生所致的再狭窄和金属支架疲劳性断裂等。

治疗体会:①管壁软化型气管支气管结核合并呼吸道反复感染、呼吸困难、呼吸功能不良,气管严重狭窄,气道狭窄球囊扩张后回缩等情况为支架置入适应证;②由于支架置入为临时置入,置入的支架应选择硅酮支架或全覆膜金属支架,实践证明放置 6 个月取出复发率较低,短于 2 月内取出复发率较高,但长时间放置为支架取出设置了障碍,支架置入后每周挪动支架位置对解决此问题提供了一定帮助;③对于瘢痕狭窄型,应首选球囊扩张治疗,只有扩张失败合并气道软化时才可考虑;④分析支架置入治疗气管支气管结核的疗效,尤其是远期疗效、并发症等因素,权衡利弊,慎重考虑,通常在其他方法难以奏效时方可选用。

(四)手术治疗

气管支气管结核只要早期发现,及时正确治疗,基本上可以内科治愈。

因延误诊断、治疗不当,或者临床重症气管支气管结核合并所属气道狭窄、闭锁,造成末梢肺叶和肺段不张甚至毁损肺,导致通气功能不良及反复阻塞性感染,合并支气管扩张伴咯血等,在全身抗结核治疗的基础上加强支气管内局部介入治疗仍不能取得满意疗效者,均应考虑外科手术治疗。

(五)糖皮质激素治疗

糖皮质激素对气管支气管结核的治疗作用目前仍存在争议。有研究结果显示,对活动期气管支气管结核,含类固醇激素和链霉素的气溶胶疗法治疗有效,溃疡损害愈合时间缩短,发生气道狭窄程度较轻,但同其他药物治疗一样,对纤维瘢痕型气道狭窄改善方面无效。有研究发现,每天口服相当于泼尼松龙 30mg 的糖皮质激素不能降低气管支气管结核气道狭窄发生率。国内《气管支气管结核的几点专家共识》认为,无论是全身或是气道局部,均不宜使用糖皮质激素。

治疗体会:①对于气管支气管结核,患者肺部有结核病灶且毒性症状较严重(如干酪性肺炎)伴有浆膜腔积液,合并结核性脑膜炎,支气管结核治疗中出现类赫氏反应等情况,可考虑使用糖皮质激素,但使用意义不在于气管支气管结核本身;②对炎症浸润型、溃疡坏死型气管支气管结核,糖皮质激素局部应用对于减轻毒性症状、促进创面愈合等有一定的疗效;③理论上,早期使用糖皮质激素,应能够抑制增强的免疫反应及变态反应,减少肉芽增生型、瘢痕狭窄型的发生;④对气管支气管结核合并气道狭窄者,糖皮质激素无治疗意义,但局部应用对于防止狭窄、扩张等介入治疗后的气道局部急性水肿、肉芽肿再生应有一定作用;⑤在强有力抗结核药物化疗方案实施的情况下,才可考虑使用肾上腺皮质激素,且为短期使用。但目前尚缺乏前瞻性多中心随机对照等方面的研究依据。

(六)治疗注意事项

气管支气管结核的治疗是在全身正规抗结核药物化疗的基础上,加强气道内局部治疗。全身抗结核药物化疗的总疗程,初治病例不少于 12 个月,耐多药病例不少于 24 个月。

经支气管镜检查及介入治疗对气管支气管结核及时正确诊断、合理方案选择及满意临床疗效至关重要,但经支气管镜介入治疗具有创伤性。

目前常用经支气管镜介入治疗气管支气管结核手段为注入抗结核药物、冷冻术及球囊扩张术等方法相结合的气道内综合介入治疗。需要特别指出的是,介入手段尽量多选择冷冻而少选热效应疗法。气管支气管结核所导致的气道狭窄首选球囊扩张术,除非是中央气道管壁软化型气管支气管结核。支架置入术应谨慎选择,且以硅酮或全覆膜金属支架临时置入为宜,最佳时间点仍需进一步研究探讨。

若进行支气管内球囊扩张术、支架置入术等介入治疗,除满足总疗程要求外,建议术后仍需进行不少于 9 个月的全身正规抗结核药物化疗。应严格掌握外科治疗适应证。糖皮质激素应用尚存在争议。

(孙　瑜)

第五章 肺癌

第一节 临床表现

肺癌是世界上常见的恶性肿瘤,其症状和体征与肿瘤发生的部位、大小、病理类型、病程长短、有无转移和并发症有关。大致可归纳为四大类,即由原发肿瘤、胸内蔓延、远处转移引起的症状和肺外表现。从诊断意义上来讲,早期肺癌患者约 1/3 以上无症状;中心型肺癌与周围型肺癌由于其位置和功能损害不同,所产生症状也不尽相同;而晚期肺癌患者临床表现多样,易与其他疾病相混淆。

一、由原发肿瘤引起的症状

1. 咳嗽、咳痰

咳嗽是肺癌较早出现的症状,癌细胞生长在较大气道时多表现为阵发性刺激性干咳。易与伤风感冒相混淆,常容易被忽视。当癌灶增大影响支气管引流时可有黏液状痰液;若继发感染可出现脓性痰液,痰量也可增加。肺泡细胞癌可有大量白色泡沫样痰。

2. 咯血

癌灶表面受损或癌瘤发生溃疡引起血管破裂而有血痰,由于损伤血管大小和程度不同可发生血痰或咯血,中心型肺癌多见。

3. 胸闷、气急

肿瘤引起支气管狭窄;肿瘤转移至纵隔肺门淋巴结,从而压迫主支气管或隆嵴;转移至胸膜或心包膜引起大量胸腔积液或心包积液;或有上腔静脉阻塞、膈肌麻痹及肺部广泛转移;或发生气胸等均可影响肺功能发生胸闷气促。

4. 喘鸣

因支气管部分阻塞造成狭窄,空气通过时出现喘鸣声,患者自己能听到,声音较大时其他人也可听到。45 岁以后,既往无心脏病或过敏史,突然出现喘鸣,首先应当考虑是否有支气管肺癌。

5. 体重下降

由于肿瘤毒素和消耗的原因,导致食欲缺乏,可表现为消瘦或恶病质。

6. 发热

一般肿瘤可因坏死引起发热,但肺癌发热的原因主要是肿瘤在支气管腔内生长致管腔受压或阻塞,引起阻塞性肺炎。中心型肺癌常因较大的支气管狭窄或阻塞,远端的支气管分泌物潴留而引起感染发热。当肿瘤过大时,可因肿瘤组织坏死吸收或肿瘤组织分泌致热源而引起发热,即为癌性发热,常在肿瘤晚期广泛转移时出现。

7. 肺癌炎性症状

肺癌炎症多表现为支气管炎、肺不张或阻塞性肺炎,患者常合并有发热、咳嗽、痰多等症状。

二、局部区域组织和器官受侵症状

1. 胸痛

肿瘤位于胸膜附近时,可表现为钝痛、隐痛,随呼吸或咳嗽时加重。侵犯肋骨、脊柱时疼痛持续而明显,有压痛点,与呼吸和咳嗽无关。肩部或胸背部持续疼痛,常提示上肺叶内侧近纵隔处有肺癌外侵可能。

2. 声音嘶哑

肿瘤直接压迫或转移至纵隔淋巴结后压迫喉返神经(多见左侧)使声带麻痹可致声音嘶哑。

3. 上腔静脉阻塞综合征

肿瘤直接侵犯或纵隔淋巴结压迫上腔静脉,可使上腔静脉回流受阻,产生胸壁静脉曲张和上肢、颈面部水肿。严重者皮肤呈黯紫色,球结膜充血,视物模糊,头痛、头晕。

4. 吞咽困难

很多肺癌患者可能由于肿瘤本身或者转移的淋巴结压迫食管导致食管变形、移位,单纯的变形、移位并不足以引起食管阻塞而表现出明显的吞咽困难。肿瘤直接侵犯食管是导致吞咽困难的主要原因,严重者可引起气管食管瘘,导致肺部感染。

5. Pancoast 综合征

Pancoast 综合征是由于肺尖肿瘤侵袭邻近结构引起肩部及上胸部的疼痛。疼痛常由肿瘤直接侵袭胸壁及第1、第2肋骨引起,在部分病例是由侵袭横突和上胸椎体引起。癌肿侵犯或压迫颈交感神经引起 Horner 综合征,表现为患侧眼睑下垂、瞳孔缩小、眼球内陷、同侧额部或胸壁无汗或少汗、感觉异常。

6. 膈肌麻痹

当肿瘤侵犯膈神经时,可出现膈神经麻痹,出现胸闷、气急和顽固性呃逆。还可引起膈肌位置升高,运动消失或呼吸中患侧膈肌出现反常运动,即吸气时膈肌上升,呼气时膈肌下降。

7. 心包积液

因心包或心肌的直接受累或转移而引起心包积液,可表现为心率加快、心律不齐或心力衰竭等。

三、远处转移症状

肺癌易发生远处转移,其发生部位依其频度依次为脑、骨、肾上腺、肝等。有时转移灶症状为其首发症状,需引起注意。

1. 脑转移

25%～30%恶性肿瘤的脑转移由肺癌引起,其中以小细胞肺癌最常见。脑转移的临床症状及体征随着转移部位、脑水肿范围及颅内压力而异。颅内压增高可出现进行性头痛、眩晕、恶心、喷射性呕吐及语言不清或失语、复视、视力模糊,一侧肢体无力,动作震颤,肢体感觉异常和疼痛,深部腱反射消失,进行性瘫痪等。精神上的改变也是脑转移常见的表现。有些患者脑转移的症状在肺部症状出现之前。

2. 骨转移

肿瘤引起的脊柱转移多为溶骨性改变,骨转移以肋骨、脊椎、骨盆及四肢长骨为多见。引起的疼痛持续而明显,有压痛点,侵犯脊椎可压迫椎管,导致阻塞和脊髓压迫症状。

3.肾上腺转移

一般无明显自觉症状,可呈现 Addison 病(艾迪生病),血浆皮质醇减少或消失。临床上呈现乏力易倦、食欲缺乏、恶心呕吐、腹泻、皮肤色素增加、腋毛脱落、低血压等。

4.肝转移

肝转移临床表现为明显的食欲缺乏、恶心、消瘦、肝区疼痛;检查时肝脏在短期呈进行性肿大,正常轮廓消失,柔韧度不一致,触之有高低不平结节,甚至可见黄疸、腹腔积液,腹部叩诊有移动性浊音。

5.其他位置转移

肺癌的转移可涉及身体各个部位,呈现的体征也多种多样。较常见的还有皮肤、皮下组织、肌肉、腹腔等部位的转移,症状常与转移部位相关。

四、副瘤综合征

副瘤综合征是指由于肿瘤的产物(包括异位激素的产生)或异常的免疫反应(包括交叉免疫、自身免疫和免疫复合物沉着等)或其他不明原因,引起内分泌系统、神经系统、消化系统、造血系统、骨关节、肾脏及皮肤等发生病变,出现相应的临床表现。这些表现不是由原发肿瘤或转移灶所在部位直接引起的而是通过上述途径间接引起的,10%～20%的肺癌患者可有副瘤综合征的表现。

1.内分泌综合征

(1)高钙血症:Bender 和 Hanson 回顾了 200 例支气管肺癌,发现高钙血症的发病率为12.5%。肺癌患者的高钙血症常伴随着骨转移,但无骨骼的累及更常见。鳞癌是最常发生高钙血症的类型。癌性高钙血症的患者血中甲状旁腺激素的活性增强,可刺激骨骼和肾远曲小管对钙的重吸收。高钙血症的临床症状取决于血清钙的水平和达到该水平的速度。早期症状有恶心、呕吐、疲劳、嗜睡、厌食、肌无力、便秘、瘙痒、多尿、烦渴。如不治疗,可出现意识模糊、反应迟钝、抽搐昏迷等神经症状,以及心动过缓和房性心律失常、室性心律失常。当血清钙高于 13mg/dL 或有高钙血症症状时通常需要治疗。

(2)抗利尿激素分泌异常综合征:最常见于小细胞肺癌(SCLC),引起稀释性低钠血症,表现为食欲缺乏、恶心、呕吐、乏力、嗜睡等水中毒症状。

(3)库欣综合征:近 5% 的 SCLC 可引起库欣综合征,表现为肌力减退、水肿、高血压、尿糖升高。

(4)神经综合征:相对比较罕见,经常在肺癌未确诊前就已发生,SCLC 是最常见与神经综合征相关的组织类型。其来源被认为与自身免疫过程相关,肿瘤可产生与神经系统正常表达相似的物质。可有小脑皮质变性、脊髓小脑变性、周围神经病变、重症肌无力和肌病等。

(5)肺癌相关性皮肤黏膜综合征:如微黑棘皮症、全身黑变病、皮肌炎等。

(6)其他:肺癌,尤其是 SCLC 可产生其他激素样物质,如促性腺激素可致男性乳房肥大,生长激素释放因子引起肢端肥大,5-羟色胺分泌过多引起类癌综合征,表现为哮鸣样支气管痉挛、阵发性心动过速、水样腹泻、皮肤潮红等。

2.其他肺外表现

(1)多发性周围神经炎:常伴有混合型感觉、运动障碍。

（2）肌无力样综合征：多见于 SCLC，与神经终末部位的乙酰胆碱释放缺陷有关。临床上表现为类似肌无力的症状，即随意肌力减退。70％以上的病例对新斯的明试验反应欠佳，肌电图低频反复刺激显示动作电位波幅递减，而高频刺激时可引起暂时性波幅增高，该特点可与真正的肌无力征区别。

（3）肥大性肺性骨关节病：常见于肺癌，也可见于胸膜间皮瘤和肺转移瘤，表现为杵状指及肥大性骨关节病变，多见于非小细胞肺癌（NSCLC）。

（浦海宏　张明辉）

第二节　诊断及鉴别诊断

一、诊断

肺癌的诊断包括三个方面：一是定性诊断，即确定病变性质是癌，需要细胞学和病理学证实，按肺癌的定义，只有组织学或细胞学证实的病变才诊断为肺癌，因此，定性诊断至关重要；二是定位诊断，即明确病变部位，如中心型或是周围型，左肺或是右肺等；三是分期，按 TNM 系统分期。

（一）定性诊断

定性诊断包括临床诊断和细胞学、病理学诊断。严格地讲，没有细胞、病理学依据的临床诊断不能称为肺癌。但临床上由于各种因素限制，有时很难获得细胞学、病理学依据，只能依据危险因素、症状、体征、实验室检查、影像学等多因素综合考虑，但一定要慎重，依据要充足、可靠，具有排他性。

1. 临床诊断

依据危险因素、临床症状、体征、实验室检查及影像学等多因素综合判断。因为这些因素都是非特异性的，因此，都不能作为确诊依据，但却为定性诊断和定位诊断的必需依据，尤其是影像学检查，有时可作为临床诊断的独立因素，甚至是唯一因素或依据。

（1）危险因素：肺癌发病的易感基础。肺癌的危险因素随时间和环境而变化。常见的危险因素为年龄、吸烟、环境污染、粉尘接触、慢性基础性肺疾病（如肺结核、慢性阻塞性肺病）等。肺癌的发病以老年人居多，但近年肺癌发病年龄日趋年轻，50 岁以下患者发病明显增加，甚至 20 岁以下者也非罕见，笔者曾经诊断过年龄仅 5 岁的肺癌患者。吸烟是肺癌发病的独立危险因素，长期吸烟者肺癌发病率明显升高。一般吸烟指数＞400（年×每天支数），其肺癌发病率为不吸烟者的 16 倍，因此，吸烟是肺癌发病的最主要危险因素。但近年发现，非吸烟者发病率明显增加，尤其是女性。其原因除与被动吸烟（二手烟）有关外，更重要的可能与环境污染有关。近年来，环境污染对肺癌发病的影响甚至超过吸烟。粉尘接触、基础性肺疾病为较次要的危险因素。另外，遗传易感性也是重要的危险因素，并且与其他肿瘤存在交叉易感性。

（2）临床症状：咳嗽、血痰是肺癌的两大症状，但是非特异性的。其他症状如胸痛、憋气或呼吸困难、发热等并不普遍，或是在肺癌较晚期出现。这些症状一般不会被忽视，常是促使患者就诊、医生进行影像学检查的原因。但有些患者并无呼吸道症状，称为"无症状肺癌"，其占临床诊断肺癌的 10％左右。笔者在 10 年前曾经统计 500 例肺癌患者，其中"无症状者"有 20

例。所谓"无症状"，一是指完全没有临床症状，患者均为健康查体或其他检查时无意中发现的；这部分患者多为较早期，且随着健康查体的日趋重视和诊断手段的发展，其占诊断肺癌的比例不断提高；二是指无呼吸道症状，但有其他系统症状，且这些症状与肺癌有关，如肺癌转移病变的症状，常见有骨转移、颅内转移等症状；或是肺癌的肺外症状，如骨关节病变、异位内分泌症状、神经系统症状等。临床出现这些症状，应考虑到肺癌的可能。另外，应注意基础性肺疾病症状掩盖肺癌症状，若不重视，仅以基础疾病解释，可能会造成漏诊。因此对于有基础性肺疾病，如慢性阻塞性肺疾病、肺结核（陈旧性），若临床症状出现不能以当前病变解释时，如慢阻肺患者出现持续性干咳或反复血丝痰等，陈旧性肺结核患者出现新发的咳嗽、咯血等要进行相应检查。

（3）体征：肺癌的体征在不同部位、不同时期而不同。有些患者甚至没有明显的体征。胸部体征要注意有无胸腔积液，特别注意气管移位情况。若一侧有大量胸腔积液，而气管不移位，甚至向患侧移位，就要高度怀疑患侧有胸腔积液同时伴阻塞性肺不张，胸腔积液恶性可能性较大。胸外体征应特别注意颈部、锁骨上窝等浅表淋巴结有无肿大以及有无双下肢水肿及杵状指、男性乳房发育等肺外症状的体征。有时浅表淋巴结可能成为明确诊断的关键依据，笔者曾经多次接诊肺部阴影患者，以颈部或锁骨上窝淋巴结肿大而确诊，患者双下肢不能解释的水肿及杵状指也常是肺癌的重要表现或早期表现。男性乳房发育是异位内分泌所致，应该予以重视。

（4）实验室检查：作为临床诊断的辅助检查，实验室检查是非特异性的，但如果两项以上的非特异性检查结果联合判断，可能对肺癌的诊断具有重要的提示意义。如外周血白细胞计数和红细胞沉降率，如果持续在高水平，特别是呈进行性升高，而又不能用其他疾病解释；若同时肺内有不能定性的阴影时，要高度重视肺癌的可能，若两项同时存在，其提示意义更大。碱性磷酸酶的持续高水平或进行性升高也是一个重要的提示。目前，开展的多项肿瘤标志物检测对肺癌的诊断具有重要的诊断意义，但每项指标都有其局限性。肺癌标志物分为癌细胞表面表型蛋白标志物和基因标志物，通过分子生物学手段检测其表达水平。因此，测定结果受许多因素影响，如检测方法、肿瘤分期及其他病理改变的影响等，其特异性和敏感性都受到限制。因此，在对结果进行判断时，既要考虑升高的水平，又要考虑综合的临床情况，不宜单凭检测结果轻率下结论，特别是轻度升高时，不少良性病变也可以低水平升高。所以，必须对升高的结果进行复查或动态观察，持续高水平或动态性升高才具有诊断意义。多种标志物联合检测，可明显提高诊断特异性和敏感性。目前，普遍开展的 CEA 检测是 NSCLC 的重要标志物，特别是肺腺癌。其特异性较好，尤其是高水平表达时，诊断特异性达 94％以上，但敏感性较差，约 50％。NSE 是 SCLC 的一项重要标志物，其敏感性和特异性较好，达 60％以上。CYFRA21-1 为 NSCLC 的标志物，尤其是肺鳞癌，阳性率达 80％以上。其他标志物还有许多，如糖链抗原（CA）等。癌基因的检测也是肺癌诊断的一项重要分子生物学手段。

（5）影像学检查：肺癌诊断最为重要的依据，有时也是独立的依据。现代影像学检查技术发展快、种类多，目前常用的有 X 线片、CT、MRI、PET-CT 和超声检查等。支气管镜和纵隔镜也属于影像学范畴，是肺癌诊断的重要手段。影像学既是一种独立的诊断技术，也是一种细胞学、病理学检查的基础，如 CT、超声检查可以引导进行穿刺获取细胞学、病理学标本，而支气管镜和胸腔镜检查最主要的目的就是获取细胞、组织学标本。每一种影像学检查都有其适用范围、优势和不足，如 X 线片检查简单、经济，但空间及密度分辨率不足。因此，对肺内早期病变,如微小病变发现率低,或被其他影像掩盖,特别是对纵隔淋巴结的分辨不理想。MRI对肺内病变显示不清,目前国内在肺癌诊断中应用较少。其主要优势在于对纵隔淋巴结及大血管情况的检查,用于肺癌的分期。超声检查主要用于引导淋巴结或肺内周围型病变的穿刺及胸腔积液的定位。PET-CT是新近应用于临床的一项分子影像学技术,主要用于CT等常规影像发现肺内病灶不能定性、肺癌临床分期及复发的检查,也用于早期诊断,但不提倡作为肺癌筛查常用手段。其对肺部结节性病变诊断敏感性达92%～97%,特异性为78%～90%;对骨转移诊断敏感性为92%,特异性达99%;对纵隔、肺门淋巴结敏感性为85%～95%,特异性为81%～100%;对肺癌的再分期敏感性和特异性分别为97%～100%和62%～100%,但支气管肺泡细胞癌和类癌的假阴性率较高。肺结核、炎症或结节病等良性病变可出现假阳性。

1)增强CT联合CT引导下经皮肺穿刺技术在纵隔占位诊断中的临床研究:增强CT与经皮肺针吸活检是诊断肺周围性结节或包块的常用手段,它能安全准确地对肺周围性病灶进行诊断,同时因其是一种微创诊断方法,从而能广泛的应用于临床,CT扫描可以清晰地显示肺部病变具体的位置、密度及病灶与胸膜和叶间隙的密切关系,并能随时观察到穿刺进针的角度和深度,因此使一些早期肺周围性病变也能得以诊断,为临床治疗方案提供了可靠依据。但是纵隔占位由于其位置特殊,尤其当穿刺针经过肺组织,由于患者肺部质量差以及自我控制能力差,常发生并发症,如穿刺出血和气胸。另外临床上通过增强CT判断出恶性肿瘤的可能性较高,但由于肿块是外压性病变,通常使用支气管镜不能获得病理诊断,临床医生常误诊,因此常使患者延误治疗,丧失最佳治疗时机。

纵隔不是器官,而是一个解剖的区域,在这个区域里有心脏及出入心脏的大血管、食管、气管、胸腺、神经及淋巴组织等。纵隔里的组织器官多,因而可发生各类肿瘤,即使肿瘤很小也会引起循环系统、呼吸系统、消化系统和神经系统的功能障碍。因此纵隔不占位病变诊断方法需要确保安全性和准确性。采用增强CT联合CT引导下经皮肺穿刺技术在纵隔占位诊断中具有重要意义。

增强CT是指经静脉给予水溶性碘造影剂后再行扫描,使病变组织与邻近正常组织间的密度差增加,从而提高病变显示率,因此增强CT较普通CT对病灶的定性能力高,对小病灶的检出率高,对血管结构看得极其清楚。已确定为恶性肿瘤的,增强CT可提高肿瘤分期的准确性,因此增强CT尤其适用于颅脑、胸部和腹部,对于肝癌、肝血管瘤、胆管及胆总管病变等肝胆病变具有诊断优势。

综上所述,增强CT和经皮肺穿针吸活检的结合可明显提高肺外周性病变的诊断率,值得临床推广应用。

2)CT引导经皮肺穿刺技术在肺占位诊断中的临床应用:介入性肺脏病学技术是肺外周病变的快速诊断有效的方法。通过增强CT检查平扫CT值≤30HU,增强后40～60HU,通过穿刺及时获得病理标本,避免延误患者及丧失最佳治疗时机。在CT引导下活检枪切割针经皮肺穿技术对于肺外周病变具有快速有效的诊断优势。

经皮肺针吸活检可以有效诊断肺周围性占位病变,通常支气管镜不能获得病理诊断,保守治疗使患者延误治疗,丧失治疗时机。研究显示50例后纵隔病变的患者经皮肺穿针吸活检共100次,结果:经皮肺穿针吸活检获得诊断者40例,诊断率为80%,且均为上皮来源恶性肿瘤细胞,可大幅提高阳性诊断率。经皮肺自动弹性穿刺切割活检术的并发症主要为气胸,出现 1 例,少量咯血 4 例,但是样本例数较少,未出现其他并发症。CT 引导下经皮肺穿刺技术,对患者创伤小,诊断阳性率高,操作简单快捷,因此,增强 CT 和经皮肺穿针吸活检的结合可明显提高肺外周性病变的诊断率,值得临床推广应用。

2. 细胞学、病理学诊断

细胞学、病理学诊断为肺癌的确诊依据。因此,每例患者都应尽量获取标本进行细胞学、病理学检查。

(1)细胞学:标本的获取有多种途径,痰液脱落细胞学检查是最基本和最简便的方法,中心型肺癌痰细胞学检查的阳性率可达 70%~90%,周围型肺癌痰液检查的阳性率则仅为50%左右。一般最好检查 6~8 次,前 3 次的阳性率可达 60%。留取标本的质量对阳性率影响较大,合格的标本要求晨起留取,先弃去口咽部分泌物,漱口后留取深部痰液,最好带有血丝。痰液留取后要在 2 小时内处理,最好 1 小时内处理,放置时间过长,痰液中细胞会变性坏死。细胞学诊断与组织学诊断的符合率小细胞肺癌最高;其次为肺鳞癌,肺腺癌的符合率低。其主要原因是某些低分化肺腺癌、肺鳞癌和大细胞未分化癌在鉴别上有困难,有时非常难定型。临床经常遇到脱落细胞学检查阳性,即查到癌细胞,但无法判断类型。支气管镜下冲洗、毛刷及经纤维支气管镜针吸活检术(TBNA)也是获取细胞学标本的重要途径,冲洗因液体较多,细胞学阳性率低,毛刷对可视病变刷取,阳性率高,TBNA 主要用于纵隔淋巴结检查以进行分期。胸腔积液脱落细胞学检查为肺癌胸膜转移重要的检查手段。对于小细胞肺癌,骨髓细胞学检查具有重要价值。细胞学检查采取三级分类,即未查到癌细胞(阴性)、查到可疑癌细胞和查到癌细胞(阳性)。

(2)病理学:肺癌诊断的金标准。获取组织病理学标本的途径有支气管镜、胸腔镜或纵隔镜下活检。对周围型肺癌需要经皮肺穿刺活检。病理学检查以普通光镜检查为主,辅以免疫组化检查。病理学分型按国际卫生组织分型较复杂,一般临床病理主要分为肺鳞癌、肺腺癌(包括支气管肺泡细胞癌)、大细胞肺癌、肺腺鳞混合癌和小细胞肺癌;而从治疗角度考虑,仅分为两大型,即非小细胞肺癌(NSCLC)(包括前 4 种)和小细胞肺癌(SCLC)。

分子病理诊断是晚期肺部肿瘤患者制订一线治疗方案的关键。随着基因测序技术的不断发展和肿瘤相关信号通路研究的不断深入,越来越多 NSCLC 已经被证实在分子水平存在驱动基因突变,很多研究机构开展了大量肺癌驱动基因筛查工作,如 LCMC、SQMAP,法国肺癌驱动基因筛查项目和我国即将开展的 CSCO 肺癌驱动基因联盟等。更重要的是,开展肺腺癌驱动基因研究的同时也促进了针对这些突变基因药物的研发,并显著延长了晚期肺腺癌患者的总体生存时间。例如,对于具有表皮生长因子受体(EGFR)基因突变或具有间变性淋巴瘤激酶(ALK)融合基因的晚期 NSCLC 患者,酪氨酸激酶抑制药(TKIs)已经成为标准一线治疗方案。这类药物不仅显著地延长这些患者的无疾病进展生存时间(PFS),提高其客观缓解率(ORR),而且显著改善了他们的生活质量,且具有更低的毒性反应。LCMC 研究结果发现,具有驱动基因突变的患者接受了相对应的靶向药物治疗后,其中位总体生存时间可以长达3.5 年,存在驱动基因突变而未接受靶向药物患者的中位总体生存时间只有 2.4 年,而不存在驱动基因突变患者的中位总体生存时间仅为 2.1 年。因此,NCCN 肺癌指南就已经明确指出,对于晚期 NSCLC 患者,常规推荐进行 EGFR、ALK、ROS1 驱动基因的检测,而对于有条件的机构,还推荐进行 HER-2、BRAF、K-RAS、CMET 等基因检测,用于指导临床肺癌患者的个体化治疗。

此外,一些血清免疫学检验,肿瘤指标如癌胚抗原 CEA 及其他肿瘤标志物等对于肺部肿瘤的诊断也有一定的价值,特别是用于判断患者接受抗肿瘤治疗后是否出现完全缓解。

(二)定位诊断

定位诊断对于外科手术及放疗至关重要,尤其是外科手术。肺癌定位最好准确至肺段,并确定肿瘤与隆突、支气管分叉或开口、胸膜、胸壁的距离,与周围器官(如血管)的关系等以便于确定手术切除范围。应注意肿瘤周围有无侵犯或播散病灶,特别注意,其黏膜浸润可以呈跳跃性。

(三)分期

肺癌分期一直沿用国际抗癌联盟(UICC)发布的 TNM 分期系统。近年,对 SCLC 采用美国退伍军人医院和国际肺癌研究会(IASLC)制定的 Ｖ Ａ 分期,即分为局限期和广泛期两期。2009 年 IASLC 在大量病例基础上对 TNM 分期进行了更为细致的修改。肺癌分期分为临床分期(用 c 为前缀)、外科病理分期(用 p 为前缀)、再治疗分期(用 r 为前缀)。近年提出的分子分期,用 st 为前缀,但尚不成熟。

二、鉴别诊断

(一)肺结核

肺门淋巴结结核、锁骨下浸润病灶、肺不张、结核球、空洞形成、粟粒样病变、胸腔积液等各种结核病变都与肺癌的临床症状相似。结核多发于老年人或儿童,常有低热、盗汗等结核中毒症状,结核菌素试验多为强阳性,抗结核治疗有效。肺结核球常需与周围型肺癌相鉴别:结核球常位于上叶尖后段、下叶背段,密度较高、不均匀,可有钙化,边缘光滑,少有毛刺,常有周围卫星灶,空泡征和胸膜牵连征少见,如有空洞,壁较厚,内壁光滑,外壁清楚;而周围型肺癌部位不定,可发生于任何部位,密度比较均匀,边缘轮廓毛糙,可伴有短毛刺,分叶有切迹,典型者呈脐样切迹,无卫星灶,可有胸膜增厚和胸膜牵拉征,双肺可出现转移灶其空洞洞壁厚薄不一,凹凸不平。

肺泡细胞癌需与粟粒型肺结核相鉴别,特别是亚急性粟粒型肺结核,两者都可呈大小不等、分布不均的结节状播散病灶,临床症状上均可有低热、咳嗽、咯血等症状,两者不易区分时可行组织学等相关检查,必要时需要开胸活检。

(二)肺炎

周围型肺癌常需要和炎性假瘤鉴别,后者为炎症吸收不全遗留的圆形病灶,在病史中有发热、白细胞升高等呼吸道感染,X 线胸片表现先呈片状浸润,密度较深,边缘无分叶,轮廓较模糊,经积极的抗生素治疗可吸收;而肺癌不一定伴感染,X 线胸片上形态逐渐增大,形成块影,密度大,有分叶和短毛刺。

(三)肺脓肿

肺脓肿患者多起病急骤,伴寒战及高热,大量脓痰,白细胞计数和中性粒细胞百分比增高。空洞多位于上叶后段和下叶背段,但有组织坏死时,洞腔内可见液平面。空洞周围多有大片炎性浸润,引流支气管影少见。而癌性空洞的患者以中老年多见,伴咯血,癌性空洞是在肿块的基础上形成的,通常壁较厚,多偏向心脏方向,空洞的肿块轮廓常不规则,内壁凹凸不平,可有分叶,肿块周围无更多的浸润性病灶但可有转移灶。可通过肺穿刺或支气管镜,痰培养等确诊。

(四)纵隔肿瘤

位于右上叶前段外周部的肺癌可深入纵隔,与纵隔肿瘤相似。纵隔肿瘤一般无症状,体检发现或压迫近邻组织器官出现相应的症状,主要表现为肿块中心大部分在纵隔内,边缘光滑,恶性者可有大分叶,块影较大,特殊肿瘤如畸胎瘤可有碎骨牙齿等影像。肺癌多有呼吸道症状,块影中心位于肺内,边缘毛糙伴毛刺分叶,病灶与纵隔肿瘤相似,可通过 CT 或 MRI 加以鉴别。

(五)肺部孤立性结节

肺部孤立性结节是指单个边界清楚的肺部阴影,对于结节大小的上限有争议,目前大多数学者认为结节的直径小于 3cm,大于或等于 3cm 者为恶性病变的可能性大,通常称为肿块。孤立性结节中最常见的是原发性肺癌,约占 80%。通常根据结节的生长速度、形状和钙化图像、伴随症状来进行鉴别。对于性质未定的结节,大部分专家认为在某些特定的情况下还是有必要进行活检的。

(六)结核性胸膜炎

恶性胸腔积液的患者临床上有呼吸困难进行性加重,伴持续性胸痛而无发热,胸腔积液为渗出液性质,乳酸脱氢酶(LDH)>500U/L,结合胸腔积液中肿瘤标志物如 CEA、CY-FRA21-1、NSE,细胞学可明确诊断;而结核性胸膜炎者起病可伴发热、乏力、盗汗等结核中毒症状,胸腔积液呈浅黄色或草绿色,胸腔积液腺节脱氨酶(ADA)>70U/L(敏感性为 98%,特异性为 96%),结合胸腔积液中脱落细胞、痰液检查及 PPD、胸膜活检等方法可进一步确诊。

(七)绒毛膜癌引起的肺栓塞

绒毛膜癌引起的肺栓塞(PE)临床上很少见。癌症引起的肺栓塞,栓子的性质可以是血栓或者癌栓。育龄期的女性患者存在疑难的肺栓塞或肺动脉高压,应考虑绒毛膜癌的可能性。

CTPA 为一种新的 PE 诊断方法,是常用的 PE 确诊手段之一,但无法判断栓子的来源,再加上癌性栓塞不常见,极易漏诊。PET-CT 通过显示氟脱氧葡萄糖的高摄取率来判断病变组织的来源,对于鉴别癌栓非常敏感。对于组织学诊断困难的患者来说,β-HCG 是诊断绒毛膜癌的最重要手段,高水平的 β-HCG 是诊断绒毛膜癌的可靠指标。

化疗在绒毛膜癌有较好的疗效。绒毛膜癌患者经化疗后,预后能被扭转,甚至在晚期阶段,5 年生存率为 86%。继发于正常妊娠的绒毛膜癌的预后较差,常需要联合化疗。绒毛膜癌的总的治疗原则是化疗为主,手术、放疗为辅,在依据 WHO 预后评分系统及 FIGO 分期的基础上,实行分层次或个体化治疗。癌性肺栓塞的治疗目前尚无统一的标准,可参考肺血栓栓塞的治疗方案。

(赵红丽　孙伟玲)

第三节　化学治疗

一、小细胞肺癌的化学治疗

小细胞肺癌(SCLC)是一种具有独特临床、病理和生物学特征的肺恶性上皮性肿瘤,占全部肺癌患者的 15%~20%。与非小细胞肺癌相比,小细胞肺癌的倍增时间短,生长比率高、更早发生全身广泛转移。初治者对化学治疗、放射治疗均敏感,但易获得性耐药,多数患者死于疾病复发,预后差。SCLC疾病发展迅速,如果不进行积极的合理治疗,患者往往短期内死于肿瘤进展,中位生存期为3个月。因此,临床上诊断为SCLC的患者,应该尽可能在1周内完成系统的全身检查,以明确分期、制订合适的治疗计划,并尽早开始治疗。

1. 一线化疗

在20世纪70年代CAV(CTX+ADM+VCR)成为SCLC的标准化疗方案,20世纪80年代中期,EP(VP-16+cDDP)方案作为一线化疗方案,治疗开始显示出很好的效果,可使80%以上的SCLC达到部分缓解,在此基础上,EP方案或是与其他方案交替,或是增加剂量强度,或是和造血干细胞移植/支持联合,或是增加第三种药物,都未能得到明显的生存获益,SCLC化疗疗效进入平台期。

近年来用于NSCLC的第3代新药含铂方案进入SCLC的治疗,但因未显示出明显的生存优势,仍未能取代EP方案的地位,多数第3代新药含铂方案用于二线化疗,仅CPT-11方案已进入ED期SCLC的一线治疗。目前ⅠA期以后的局限期小细胞肺癌(LSCLC)的一线标准治疗是4~6周期EP方案化疗,并尽可能在第一或第二周期时配合胸部同步放疗,或在化疗结束后有良好反应的患者可进行胸部放疗,RR可达到70%~90%,PFS为14~20个月,2年OS率为40%。对广泛期小细胞肺癌(ESCLC),可给予4~6周期EP方案或CPT-11方案化疗,若远处转移灶达到完全缓解(CR)、胸腔病灶缩小很明显也可进行胸腔放疗,单纯化疗的RR可达到60%~70%,PFS为9~11个月,2年OS率仅为5%。

(1)CAV方案和EP方案:Evans 1985年报道31例患者接受EP方案化疗,LSCLC11例,其余的ED期患者中包括8例脑转移患者,结果43%达到CR,43%达到PR,PFS在LSCLC为39周,在ES为26周,有疗效患者的MST在LSCLC为70周(28~181周),在ES期为43周(17~68周)。在毒性反应方面,胃肠道毒性轻微,但白细胞减少和血小板减少较普遍,有4例败血症,其中1例死亡,15例出现神经毒性并导致2例终止化疗。该学者认为EP方案较传统化疗有优势。

Johnson等证明CAV方案化疗后EP方案巩固治疗可增加生存率。在这个报道于1993年的包括386例LD期SCLC患者的Ⅲ期临床研究中,患者随机分为胸部放疗(TRT)组和单纯化疗组,所有患者接受CAV(CTX 1000mg/m² + ADM 40mg/m² + VCR 1mg/m²,21天1个疗程),共6周期,放疗组患者在第1和第2周接受10次共30Gy放疗,在第5周接受剩余的5次共15Gy放疗。对CAV化疗有反应的患者随机接受2周期的EP方案巩固化疗(cDDP 20mg/m²,第1~第4天+VP-16 100mg/mL,第1~第4天)或观察。他们发现放疗组和非放疗组的CR率(46% vs 38%)和RR率(67% vs 64%)无显著性差异,但MST(14.4个月 vs 12.8个月)和2年OS率(33% vs 23.5%)在放疗组稍显优势,同时4度血液学毒性在放疗组明显多见,巩固化疗的患者MST(21.1个月 vs 13.2个月)和2年生存率(44% vs 26%)明显延长。他们认为CAV方案和同步TRT在LSCLC患者未较单用CAV方案化疗显示生存优势,致命血液学毒性反而多见,CAV方案化疗(有或无同步TRT)后给予2周期EP方案巩固治疗可增加生存率。

其后的Ⅲ期临床研究未能证明EP方案较CAV有生存优势,但与TRT联合治疗时EP方案显示出了更好的耐受性,很快EP方案成为最常用的SCLC化疗方案。2002年Sundstrom报道了436例患者随机接受EP和CEV方案比较的Ⅲ期临床研究,EP组为cDDP

75mg/m²,第 1 天＋VP-16 100mg/m²,第 1 天,继之以口服 VP-16 200mg/m²,第 2～第 4 天,CEV 组为 CTX 1000mg/m²,第 1 天＋E-ADM 50mg/m²,第 1 天＋VCR 2mg/m²,第 1 天,均为 5 周期,另外 LSCLC 患者在化疗第三周期接受同步 TRT,CR 患者接受预防性脑放疗。2 年和 5 年 OS 率在 EP 组分别为 25％和 10％,显著高于 CEV 组(8％和 3％),在 LSCLC 患者中,中位生存时间是 14.5 个月 *vs* 9.7 个月,在 ED 患者中,两组生存率和生活质量无明显差异。

为了增加反应率,Ihde 等进行了高剂量和标准剂量 EP 方案在 ED 期 SCLC 患者中的前瞻性研究。95 例患者随机进入高剂量和标准剂量 EP 组,另外 25 例预计接受高剂量 EP 方案,风险较大的患者直接进入标准剂量 EP 组。在第 1～第 2 周期,标准剂量 EP 组为 cDDP 80mg/m²,第 1 天＋VP-16 80mg/m²,第 1～第 3 天,21 天 1 个疗程,高剂量 EP 组为 cDDP 27mg/m²,第 1～第 5 天＋VP-16 80mg/m²,第 1～第 5 天,21 天 1 个疗程,第 3～第 4 周期都接受标准剂量 EP 方案化疗。在第 5～第 8 周期,已达到 CR 的患者接受标准剂量 EP 方案化疗,其他的接受 CAV 或者按体外药敏试验组合采用其他化疗方案。结果显示,尽管高剂量组的剂量增加了 68％,但两组的 CR 率(23％ *vs* 22％),MST(10.7 个月 *vs* 11.4 个月)很一致。未随机患者的 CR 率为 4％,MST 为 5.8 个月。高剂量组白细胞减少、发热性白细胞减少及体重减少明显增加。此研究证明增加 EP 方案的剂量未能增加疗效,不良反应反而增加。

为了避免 cDDP 的毒性,CBP 被用来代替 cDDP,研究证实了这种替代未影响疗效。Skarlos 等报道,患者随机接受 EP 方案:cDDP 50mg/m²,第 1～第 2 天或 CE:CBP 300mg/m²,第 1 天,均联合使用 VP-16 300mg/m²,第 1～第 3 天,21 天 1 个疗程,6 周期。有反应的 LSCLC 患者和达到 CR 的 ESCLC 患者大多数在第 3 周期接受 TRT 和预防性脑放疗。化疗周期延迟天数在 EP 和 CE 组分别为 8 天和 9 天,药物平均实际用量分别达到 74％和 80％。CR 率分别为 57％和 58％,MST 分别为 12.5 个月和 11.8 个月,无显著差别,EP 组白细胞减少、中性粒细胞减少性感染、恶心、呕吐、神经毒性和高敏反应常见而且严重,显示 CE 不劣于 EP。

因 SCLC 极易获得性耐药,在 20 世纪 80～90 年代人们曾尝试交替两个化疗方案治疗。Roth 等进行了 EP、CAV 及两者交替化疗的Ⅲ期临床研究,并在 1992 年公布结果。在该研究中,437 例 ESCLC 患者接受 12 周 EP 方案、18 周 CAV 方案或 18 周 CAV/EP 方案交替化疗,发现 3 组在有效率方面无显著差异,分别为 61％、51％和 59％,CR 率分别为 10％、7％和 7％,MST 分别为 8.6 个月、8.3 个月和 8.1 个月,TTP 在交替化疗组有延长趋势但与另外两组相比无显著差异,分别为 4.3 个月、4.0 个月和 5.2 个月,两组患者在病情进展后进行的交替二线化疗均出现反应率低、生存时间短的特点。骨髓抑制是所有组的限制性毒性。该研究认为 4 个周期 EP 和 6 个周期 CAV 在 ESCLC 患者中疗效相等,并且在一定程度上存在着交叉耐药,交替化疗未显示出较任一单独化疗方案更有优势,因而不应被用作标准治疗。

因 SCLC 对化疗有高度的反应性,在 20 世纪 80～90 年代人们曾尝试在造血干细胞支持下提高化疗药剂量来增加疗效。Smith 等给予 36 例 SCLC 患者传统化疗(VP-16＋ADM＋VCR)后再给予高剂量 CTX 7g/m² 化疗,最初的 17 例同时接受了自体造血干细胞解救,除了 1 例死亡外,患者对治疗的耐受性良好,15 例患者在高剂量 CTX 化疗前仍有可测量病灶,其中 12 例(80％)再次获得治疗反应,但维持时间较短,中位时间为 9 周,14 例在高剂量 CTX 化疗前已达到 CR 的 LSCLC 患者,其中的 11 例(79％)平均总 PFS 也仅为 10 个月。该研究证明,传统化疗后高剂量 CTX 化疗是可行的并且可增加反应率,但无论在整体分析还是亚组分析都没有转化成生存获益。

Rizzo 等 2002 年报道了 103 例 SCLC 患者接受自体造血干细胞移植配合高剂量化疗的结果。常用预处理方案为 CBP(CTX＋卡莫司汀＋cDDP)(60％)和 ICE(IFO＋CBP＋VP-16)(28％)。从诊断到移植的平均时间为 6 个月(1～34 个月)。66％在诱导化疗达到 PR 后、27％在达到 CR 后接受移植。100 天死亡率为 11％。3 年 OS 率和 PFS 率为 33％和 26％,负性影响因素为年龄超过 50 岁、ESCLC、预处理方案不为 CBP 或 ICE。3 年 OS 率和 PFS 率在 LCSLC 和 ESCLC 差别明显(43％ *vs* 10％,35％ *vs* 40％),年龄超过 50 岁的患者死亡风险或进展风险加倍。该结果提示自体造血干细胞移植仅在年轻 LD 期 SCLC 患者中延长了生存期。

在 EP 方案联合放疗基础上增加第 3 个药物,如紫杉醇,未能显示生存获益。在 Et-tinger 等 2005 年报道的 LD-SCLC 研究中第 1 周期化疗为紫杉醇 135mg/m² 3 小时静脉滴注,第 1 天＋VP-16 60mg/m²,第 1 天静脉滴注,随后 80mg/m² 口服,第 1～第 3 天,cDDP 60mg/m²,第 1 天,同步 TRT 1.5Gy,2 次/天,共 15 天,第 2～第 4 周期单用化疗,但紫杉醇增至 175mg/m² 3 小时静脉滴注,第 1 天。55 例患者入组,53 例可评价,主要毒性为 3 度和 4 度的中性粒细胞减少(分别为 32％和 43％),3 度和 4 度食管炎(分别为 32％和 4％),1 例死于急性呼吸窘迫综合征,另 1 例死于败血症。MST 24.7 个月,2 年 OS 率为 54.7％,PFS 为 13 个月,2 年 PFS 率 26.4％,他们认为所用研究方案对 LSCLC 有效,但三药联合方案配合 TRT 不一定会比 EP 配合 TRT 改善生存率。

(2)NSCLC 第 3 代新药方案:第 3 代新药方案也在 SCLC 中进行了研究。Lee 报道,ESCLC 或预后不良的 LSCLC 随机接受 GC(GEM＋ABP,n=121)或 EP 方案化疗(n=120),OS 未出现明显差异,MST 分别为 8.0 个月和 8.1 个月,中位 PFS 分别为 5.9 个月和 6.3 个月;3 度和 4 度骨髓抑制在 GC 组常见(贫血为 14％ *vs* 2％;白细胞减少为 32％ *vs* 13％;血小板减少为 22％ *vs* 4％),但未增加住院率、感染或死亡,2～3 度脱发(17％ *vs* 68％)、恶心(43％ *vs* 26％)在 PE 组常见;GC 组患者门诊治疗多见(89％ *vs* 66％),即 GC 和 EP 在 OS 和 PFS 上同样有效,毒性更可接受。

(3)伊立替康方案:CPT-11 方案最早是用于 SCLC 的二线化疗方案。受其启发,Noda 等 2002 年完成了 CPT-11 联合 cDDP 与 EP 方案在 ESCLC 中的比较研究,这是一项多中心Ⅲ期随机研究,由此奠定了 CPT-11 联合 cDDP 在 ESCLC 中的一线治疗地位。此研究原计划纳入 230 例患者,但因在中期分析时即已显示出两组之间的明显差异,故最后仅纳入 154 例。MST 分别为 12.8 个月和 9.4 个月,2 年 OS 率分别为 19.5％和 5.2％,严重的骨髓抑制在 EP 组更常见,严重的腹泻在 CPT-11 组更常见。

同样为了避免 cDDP 的不良反应,Hermes 比较了 CPT-11 联合 CBP(IC)与口服 VP-16 联合 CBP(CE)在 ESCLC 中的疗效。IC:n=105,卡铂 AUC 4＋CPT-11 175mg/m²,第 1 天,21 天 1 个疗程或 CE:n=104,CBP AUC 4＋VP-16 口服 120mg/m²,第 1～第 5 天,21 天 1 个疗程(1/3 的患者因 PS=3～4 或年龄＞70 岁减少了剂量)。OS 在 EC 组显著低于 IC 组,MST 分别为 8.5 个月和 7.1 个月,1 年生存率分别为 34％和 24％。CR 分别为 18 例和 7 例,有显著差异。两组在 3～4 度骨髓毒性上无显著差异,3～4 度腹泻在 IC 组常见,生活质量(QOL)差别较小,但 IC 组较 CE 组有姑息疗效延长的倾向,即 IC 可延长生存期并伴有 QOL 稍有改善,但差异不如 CPT-11 联合 cDDP 与 EP 间的差别明显。

2.二线化疗

尽管 SCLC 对化疗往往很敏感,一线化疗 ORR 达 80%～90%,但 80% 的 LSCL 患者和几乎全部的 ESCLC 患者在 1 年左右复发或进展。

NCCN(2015)指南推荐,对于规范化疗结束后 3 个月内疾病复发进展者(属耐药性复发),建议这些患者(PS＝0～2)首选参加临床试验,也可选择紫杉醇、多西他赛、拓扑替康(口服或静脉)、伊立替康、吉西他滨、异环磷酰胺、替莫唑胺($75mg/m^2$,第 1～第 21 天)。对于难治性复发的患者二线治疗 ORR 往往不超过 15%。实际上,还有约 5% 的 SCLC 患者对一线化疗没有反应(属原始耐药),对于这些患者可考虑拓扑替康、氨柔比星、紫杉类药物和吉西他滨等,也可能需应用放疗等治疗方法。

对于化疗结束后 3 个月后复发者(属敏感性复发),可选择拓扑替康(口服或静脉使用)、紫杉醇、多西他赛、伊立替康、吉西他滨、长春瑞滨、依托泊苷(口服)、替莫唑胺、环磷酰胺/多柔比星/长春新碱(CAV 方案)。对于敏感性复发者二线治疗的 ORR 为 20%～40%。

对于 6 个月后复发者,可选择初始方案,其 ORR 可达 60%。治疗时需重新评估 PS 状况及初治用药情况。对于 PS 评分差的患者,考虑剂量下调代替使用生长因子。

所有复发者,均可推荐参加临床试验。

二、非小细胞肺癌的化学治疗

1.一线化疗

铂类为基础的联合第三代化疗药物的化疗方案目前是晚期 NSCLC 标准的一线化疗方案。晚期 NSCLC 的生存期为 4～6 个月。化疗可使中位生存期延长至 8～10 个月。1 年生存率为 40%,且生存质量明显改善。一线化疗已有了共识:全身化疗优于最佳支持治疗(best supportive care,BSC)。

(1)第三代化疗药与铂类的联合化疗优于第二代化疗药的联合:经过长期多项比较研究显示,长春瑞滨(NVB)、吉西他滨(GEM)、紫杉醇(PTX)、多西紫杉醇(DOC)与铂类的两药联合是最佳组合方案,三药联合并不优于两药联合方案。美国东部肿瘤协作组(ECOG)1594 号研究将 1207 例晚期 NSCLC 患者随机分为 4 组:顺铂/紫杉醇组(对照组),顺铂/吉西他滨组,顺铂/多西他赛组和卡铂/紫杉醇组。结果全组患者的有效率为 19%(17%～22%),中位生存期为 7.9 个月(7.4～8.1 个月),1 年生存率为 31%～36%,均无统计学差异。由于卡铂/紫杉醇组有相对较好的生活质量和较少的毒副反应而被 ECOG 推荐使用。

随着分子生物学的深入研究,临床化疗方案的选择得到进一步研究,并在 2009 版 NCCN 指南中进一步改变。

1)培美曲塞/顺铂:JMDB 研究是一项前瞻性、随机、多中心、Ⅲ期临床试验,旨在比较培美曲塞与吉西他滨分别联合顺铂一线治疗晚期 NSCLC 患者的疗效。结果显示两组总生存期(OS)相似,培美曲塞组的 3 级、4 级血液学毒性发生率更低。但预设亚组分析发现,在肺腺癌和大细胞肺癌亚组患者中,培美曲塞组 OS 显著长于吉西他滨组(11.8 个月 *vs* 10.4 个月,P＝0.03);在肺鳞癌亚组中,则吉西他滨组 OS 长于培美曲塞组(10.8 个月 *vs* 9.4 个月,P＝0.05)。基于该研究,2009 版 NCCN 指南认为培美曲塞/顺铂一线治疗非肺鳞癌的疗效优于吉西他滨/顺铂,且毒性更低。

2)长春瑞滨/顺铂联合西妥昔单抗:FLEX 研究证实,在 NSCLC 标准一线化疗中联合西妥昔单抗能使所有组织学亚型患者的生存期显著延长。西妥昔单抗联合化疗组患者的中位 OS 达 11.3 个月,1 年生存率接近 50%,单纯化疗组则分别为 10.1 个月和 42%,联合组死亡危险降低了 13%。因此,2009 版 NCCN 指南推荐西妥昔单抗联合长春瑞滨/顺铂(NP)方案用于体力状态评分(PS)为 0～2 分的局部进展或复发性 NSCLC 的一线治疗。不过在修订中国版《指南》时,有专家认为该方案虽在整体人群中有较好的疗效,但缺乏足够的亚洲人群数据或证据。

(2)非铂类方案的作用:铂类特别是顺铂一直是治疗非小细胞肺癌的基础药物。但顺铂的消化道、耳、肾、神经及血液学毒性较重和常见,妨碍了临床广泛使用,甚至使患者因惧怕不良反应而放弃治疗。而晚期肺癌的治疗目的不仅延长生存期,缓解症状,更重要的是改善生活质量(QOL)。随着第 3 代治疗肺癌的新药的出现,两新药联合的非铂类方案因其较高的有效率,毒副反应低而成为临床研究的热点。目前认为,在晚期非小细胞肺癌(NSCLC)的化疗中非铂类方案是否能够完全取代铂类药物,没有取得一致性的意见,多数的临床研究认为铂类仍然是不可取代的药物。但对于身体状况较差、老年人、二线治疗的一些特殊患者,可应用非铂类方案;已有多个临床研究显示非铂类联合方案的化疗,对这类患者的临床获益明显大于传统的含铂类方案。

(3)靶向药物联合化疗一线治疗 NSCLC:化疗+表皮生长因子酪氨酸激酶(EGFR-TKI)联合治疗;目前有 4 个随机对照的Ⅲ期临床研究(INTACT1、INTACT2、TALENT 和 TRIBUTE 研究)是 EGFR-TKI 联合常规化疗治疗Ⅲ B/Ⅳ期 NSCLC 的随机临床试验。这 4 个临床研究的结果显示:一线联合化疗与小分子表皮生长因子酪氨酸激酶联合应用并不能提高患者的生存。因此,目前临床并不常规推荐这两种药物在一线治疗时的联合应用。而 NCCN 指南推荐化疗与贝伐珠单抗联合。

(4)一线治疗的最佳疗程数:4 个疗程。延长疗程数并不能提高疾病的有效率,但是引起毒副反应蓄积。这一观点是对晚期 NSCLC 化疗后病灶虽有缩小或稳定但仍存在明显的肿瘤病灶而终止化疗的治疗策略,对临床医生或对患者及家属可能都是一种难以接受的事实,但缩短一线治疗疗程,其目的是恢复机体的功能状态和免疫功能的重建,等到疾病进展再行二线治疗。此治疗策略无论是从提高患者生存质量还是延长患者生存均是获益的。相信今后会有越来越多的临床研究支持这种新的治疗策略。

2.维持化疗

NSCLC 一线化疗方案治疗 4～6 个周期有效或稳定的患者是否维持治疗取决于组织病理学类型、PS 评分及治疗期间患者的不良反应程度。目前有两种尚存争议的治疗策略,分别为维持治疗和观察。

维持治疗策略又分两种:一种是继续维持治疗,也就是使用一线治疗方案中使用过的至少一个药物继续治疗,直至疾病进展、毒性不可接受或超过了预定治疗周期数,一般继续维持治疗中的治疗强度低于一线治疗方案中的强度。继续维持治疗的药物可选择其中的化疗药如培美曲塞、GEM,也可选择非化疗药物,如贝伐单抗、西妥昔单抗;另一种是更换维持治疗,即换用从药物分类或作用靶点与原治疗方案完全不同的另一种药物继续治疗,包括培美曲塞、厄洛替尼等。

对 NSCLC 的维持治疗,有几项代表性的研究,即 TXT 更换维持治疗的 Fidias 研究,培美曲塞更换维持治疗的 JMEN 研究,GEM 继续维持治疗的 CECOG 和 IFCT-GFPC 0502 研究厄洛替尼更换维持治疗的 SATURN、ATLAS 和 IFCT-GFPC 0502 研究。

对于维持治疗的两种不同策略,2010 年 Fidias 做了 1999 年 1 月至 2010 年 1 月维持治疗研究的 Meta 分析。发现用厄洛替尼和培美曲塞更换维持治疗可带来 OS 的改善,而继续维持治疗至今,只带来 PFS 延长,并没有转化成 OS 的延长。

3. 二线治疗

在一线治疗过程中或治疗后,部分患者病情进展,需要二线治疗,这部分患者的生存期在很大程度上依赖于他们开始二线治疗时的 PS 评分,肺癌的相关症状、以前所用化疗的残存毒性及伴随疾病都可影响 PS 评分。近年来的多项研究确定了二线治疗在晚期 NSCLC 中的地位,包括两种化疗药 TXT 和培美曲塞及厄洛替尼、吉非替尼等 EGFR-TKI 制剂。

(1) 多西他赛(TXT):其二线治疗地位的确定是基于 TAX 317B 和 TAX 320 研究。2000年报道的 TAX 317B 研究以 TXT D100(100mg/m², 第 1 天,每 21 天 1 次,$n=49$)和 BSC 比较,后因毒性相关死亡率较高,TXT 修改为 D75(75mg/m², 第 1 天,每 21 天 1 次,$n=55$)。研究发现 TXT 组的 TTP 明显高于 BSC 组(10.6 周 vs 6.7 周),OS 也显著延长(中位 OS 7.0个月 vs 4.6 个月),尤其是 TXT 75mg/m² 组更优于 BSC 组(中位生存期 7.5 个月 vs 4.6 个月,1 年生存率 37% vs 11%)。发热性中性粒细胞减少在 TXT 组是最常见的毒性(11 例发生于 TXT 100mg/m² 组,3 例死亡,1 例发生于 75mg/m² 组),除腹泻以外的 3～4 度非血液学毒性在两组相似。同年发表的 TAX 320 研究则比较了 TXT D100 或 D75 与 NVB 或 IFO(V/I)的疗效差别,总反应率在 D100 为 10.8%,D75 为 6.7%,均与 V/I 的 0.8% 有显著差异。TXT 组 TTP 时间显著延长,PFS 延长至 26 周,尽管 OS 无显著性差异,但 1 年生存率在 D75组显著增加(32% vs 19%)。一线治疗使用过紫杉醇的患者再使用 TXT 未减少 TXT 的反应率或影响患者生存情况。亚组分析中铂类耐药与铂类治疗后复发的患者相比,PS 评分 0 或 1与 2 的患者相比,TXT 组出现有效率更佳的趋势。不良反应方面,D100 毒性较大,但 D75 耐受性良好。

在 TXT 作为二线化疗方案的使用方法上,因 TXT 3 周方案的毒性如乏力、骨髓抑制及疼痛较普遍,有数个研究探讨了 TXT 每周方案的可行性。2007 年 Di Maio 对其中的 5 个随机临床试验进行了 Meta 分析,显示两者在生存上无明显差别($HR=1.09$),但每周方案的毒性如发热性中性粒细胞减少显著降低。

(2) 培美曲塞:多靶点叶酸抑制药,主要通过与叶酸结合经叶酸受体转运至细胞内而发挥作用。细胞内的培美曲塞在叶酸多聚谷氨酸合成酶(FPGS)的作用下转变成聚谷氨酸,通过抑制胸苷酸合酶(TS)、甘氨酰胺核苷酸转甲酰酶(GARFT)、AICARFT 等靶点酶来阻断多种细胞复制的代谢途径,干扰和阻断嘌呤和嘧啶的合成起到抗肿瘤的作用。在我国越来越多的肿瘤专家选择培美曲塞用于不能靶向治疗的肺腺癌患者,原因在于其毒性反应低,不良反应少,并且更适用于老年、一般情况差的患者,在 ECFR-TKI 治疗失败的二线治疗中显示出优势。但对于大多数的患者而言培美曲塞获得性耐药仅需要 2～5 个月。目前培美曲塞原发性或继发性耐药的主发原因有损伤药物转移途径、细胞内药物减少、药物作用的靶点酶表达增多、FPGS 功能发生变化和信号传导通路改变等。

三、肺转移癌的化学治疗

肺是恶性肿瘤转移高发的器官之一,恶性肿瘤的肺转移达 40%～50%,仅居肝转移之后,位列各种组织类型肿瘤发生转移部位的第 2 位。在全部恶性肿瘤死亡病例尸检中有 29％的患者死于肺转移性恶性肿瘤,肺是唯一转移部位的占 20％。肺转移的临床病例中,80％~90％为多发性转移,10％~20％为局限性或孤立性,可在原发肿瘤发现前或同时发现,但多数发现在原发肿瘤之后。消化道肿瘤肺转移呈上升趋势,占据首位,妇科肿瘤为第 2 位。肺部富含血管,播散的肿瘤细胞易于在此滞留,是肺转移癌多发的原因。肺部转移性肿瘤以男性为多,占 60％左右。年龄从幼儿到老年不等,其中骨肉瘤、软组织肉瘤以 20~30 岁多见,肝癌多发生在 40 岁以下,大部分在原发肿瘤切除或治疗后 2 年内发生转移,但最长的病例可在原发肿瘤切除后 16 年,最短 1 个月。王淮博报道有 55％的转移灶与原发肿瘤同时发现。

1. 转移癌发生的时间

转移癌发生的时间与原发肿瘤的生物学特点和机体的免疫功能状态有关。例如,甲状腺癌是一种发展缓慢的恶性肿瘤,其发生转移也较迟缓,另有一些恶性肿瘤在原发癌尚未发现时即出现肺部转移,如儿童的肾母细胞瘤在初次诊断时有 20％~30％已有肺转移。肿瘤的转移实际上是一个多步骤、多因素参与的复杂过程,与原发肿瘤组织学类型和解剖位置有关。在四肢软组织肉瘤的早期转移中,肺为唯一转移部位的占 60％以上;与器官特异性有关,取决于自分泌因子(AMF)、表皮生长因子(EGF)、IL-1、IL-3、IL-6、转移因子等,尤其是血管内皮生长因子(VEGF)有极强的促分裂作用,属于目前研究的焦点之一,在之前的肺癌内科治疗中已经加以讨论。

2. 症状

肺转移性肿瘤属血液转移至肺内,在肺泡内生长,因此呼吸道症状无或较轻,大都在原发癌治疗后定期复查时发现。85％~95％肺转移癌患者起初无症状,表现为周围型占位性病变。脱落细胞阳性检出率低,这与转移灶一般在肺组织内,很少出现在支气管内有关。病灶广泛或侵犯肺实质时,可缓慢发生呼吸不畅,1/3 病例有不典型的症状,如咳嗽、咳痰、胸痛和气急等。累及中央气道引起咳嗽、痰血等表现占 15％~20％。转移瘤侵及胸膜和胸壁时出现胸痛。疼痛往往提示广泛胸膜转移或转移灶侵犯肋骨、椎骨;呼吸困难提示转移广泛达胸膜腔积液或阻塞气道出现肺不张;肿瘤毒素吸收可引起低到中度的发热及消瘦。若压迫近端气道,患者将出现气急,类癌综合征极其少见。

3. 诊断

肺转移癌不易诊断,当肺外原发灶和肺内多发结节同时出现时,肺转移癌多半可确诊。原发性肺癌和单个孤立性转移灶的鉴别诊断有时比较困难,第二原发癌与原发肺癌切除后肺内出现的孤立性转移病灶更难鉴别,可能是不同期的多原发癌,也可能是肺转移灶。第二原发癌如果细胞类型与第一原发癌相同,其鉴别就更困难。如无癌症病史,肺内孤立病灶为转移癌的可能性很小;如有癌症病史,肺内孤立病灶为转移癌的可能性就很大,与原发癌病理类型有关。总之应结合病史、体征、影像学资料,以及各种生化、病理资料,综合判断。

在组织类型上肺转移性癌以腺癌多见,鳞癌较少,由于原发肺内的肉瘤少见,因此肉瘤见于肺内首先需排除转移癌的可能。组织学或细胞学诊断明确的转移性肺癌,其组织学和细胞学必须同原发肿瘤进行比较。

4. 治疗原则

肺转移癌治疗的基本原则为化疗为主的综合性治疗,对某些孤立性、生长缓慢的转移性瘤可通过手术切除达到长期生存。必须经全面检查、分析后拟订综合治疗方案。包括:①原发灶是否已治愈或已完全控制或有可能加以控制；②肺转移灶的数目及分布范围；③原发肿瘤的组织学类型及生物学行为；④肺转移灶出现与原发肿瘤初治的相隔时间；⑤患者全身情况及其肺外部位有无转移灶及控制情况；⑥分析病史及影像学诊断资料，必要时短期观察肿瘤增长速度及有无新的肺转移癌出现；⑦转移癌的诊断不易精确，同时还存在着动态的间变和异质性差异，需随时反馈调整。

5. 化疗方案

学者认为从化疗的实施看，肺转移癌应分为肺癌肺内转移、其他恶性肿瘤的肺转移以及原发病灶不明的肺转移癌三种。下面讨论除原发肺癌外其他明确诊断恶性肿瘤的肺转移，以及原发病灶不明的肺转移癌的化疗。

(1) 原发肺癌的肺转移：肺癌无论是 SCLC 还是 NSCLC 均可发生肺内转移，其化疗方案详见有关肺癌的化疗。

(2) 其他肿瘤的肺转移：如乳腺癌、骨肉瘤、卵巢癌、大肠癌、胃癌、食管癌、头颈部癌、多发性骨髓瘤、前列腺癌、骨尤文肉瘤、横纹肌肉瘤及部分黑色素瘤等，在分期及一般情况许可的情况下，均应尝试化疗，不可轻言放弃。资料显示化疗为主的综合治疗肺转移有效率乳腺癌为 68.7%、鼻咽癌为 71.4%。对部分有治疗史、短期内复发者，进行二线治疗应慎重选择治疗方案，如大肠癌和卵巢癌。部分化疗相对敏感肿瘤中，存在类似先天性耐药情况，故对晚期体弱者，应慎重化疗。如骨肉瘤，化疗的价值主要在于预防肺转移，以大剂量的阿霉素、环磷酰胺或异环磷酰胺治疗配合手术可明显减少复发率，转移后的化疗价值不确定。Belli 等对44 例骨肉瘤的治疗经验提示化疗没有改善肿块性肺转移患者的生存状况，提示化疗对部分此类患者有效，但如何选择受益人群，达到个体化治疗，还需等待进一步的研究。一些病种如软组织肉瘤、生长缓慢的肠癌、肾细胞癌的肺转移癌多有对化疗不敏感的情况，因此，如果无手术可能，多不以化疗为首选治疗。但有的原发肿瘤对化疗敏感，经静脉全身化疗可达到完全缓解，部分病例可治愈，如滋养细胞肿瘤、睾丸生殖细胞肿瘤，采用 PVB、PEB、VIP、IEP、EMA-CO 化疗方案连续化疗，有较好的预后。如有报道化疗为主的综合治疗可使广泛转移的睾丸生殖细胞肿瘤治愈率达 85%，部分淋巴瘤、儿童神经母细胞瘤、Wilms 瘤等采用合理的化疗方案进行连续治疗，也有较高的治愈率。

(3) 原发不明恶性肿瘤的肺转移：主要指转移部位出现症状或体征，在转移部位经活检做出诊断，或经病史、体检及其他相应评价未能确定原发部位；虽然大多数肿瘤有自己的生物学规律，但 5%～10% 肺转移仍无法确定原发恶性肿瘤。原发肿瘤不明的原因可能包括检测手段不够充分、原发灶已去除或太小转移、广泛转移掩盖、弥散方式特殊、自发性消退等。

该类肺转移生物行为特殊，不同于原发明确的肿瘤，其诊治难、表现出极度异质性。为了解预后，国际上粗略分为四类：差分化肿瘤（PDN）、差分化癌（PDC）（有或无腺癌特征）、分化好或中分化腺癌（WMDA）和鳞状细胞癌（SC）。为尽可能给化疗提供依据，应注意肿瘤标志物的检测，如 NSE（小细胞肺癌），细胞色素（神经内分泌肿瘤），PSA（前列腺癌），Desmin、Vimentin 或 F8 因子抗原（肉瘤转移），HCG、AFP（生殖细胞肿瘤）等。化疗应于获得病理学资料后酌情给予，部分 PDN 和 PDC 异质性强，对化疗较为敏感，经含铂类方案化疗缓解甚至治愈；WMDA 在老年患者中多发，化疗应慎重；SC 较少，仅占 5% 左右，肺转移更少见，化疗多以铂类加用 G_2 期、S 期化疗药物。许多无法取得病理资料，且无明显生物学规律者，可采用一些通用性强的方案，使用新一代化疗药物联合治疗。

其他内科治疗包括肺灌洗化疗、激素疗法、生物反应修饰剂治疗、吸入疗法、射频消融、分子与基因治疗(阻滞生长因子受体、抑制信号转导、抗新生血管生成治疗)等。

总之,单发肺转移癌生物学性质独特,应以综合治疗为主,多争取手术治疗;而多发肺转移多以姑息治疗为主;但对于一些病种,如生殖细胞恶性肿瘤的多发肺转移,非晚期者,治愈率极高;对于原发纵隔的局部浸润肺组织,应为Ⅱ期患者,并非明显高危因素,仍为较好的化疗适应证。

四、肺腺癌中胸苷酸合成酶的表达在患者预后预测中的价值

人类胸苷酸合成酶(thymidylate synthase,TS)是DNA合成时叶酸途径的重要酶物质,这个途径恰好是培美曲塞作用的首要细胞内的点。研究显示TS的表达情况与肿瘤病理分化程度、临床分期、淋巴结转移有关,差异有统计学意义,与性别、年龄、原发灶、吸烟无关。不同分化程度的肺腺癌组织中,低分化的阳性表达率最高,其次是中分化,高分化最低,表明随着肺腺癌组织分化程度的降低,TS蛋白表达逐渐增高,差异有统计学意义;比较不同临床分期的肺腺癌组织,Ⅲ期肺腺癌的阳性表达率最高,其次是Ⅱ期肺腺癌,Ⅰ期肺腺癌的阳性表达率最低,表明随着分期的增加,TS蛋白的表达率逐渐增高,差异有统计学意义;在淋巴结转移方面,有淋巴结转移的高于无淋巴结转移的表达率,差异有统计学意义,均提示预后差;吸烟指数高的表达率高;但与患者的年龄、性别及肿瘤大小无关。

通过免疫组化检测肺腺癌组织中TS的表达,结果显示TS与肿瘤的分期、分化及淋巴结转移有关;说明TS的表达能加快肺腺癌增生和进展,Src对肿瘤的生长和转移起一定作用,与文献报道一致。

综上所述,肺腺癌组织中TS存在高表达,并且与肿瘤临床病理特征密切相关,两者具有明显相关性。TS与肺癌患者的预后相关,故可作为肺癌预后的指标。

(浦海宏　张明辉)

第四节　放射治疗

放射治疗是肺癌治疗的一个重要手段。在一些早期肺癌患者中,因高龄或内科原因不能手术或拒绝手术,放射治疗可作为一种根治性治疗手段。手术后放射治疗用于处理术后的阳性切缘、局部晚期的纵隔淋巴结转移患者,或侵犯周围脏器的病例。对有远处转移的肺癌,放射治疗是有效的姑息治疗方法。放射治疗可用于控制肺癌的症状。根据放射治疗的目的,肺癌的放射治疗可分为根治性治疗、姑息性治疗、术前放疗、术后辅助放疗。根据放射治疗的方式可分为远距离外照射和近距离腔内放疗。

20世纪90年代以来,放射治疗技术有了长足的进步,硬件设备以及治疗计划系统不断升级换代,立体定向放射治疗、三维适形放射治疗、调强适型放射治疗、图像引导放射治疗等精确治疗技术得到广泛应用,开创了放射治疗的新纪元。这些精确放射治疗技术可以通过提高肿瘤放射剂量增加肿瘤的局部控制率,减轻周围正常组织受量,保护重要器官,减少放疗并发症,进而改善患者的生存质量。

一、小细胞肺癌的放射治疗

小细胞肺癌是一种侵袭性疾病,尽管仅占肺癌总数的 $15\%\sim20\%$,但其进展迅速,早期易发生转移,故预后较差。初治的患者对化疗药物较敏感,但很容易产生耐药性并复发。据统计一般状态好的局限期 SCLC 患者经化疗联合胸部照射,MST 约 17 个月,5 年无病生存率仅为 $12\%\sim25\%$,广泛期 SCLC 经联合化疗后 MST 仅为 7 个月,5 年无病生存率为 2%。

SCLC 系全身性疾病,放、化疗是其主要的治疗手段。SCLC 的手术适应证较为严格,仅对临床分期为 $T_{1\sim2}N_0M_0$、纵隔分期检测为阴性(纵隔镜或 PET/CT)病例进行肺叶切除术或纵隔淋巴结清扫或取样手术,根据术后病理分期选择术后化疗或放、化疗。迄今为止,大量研究证明放、化疗结合治疗局限期 SCLC,其局部控制率及生存期优于单纯化疗。Warde 等对 11 组临床研究进行了 Meta 分析,发现较单纯化疗组,放、化疗结合组 2 年生存率提高5.4%,局部控制率提高 25.3%,但治疗相关性死亡也增加 5.4%。Takada 等将 228 例局限期 SCLC 随机分至 PE 化疗方案与放疗同步及序贯放疗组,放、化疗同步组于 PE 化疗的第 1 周期开始,放、化疗序贯组放疗于 PE 化疗后第 4 周期开始,两组放疗剂量均为 45Gy/3 周。两组的中位生存期分别为 27.0 个月与 19.7 个月,证实放、化疗同步组较放、化疗序贯组有显著的生存优势。2004 年 Fried 等的 Meta 分析认为放疗早期参与综合治疗组(化疗开始后 9 周内)与晚参与组(9 周之后)相比较,其 2 年生存率提高 5%,同时亚组分析也显示每天 2 次的放疗联合以铂类为基础的化疗更具有生存优势。

目前总体的趋势认为对局限期 SCLC 进行同步放、化疗和放疗早期参与综合治疗具有更大的生存受益,放疗早期参与综合治疗时间的界定为在总疗程的时间小于 30 天,化疗方案为 EP 或含有顺铂组更能提高患者的长期生存率。

对于广泛期 SCLC 是否需要行胸部放疗一直存在争议。直到 2015 年,荷兰的 Slotman 等在 Lancet 报道了他们开展的一项有关广泛期 SCLC 中是否行胸部放疗的Ⅲ期临床研究。498 例广泛期 SCLC 接受化疗有效的患者,同时进行预防性脑照射(PCI)后,随机入组胸部放疗组(接受胸部放疗 30Gy/10fx)和观察组。共有 247 例患者入选胸部放疗组,248 例患者入选观察组,还有 3 例患者退组。胸部放疗组和观察组的 1 年生存率分别为 33% 和 28%($P=0.066$),而两组的 2 年生存率有了显著的差别,分别为 13% 和 3%($P=0.001$),6 个月的 PFS 分别为 24% 和 7%($P=0.001$)。两组之间未出现严重的不良反应。研究结果表明对化疗有效的广泛期 SCLC 行胸部放疗是必要的。

多项研究显示对经根治性化疗或加局部放疗获完全缓解及接近完全缓解的 SCLC 进行预防性脑照射可减少脑转移发生率,并提高生存率。一组对所有经根治性化疗或加局部放疗获完全缓解及接近完全缓解的 SCLC 进行预防性脑照射的随机试验进行一组 Meta 分析。结果显示进行预防性脑照射患者脑转移发生率降低,3 年生存率高于未做预防性脑照射者(20.7% vs 15.3% , $P<0.005$),每个亚组均显示此生存优势,而与年龄、疾病分期、治疗方案及 PS 评分无关。而对于治疗后缓解的广泛期 SCLC 是否需行预防性脑照射目前仍存在一些争议,但仍然推荐行预防性脑照射治疗。目前仍推荐 25Gy/10 次为预防性脑照射的标准剂量。

二、非小细胞肺癌的放射治疗

非小细胞肺癌(NSCLC)的放射治疗在近些年内取得了很多进展,地位也更重要。临床确诊时只有约 1/3 的 NSCLC 患者不伴有纵隔转移的征象而适合行手术治疗,其余患者中很多有放射治疗的适应证,其中包括因其他原因无法手术的Ⅰ期或Ⅱ期患者,局部晚期无法手术切除的患者及为了减轻症状的Ⅳ期患者。目前放射治疗联合手术和化疗可治愈某些局部晚期的肺癌患者。

(一)非小细胞肺癌放疗适应证的选择

1.首选放疗

(1)Ⅰ～Ⅱ期患者由于医学原因不能进行手术治疗,预计生存期较长,应选择根治性放疗。

(2)ⅡB～ⅢA 接近可切除或不可切除的肺上沟瘤,应选择根治性同步放、化疗或根治性放疗或术前放疗＋手术治疗。

(3)$T_{1\sim2}$,N_2(＋),术前放疗或根治性同步放、化疗或根治性放疗。

(4)不能手术切除的ⅢA、ⅢB NSCLC 的患者应选择根治性同步放、化疗或根治性放疗加序贯化疗。

(5)Ⅳ期多发脑转移灶或骨转移的患者,针对转移灶的放疗。

2.术后需辅助放疗

(1)T_1N_0 术后切缘阳性,患者拒绝再次手术治疗,行术后放疗＋化疗。

(2)N_2 术后切缘阳性,行术后放疗＋化疗。

(3)除相同肺叶内有多于一处病灶或者有恶性胸腔积液以外的任何 T_4。

(4)切缘不够或者切缘阳性。

(5)肿瘤有残留。

(6)多个肺门淋巴结阳性的患者也可考虑术后辅助放疗。

(7)没有进行充分地纵隔淋巴结探查,或外科医师认为不可手术者。

(8)已经进行行术前诱导化疗的患者,其术后放疗适应证同上。

3.随访过程中因疾病进展需进行放疗

(1)气道阻塞:腔内近距离治疗。

(2)纵隔淋巴结复发而未接受过放疗可选择同步放、化疗。

(3)针对随访过程中转移灶的姑息放疗。

(二)早期非小细胞肺癌的放射治疗

早期非小细胞肺癌(NSCLC)通常是指Ⅰ～Ⅱ期(T_1～$T_3N_0M_0$、T_1～$T_2N_1M_0$)非小细胞肺癌,占非小细胞肺癌的 20%～30%,首选手术切除,5 年生存率为 50%～70%,其中Ⅰ期 NSCLC 为 55%～70%,Ⅱ期 NSCLC 为 35%～50%。近一个世纪以来早期 NSCLC 的常规放疗结果令人失望,2 年局部控制率为 40%～70%,5 年生存率为 10%～30%。除了远处转移,局部复发是疗效差的重要原因。目前多数学者认为常规放疗(总剂量为 60～70Gy),因剂量低而不足以对肿瘤进行局部控制,同时常规放疗技术又难以做到在提高肿瘤剂量的同时不增加放射损伤。近年来,随着精确定位技术、影像学技术和聚焦式放疗技术的发展,出现了低分割高剂量放疗模式,常用的有三维适形、伽玛刀、X 刀,以及近年应用于临床的射波刀,初步结果令人振奋。

1.适应证

(1)由于严重的内科合并症(多为心肺疾病),可能造成围术期的高风险而不能手术。

（2）高龄，心肺功能不足，不能承受化疗及一般放疗患者的姑息治疗。

（3）部分患者拒绝手术。

2. 禁忌证

（1）患者不能平卧，不能按要求的体位保持一定时间。

（2）CT 上病灶边界不明确，影响靶区的精确定位。

（3）病灶周围有金属存在，无法获得清晰的 CT 图像。

3. 放疗技术及实施

（1）常用的放疗技术：体网或真空负压袋固定体位，采用呼吸门控、主动呼吸控制、自主呼吸状态下 CT 扫描或采用缓慢 CT 扫描（4～10 秒/层）定位；采用金标记植入进行实时肿瘤位置追踪或采用 CT 和加速器同床在线扫描定位。治疗设备多数采用直线加速器，或质子加速器和重粒子加速器。

治疗计划根据不同设备和单位有相当大的差异，采用直线加速器治疗多用共面或非共面旋转多弧照射（3～10 个弧）或固定多野照射（6～20 个野），不规则照射野形状可用铅块或多叶光栅。直线加速器治疗的剂量分布以相对均匀的高剂量覆盖 PTV 为特点，剂量计算多以等中心或 95% 剂量线为参考。在国内体部伽玛刀治疗多采用单靶点或多靶点填充治疗，剂量分布以不均匀的逐渐递增高剂量覆盖 GTV 为特点，剂量计算以边缘剂量（50% 剂量线）为参考。CT 扫描层厚 3～5mm，层距 3～5mm。

（2）放疗的实施：目前常规放疗已较少应用，下面以三维适形放疗为例介绍早期 NSCLC 的放疗。

1）定位：一般采用体网固定，在 CT 下扫描定位。

2）制订治疗计划：将定位的图像输入治疗计划系统，勾画靶区，包括 GTV、CTV 和 PTV 等。放疗范围：目前倾向于尽量减少预防照射的范围，仅行累及野放疗，即放疗靶区为影像学上所显示的原发和转移的淋巴结外加一定边界所形成的计划靶体积（PTV）。其理由如下。①淋巴引流区域预防性照射提高了肺、食管、心脏和脊髓等胸腔内重要脏器的放射受量，可能增大不良反应。②若进行淋巴引流区域预防性放疗，肿瘤区域放疗剂量很难提高到根治剂量。③从以往放疗失败表型看，若仅行累及野放疗，单独或首先出现区域淋巴结转移概率仅 0～7%，Emami 根据 4 个 RTOG 试验结果（78211、79217、83211 和 84207）包括 1705 例 NSCLC 患者单纯放射治疗的资料，分析了区域淋巴结照射与否对生存率及区域淋巴结复发的影响。结果显示：各区域淋巴结照射与否对生存率均无明显影响；对同侧肺门淋巴结的预防性照射可显著降低其复发，且与照射剂量有关。④现代先进的医学影像学技术提高了发现肿瘤的可能性，PET 对亚临床转移的检查不但敏感且特异性很高；纵隔镜检查能够显著增加 N 分期准确性，不能耐受开胸手术的患者大多可耐受纵隔镜检查。

照射总剂量：对 NSCLC 患者的放射治疗剂量方面的研究，认为高剂量放疗能得到较好的疗效。有学者研究认为对于 Ⅰ 期 NSCLC，剂量≥65Gy 有更好的总生存率。Bradley 等利用三维适形放疗技术，研究了 56 例 Ⅰ 期 NSCLC，常规分割方式，单因素和多因素分析均显示剂量≥70Gy 有较高的生存率。应用生物等效剂量（biologically effective dose，BED）比较了 6 组研究例数＞30 的早期 NSCLC 的局部控制率与 BED 的关系，结果显示 BED 和局部控制率呈正相关。

因此，尽管剂量尚存争议，但大多数肿瘤学家推荐常规分割照射时，照射剂量应不低于

60Gy。以治愈为目的的治疗,在常规剂量分割条件下,照射剂量应＞65Gy,或在改变分割时给予相对应的生物等效剂量。利用三维适形放射治疗,在组织充分保护的情况下,剂量递增的实验还在进行。RTOG-9311的初步结果显示,利用三维适形放射治疗,最大耐受剂量可达到90.3Gy。

3)实施治疗:放射技术人员对患者实施摆位、验证并进行照射。

4.结果

单纯放射治疗早期非小细胞肺癌,2年、3年、5年总生存率分别为22%～72%、17%～50%、6%～42%;2年、3年、5年非小细胞肺癌特异性生存率分别为54%～93%、22%～56%、13%～39%;11%～43%的患者是其他原因死亡;除外死于合并症或第二原发癌因素,5年肺癌相关生存率可达13%～60%,完全缓解率为33%～61%,局部复发率为0～70%,单独区域淋巴结复发率为0～7%,远处转移率接近25%。单从数据看,放疗效果明显逊于手术,但用现有资料表明,患者情况常存在明显的不可比性。

5.不良反应

目前多数研究结果表明,急性放疗反应中3～4级的放射性肺炎发生率为1.5%～3.0%,1～2级放射性肺炎约见于1/5的患者,1～2级的放射性食管炎约见于2/3的患者。皮肤损伤和慢性气管炎相当少见,无致死性的不良反应。

晚期非小细胞肺癌患者的放射性肺损伤的评价十分困难,肺部疾病是老年人常见死因,多数患者在放疗前就常合并有慢性阻塞性肺疾病,即使没有接受过放疗,许多患者也常有慢性肺功能下降,高剂量放射无疑会加剧、加快这一过程。由于具体的量化分级难以确定,一般只简单地将肺损伤分为无症状的肺纤维化和有症状的肺损伤。

非小细胞肺癌患者的放射性食管损伤,主要表现为食管狭窄,导致进食梗阻,但这种损伤较少发生。患者的放射性心脏损伤是放疗毒性评价的难点,早期非小细胞肺癌患者放疗中,尚未见报道心脏的损伤。高剂量分次放疗,对大血管、气管、食管、脊髓的慢性作用,还不清楚。单次24Gy以上的治疗模式,有引起致死性肺出血的报道。

6.预后因素

(1)患者年龄:接受放疗的非小细胞肺癌患者大多年事已高,高龄患者的预后较差,但高龄可能不是一个独立的预后因素,高龄非小细胞肺癌患者放疗的长期疗效,与其他年龄非小细胞肺癌患者的疗效类似。因此,只要一般情况允许,应给予高龄非小细胞肺癌患者积极的根治性放疗。

(2)合并症:多数非小细胞肺癌患者常因有慢性心肺疾患等而不能手术,拒绝手术者占全部放疗者的0～40.8%。

(3)肿瘤分期:早期非小细胞肺癌的5年生存率分析,病理分期的 T_1N_0 为67%, T_3N_0 为38%;而临床分期的 T_1N_0 为61%, T_3N_0 为22%。主要原因是临床分期不能检出的局部、区域的微小淋巴结转移率达25%～35%。

肿瘤分期时应包括胸部CT扫描、纵隔镜检查,应进行上腹部/脑的CT或MRI,应使"早期"患者必然为早期患者,以便正确比较早期非小细胞肺癌的放疗疗效及手术疗效。T分期常是一个独立的预后因素。

(4)肿瘤体积:影响肿瘤局部控制的重要因素,其与疗效的关系,比T分期与疗效的关系更为密切。 T_1 期与 T_2 期的区别,主要在于肿瘤体积大小(以3cm为界),它们在预后分析中的意义也基本一致。但是 T_3 期与 T_4 期的划分,不再包括体积因素,更多关心的是手术切除的难易程度。放疗受解剖位置影响的程度,显著低于手术,而更多地受肿瘤体积的影响。放疗杀灭肿瘤遵循体积指数规律,体积越大的肿瘤所需剂量也越高。因而位于不同位置相同体积的病灶,放疗的控制情况相似。

(5)其他:非小细胞肺癌患者功能状态和体重下降的预后意义正在研究,部分研究发现,功能状态显著影响患者预后,但也有研究未观察到功能状态与预后有关。个别研究认为非小细胞肺癌患者体重下降与疗效有关,大多数没有发现非小细胞肺癌患者体重下降与预后存在明显关系。非小细胞肺癌患者的性别,一般对预后无明显影响。

(三)局部晚期非小细胞肺癌的放射治疗

对于不能手术的局部晚期 NSCLC,放、化疗综合治疗是目前治疗的标准模式,同步放、化疗优于序贯放、化疗。1994 年 Kubota 报道了日本的一组Ⅲ期临床研究,比较放、化疗综合治疗与单纯化疗治疗局部晚期 NSCLC。研究结果显示,放、化疗综合治疗组的 2 年、3 年、5 年生存率均显著高于单纯放疗组。

RTOG9410 将 611 例不能手术切除的Ⅱ期和Ⅲ期 NSCLC 随机分为 3 组:①序贯放、化疗(SEQ)组:顺铂 $100mg/m^2$,第 1 天、第 29 天,长春碱 $5mg/m^2$ 每周 1 次,连用 5 周,放射治疗在第 50 天开始,60Gy/30fx;②同时放、化疗(CON-QD):化疗和放疗的剂量和方案同①,化疗和放疗在治疗的第 1 天开始;③同时化疗+超分割治疗(CON-BID),顺铂 $50mg/m^2$,第 1 天、第 8 天、第 29 天、第 36 天,依托泊苷 50mg BID(第 1、第 2 周和第 5、第 6 周),放射治疗在治疗的第 1 天开始,总剂量 69.6Gy,每天 2 次,1.2Gy/fx。三组的中位生存期分别为 14.6 个月、17 个月、15.6 个月,3 级急性和晚期非血液系统毒性发生率分别为 30%、48%、62% 和 14%、15%、16%。

上述研究证实了放、化疗综合治疗是目前局部晚期 NSCLC 治疗的标准模式,同步放、化疗优于序贯放、化疗,但从肿瘤内科的角度认为,在同步放、化疗中接受近两个周期的化疗作为全身治疗,治疗强度显然不够。因此,在同步放、化疗前给予诱导化疗或在其后给予巩固化疗是否得到更好的结果,成为 GALGB 的研究和 SWOG 研究试图回答的问题。

GALGB-39801 研究目的是观察诱导化疗能否提高局部晚期 NSCLC 的治疗结果,从而改善生存率。研究分为 A 组:同步放、化疗组;B 组:诱导化疗+同步放、化疗组。A 组采用紫杉醇+卡铂每周方案,紫杉醇 $50mg/m^2$,卡铂 AUC=2,胸部放疗剂量 66Gy/33fx。B 组在同步化疗前给予 2 周期诱导化疗,诱导化疗采用紫杉醇+卡铂方案,紫杉醇 $200mg/m^2$,卡铂 AUC=2,21 天为 1 个疗程,其同步放、化疗方案与 A 组相同。共入组 366 例患者,A 组 182 例,B 组 184 例,中位随访时间为 26 个月。可分析病例 A 组 161 例,B 组 170 例,有效率 A 组为 66%,B 组为 62%。中位生存时间分别为 11.4 个月和 13.7 个月。2 年和 3 年生存率分别为 28%、18% 和 32%、24%(P=0.14)。中位无复发生存时间分别为 7.0 个月和 7.8 个月,2、3 年无复发生存率分别为 15%、11% 和 17%、14%(P=0.11)。

研究结论认为,两组生存时间均令人失望,诱导化疗加上同步放、化疗虽然提高了中位生存期(2 个月),但没能显著提高无复发生存率和总生存率。诱导化疗增加了中性粒细胞减少的发生和总的最大毒性,但未增加放疗相关毒性。

SWOG 首先对同步放、化疗后巩固化疗进行了系列的Ⅱ期临床研究,2005 年 ASCO 报道了两个研究的长期随访结果,该研究结果显示,S9019 的研究结果与文献报道的同步放、化疗的结果相近,提示 PE 巩固化疗没能有效提高同步放、化疗的效果。而 S9504 的结果则显示较好的治疗效果,被认为是ⅢB 最好的结果。

随着放疗技术的进步,能否通过加大局部剂量进一步提高局部控制率,从而改善疗效,是肿瘤放射治疗学一直在探讨的问题。经过数十年争议,2013 年 ASCO 会议报道的 RTOG0617 研究终于得出结论,60Gy 好于 74Gy,高剂量组的食管炎发生率更高,高剂量放疗组的死亡风险比标准剂量组高 56%,高剂量组的局部失败风险比标准剂量组高 37%。研究者 Jeffrey D. Bradley 教授分析,高剂量组的局部失败率更高,但这不是导致总生存差异的主要原因,高剂量组总生存较差的原因不详,可能的原因是未报告的毒性、增加心脏剂量、延长治疗持续时间、5 级毒性或可能是这些因素的重叠。结果显示:较低强度治疗更好控制癌症进展和转移,而且能提升总体生存期。基于 RTOG0617 研究,ASCO 推荐标准剂量放疗(60Gy)比高剂量放疗(74Gy)更安全有效,更大剂量可能并不会带来更好预后。

(四)姑息性放射治疗

1.适应证

(1)晚期 NSCLC 患者或远处转移灶极可能导致严重临床症状的病例。

(2)晚期 NSCLC 患者合并阻塞性肺炎、上腔静脉综合征等。

(3)NSCLC 患者出现骨转移、脑转移和肾上腺转移等。

2.照射技术

(1)胸部照射:对于合并阻塞性肺炎、上腔静脉综合征的患者,照射野仅包括产生症状的病灶。建议采用三维适形放疗(3D-CRT)和调强适形放疗(IMRT),还可以采用立体定向放射治疗技术,以迅速缓解症状。

(2)骨照射:非小细胞肺癌发生骨转移十分常见,文献报道发生率在 30%~40%。这与肺癌细胞的内在特性、宿主骨骼的解剖学和生物学特性有关,中位生存时间 6~10 个月。

肺癌属亲骨性肿瘤,骨转移的发生率与原发癌的起源部位、病理类型密切相关,周围型肺癌发生骨转移明显多于中心型,就病理类型而言,其发生率依次为腺癌、鳞癌、未分化癌。绝大多数骨转移瘤病变始发于骨髓腔,继而破坏临近骨质。其是由原发肿瘤直接侵犯,或经血行、淋巴等途径转移到骨骼而发生的恶性骨肿瘤。肺癌骨转移方式主要以血行播散为主,肺癌细胞侵蚀局部的血管后,癌栓子经肺静脉或支气管动脉播散到血液丰富且还含有丰富造血细胞的红骨髓内生长,椎体、骨盆、肋骨等扁骨是肺癌骨转移好发部位。其中肋骨转移的发生率最高,占所有骨转移的 33%,其次是脊柱 21%。目前,肿瘤骨转移机制尚未完全明了,可能的因素包括肿瘤细胞固有的特性使其具有迁移到远处骨骼组织中种植的能力;骨、骨髓或肿瘤细胞可产生细胞因子和受体,促使肿瘤细胞向骨组织特异转移;多种因子对破骨细胞活性有促进作用等。

骨转移瘤根据其影像学表现不同分为四型,即溶骨型、成骨型、皮质型和混合型。肺癌骨转移大多数以溶骨性骨破坏为主且多发生在长骨,多在骨干或临近的干骺端。发生在脊椎则见椎体的广泛性破坏,因承重被压而变扁,但椎间隙保持完整。椎弓根多受侵蚀、破坏。

骨转移的主要症状包括疼痛、病理性骨折所致的症状、高钙症及一般状况下降等。肺癌一旦出现骨转移预后较差。因而姑息减症治疗非常重要,能显著提高患者的生活质量。

放射治疗可作为骨转移癌的首选止痛方式,患者可以获得持久的止痛疗效,同时对转移病灶也有抑制作用,是缓解骨转移癌疼痛、防止病理性骨折及脊柱压缩最常用的治疗方法,文献报道放疗止痛的有效率达 84%～96.2%,且初次治疗有效者再次疼痛治疗时有效率仍达 87%,放疗对骨转移是一种姑息治疗的方法,无标准的剂量—时间分割模式。宜采用 4 周, 40Gy/20fx 放疗或 2 周,30Gy/10fx,对行动不便、疼痛剧烈的骨转移患者可采用非常规单次 6～8Gy 的放疗。

(3)脑照射:脑转移是肺癌常见的转移部位,也是患者致死的主要原因之一。最常见的转移途径为动脉循坏的血源性转移。脑内灰白质交界以下区域血管管径变细,狭窄的血管内血流变慢,易形成瘤栓,该处是发生脑转移瘤的最常见部位。脑转移瘤的分布与其重量(及血流量)有关,约 80% 的脑转移位于大脑半球,15% 在小脑,5% 在脑干。脑转移可单发也可多发,单发脑转移占 15%,肺癌脑转移以多发常见。

脑转移的临床表现中,头痛最常见占 53%,其次为病侧肢体无力(20%～40%),认知障碍 (1/3)。临床体征中单侧偏瘫为 66%,思维能力的改变为 77%,有 25% 的患者无临床体征。急性体征癫痫占 15%,急性脑中风占 18%。还有少部分患者临床体征在最初发作后得于缓解,常被临床误诊为短暂性一过性脑缺血。非小细胞肺癌患者出现上述症状,应高度怀疑脑转移。应进行头颅 CT 或 MRI 检查(平扫＋增强扫描)做出诊断。

治疗手段以放疗为主,多发脑转移者,应行全脑照射,DT 30Gy/10fx,2 周,或 DT 40Gy/ 20fx,4 周,若多发转移而不宜伽玛刀补量时,可适当增加剂量治 50Gy/25 次以内;单发转移者,也可以不行全脑照射,可采用手术切除或单纯立体定向放射治疗。

(4)肾上腺照射:33% 的肺死患者在尸检时可发现肾上腺转移灶,然而发现的相当一部分可切除肿瘤的肾上腺肿块为良性腺瘤而非转移灶。因此,肺癌患者 CT 扫描发现的肾上腺肿物术前都要经过活检穿刺排除良性病变。如果发现肾上腺转移,并且肺部病变已治愈,那么肾上腺的切除可以延长一些生存期。另外,随着立体定向放射治疗设备的不断发展,如伽玛刀在治疗肾上腺转移方面发挥了重要作用。

(五)术前放射治疗

理论上术前放射治疗具有以下优点:降低肿瘤负荷,提高手术切除可能性;减少术中肿瘤细胞播散可能;瘤床周围血管完整性未被破坏,因而不影响肿瘤对放疗的效应;患者治疗的依从性好等。但是,20 世纪 70 年代,美国国立癌症研究所公布了两个独立的来自于多中心随机研究资料,结果显示无论在可手术切除还是不可切除的 NSCLC 患者中,术前放疗均未能提高生存疗效。因此,临床上很少开展应用单纯放疗来作为术前诱导治疗的临床研究。在后来的术前放疗联合化疗的研究方案显示术前放、化疗综合性治疗提高了手术切除率,也提高了患者无疾病进展生存率,但治疗相关性的病死率也上升。Albain 等报道了协同放、化疗后手术治疗ⅢA 期 NSCLC 的Ⅲ期临床试验(RTOG9309)的研究结果。392 例ⅢA 期 NSCLC 患者中 201 例患者接受两周期 EP 方案化疗及放疗 45Gy 联合治疗后行完全性手术切除;其余 191 例患者给予同样的放、化疗联合治疗后继续接受放疗,放疗总量达 61Gy。3 年生存率、3 年无疾病进展生存率分别为 38 个月、29 个月和 33 个月、19.6 个月,放、化疗诱导治疗后手术切除者 3 年生存率和无疾病进展生存率均高于单纯放、化疗者。但与此同时,放、化疗加手术治疗者与治疗相关的病死率也显著高于单纯放、化疗者($P=0.04$),从而使放、化疗加手术治疗患者的总生存率与单纯放、化疗者相同。关于术前放、化疗加手术治疗 NSCLC 的随机临床研究尚少,已有的试验结果与术前新辅助化疗相似,但放、化疗联合的毒性反应比单纯术前辅助化疗更大,术后的并发症更多。

(六)术后放射治疗

临床诊断的 NSCLC 患者中,仅 20% 的病例能够行根治性手术切除术,并且即使是手术切除的病例,其 5 年生存率仅为 30%～40%,治疗失败的主要原因是局部复发和(或)远处转移。为了提高局部控制率和生存率,术后放疗曾被广泛应用于 N_1(II 期)和 N_2(III A 期)病例。

1998 年 MRC 对 9 组 NSCLC 患者术后放疗(PORT)随机临床研究进行了 Meta 分析,共有 2128 例病例,手术+放疗 1056 例,单纯手术 1072 例,中位随访时间为 3.9 年,术后放疗的生存期没有提高,反而降低($HR=1.21,CI:1.08～1.34$)。2 年生存率手术+放射治疗组和手术组分别为 48% 和 55%($P=0.001$)。2 年无复发生存率分别为 46% 和 50%($P=0.018$)。术后放疗对生存率的不良反应与分期有相关性,I 期最为明显,其次为 II 期,III A 期术后放射治疗对生存期没有显示出明显影响。研究认为,对根治性 I 期、II 期病例,不提倡常规术后放疗,对 III A 期病例需要进一步临床研究。然而,术后放疗研究本身存在一些不足:照射野大、放疗设备陈旧、放疗剂量不一致、分割剂量不一致等,这些均影响了该结果的可信性。

2005 年,Lally 在 ASTRO 年会上报道了术后放疗在 II 期、III 期的应用价值,从 SEER 数据库中筛选了 1988～2001 年确诊为 II 期、III 期的 NSCLC 患者 6953 例,其中采用术后治疗的患者共 3390 例(48.76%),观察指标是总生存率及疾病特异生存率。对疾病特异生存率分析时发现术后放疗均提示无病生存率(DFS)差,对 N_2 亚组单因素分析发现术后放疗可以提高总生存率($P=0.0\,029$)及疾病相关生存率($P=0.0\,336$),术后放射治疗的 N_2 患者 5 年生存率为 26.9%±1.4%,不行术后放疗的则为 18.7%±12.0%。多因素分析显示术后放疗显著提高了 N_2 患者的总生存率和无病生存率。提出术后放疗似乎对 II 期、III 期患者生存并无不利影响,但术后放射治疗组无病生存率明显降低,这可能是由于在临床实践中医师往往对于更多预后不良因素的肺癌患者推荐术后放疗的缘故。而对于 N_2 患者,术后放疗既能够提高总生存率也能提高疾病专项生存率。

(杨丽姝)

第五节　生物治疗

一、概述

生物治疗作为其他常规抗肿瘤治疗的重要辅助手段,近年来越来越受到重视。但由于肺癌独特的生物学特点,生物治疗多与手术和放、化疗联合使用,如 NSCLC 患者一般在术后,而 SCLC 患者多在化疗间期开展。将生物治疗和化学治疗联合应用于肺癌是恶性肿瘤综合治疗模式的典范,根据肿瘤的病理类型、临床分期、发生部位和发展趋势,结合患者的全身情况和分子生物学行为,有计划地联合应用化疗药物和生物制剂进行治疗,可以明显提高抗肿瘤的疗效,达到最大限度地改善患者生存质量的目的。

二、小细胞肺癌的生物治疗

近年来,恶性肿瘤疾病发病率越来越高,在多种恶性肿瘤疾病当中,肺癌是比较常见的,死亡率也比较高。小细胞肺癌是肺癌中分化最低,恶性程度最高的一型,倍增时间短,转移早而广泛,因此进行手术治疗是不科学的。小细胞肺癌患者往往需要进行放、化疗,而一直以来以全身化疗为主,治疗小细胞肺癌的主要应用药物为依托泊苷和顺铂,抗癌效果好,为小细胞肺癌的一线化疗方案,但不良反应很大,患者功能状态差。

随着我国生物技术的不断发展,生物治疗方法被广泛应用到小细胞肺癌患者的临床治疗过程中,并且发挥出了显著作用。研究发现在常规化疗的基础上,加用 IFN-α 等细胞因子进行肿瘤免疫治疗,激活机体的免疫应答,使得患者的免疫系统能够重新发挥杀伤肿瘤细胞的作用,对人体有益而无害,减小了患者的痛苦,增强了患者生存的信心,提高了生活质量,延长患者的带癌生存期。研究结果显示,观察组治疗有效率、Karnofsky 体能评分高于对照组,不良反应发生率低于对照组。

因此,在小细胞肺癌患者临床治疗过程中,联合生物治疗可减轻化疗毒性,增强化疗疗效,改善患者功能状态,提高患者生活质量。

三、非小细胞肺癌的生物治疗及其联合用药

在我国每年因肺癌死亡的人数多于乳腺癌、前列腺癌和肠癌死亡人数的总和。绝大多数非小细胞肺癌患者确诊时已为晚期,治疗现状不理想。目前,放射治疗和化学治疗仍然是中晚期非小细胞肺癌的主要治疗手段,尽管同步放、化疗较单一的治疗方式带来了更好的疗效,但其治疗所带来的不良反应也随之增加,尤其是对机体免疫功能的抑制,影响了肿瘤治疗的疗效。近年来,生物治疗包括靶向治疗、树突状细胞免疫疗法、肿瘤疫苗(DC 肿瘤疫苗)等在 NSCLC 临床研究与应用中取得可喜进展。

1. 过继免疫活性细胞治疗

(1)过继性免疫细胞治疗:给肿瘤患者输注自身或同种特异性或非特异性抗肿瘤活性的免疫效应细胞,使其在肿瘤患者体内发挥抗肿瘤作用。目前输注的 ACI 包括自然杀伤细胞、肿瘤浸润性淋巴细胞、淋巴因子激活的杀伤细胞、细胞因子诱导的杀伤细胞、树突状细胞和细胞毒性 T 淋巴细胞和 B 淋巴细胞等。国内外研究和应用较多的细胞是 CIK 和 DC。

(2)CIK 细胞的联合应用:目前临床上常用的治疗时段已经取得良好成果。其中有研究通过对 CIK 细胞联合:TP 方案(紫杉醇与顺铂联合化疗方案)化疗与单纯化疗治疗晚期非小细胞肺癌患者进行比较,观察两组有效率、不良反应,结果表明 CIK 细胞联合 TP 方案(紫杉醇与顺铂联合化疗方案)化疗比单纯化疗治疗效果更佳。有学者观察 DC-CIK 过继细胞免疫联合消癌平注射液治疗老年晚期非小细胞肺癌(NSCLC)的临床疗效同样证明其联合用药比单纯放、化疗效果更好。

2. 细胞因子治疗

(1)细胞因子:主要是由机体的免疫细胞和非免疫细胞合成和分泌的,在治疗肿瘤方面不但可以作为免疫反应的调节剂通过在免疫细胞之间传递信息来调节机体的体液免疫以及细胞免疫功能;而且可以作为免疫效应分子直接作用于靶细胞,从而促进肿瘤细胞的凋亡,或者使部分肿瘤细胞丧失恶性增生特性,进而影响肿瘤的发生和发展。常用于肺癌的细胞因子有白细胞介素 IL、红细胞生成素 FPO、干扰素 IFN、肿瘤坏死因子 TNF 和集落激素因子 CSF 等。

(2)联合用药:有学者在对抗瘤增效方对非小细胞肺癌化疗患者的近期疗效及其对免疫功能的影响中发现,含白介素等特效药与化疗药联合应用对照单纯化疗药,结果显示含白介素等特效药与化疗药联合应用明显优于对照组($P < 0.01$)有统计学意义。研究显示促红细胞

生成素(EPO)联合化疗治疗癌症,可以改善癌症患者的贫血症状。

3.靶向治疗

(1)TK抑制剂 EGFR:TK 被作为治疗靶点以来,开发了不同特异性 TK 抑制剂如易瑞沙、特罗凯和凯美纳等,它们都可以竞争性地结合 EGFR 酪氨酸激酶区域的 ATP 结合位点,阻断 EGFR 介导的细胞信号传导,从而抑制肿瘤的生长与存活。表皮生长因子受体酪氨酸激酶抑制药(EGFR-TKIs)联合化疗已有多项Ⅲ期临床研究证实其有改善生存的作用,在我国已被批准用于治疗晚期 NSCLC。有学者在消融联合化疗和(或)靶向药物治疗老年非小细胞肺癌的临床疗效中论证了消融联合化疗联合靶向药物治疗能够更好地控制肿瘤的进展,提高患者的生存质量,其疗效优于单独化疗和单独分子靶向治疗。

(2)血管生成抑制剂:血管生成对大多数实体瘤的生长至关重要,一些特殊的细胞产物和因子可以促进血管的生成,所以抑制血管生成是控制肿瘤生长的一种重要的靶向治疗方法。血管内皮抑素是内源性血管生成抑制剂联合其他化疗药物临床前及临床Ⅰ期研究显示其抗肿瘤新生血管生成,抑制肿瘤生长的作用。Endostatin(恩度)即重组人血管内皮抑素是国家一类新药,其有抑制血管内皮细胞生长、附着、迁移,促进内皮细胞凋亡作用。国内一项Ⅲ期临床研究提示恩度联合 NP(长春瑞滨+顺铂)治疗 493 例晚期 NSCLC 患者,试验组与对照组的总 RR 分别为 35.4%与 19.5%($P=0.0003$),中位 TTP 延长了 2.7 个月(6.3 个月 vs 3.6 个月),差异有统计学意义。恩度联合其他化疗方案如 GP、TP 等多项研究正在进行。有研究者发现吉非替尼在基因突变患者中疗效明显,可显著延长生存期,提高生活质量,且安全性高,毒性可耐受。

4.肿瘤疫苗

20 世纪初肿瘤疫苗开始应用于临床,目前的几个肺癌疫苗主要包括 GVAX、MUC-1、Mage-3 以及 Stimuvmx(L-BLP25)等。Mage-A1 在鼻咽癌及非小细胞肺癌中的表达,NSCLC 的疫苗治疗起步相对较晚,很多疫苗在体外实验以及Ⅰ/Ⅱ期临床研究中取得了一定的疗效,但其相应的Ⅱ/Ⅲ期临床试验却往往以失败告终。早期 NSCLC 术后残留的肿瘤细胞是这部分患者复发的主要原因,对于肿瘤负荷较小、复发风险高的人群给予疫苗治疗,可以消灭残留肿瘤细胞及微转移灶,延长患者的生存期。

(浦海宏)

第六节　免疫治疗

肺癌的发病率和死亡率居于我国恶性肿瘤的前列,2014 年中国肿瘤年报显示我国肺癌每十万人的发病率达 35%,且发病率仍逐年上升。虽然近年来随着驱动基因为基础的分子靶向治疗已经取得突破性的进展,肺癌的预后已有所改善,但生存情况仍不容乐观,还需要更多的治疗突破。

一、免疫治疗的分类

免疫治疗在肿瘤的发生、发展中都起着十分重要的作用,根据作用机制和作用特点的不同,免疫治疗有很多不同的分类。根据作用靶点不同可分为针对肿瘤本身和肿瘤所处的微环境两类。前一种主要是以肿瘤细胞膜抗原为主的肿瘤疫苗为代表,后一种主要是以免疫调定点 PD-1、PD-L1 抑制剂等作用于局部免疫抑制微环境的一类药物。根据免疫应答识别的特点、获得形式以及效应机制，免疫治疗又可分为特异性免疫应答和非特异性免疫应答，前者主要通过抗原的免疫识别、免疫细胞的增生活化和免疫细胞的效应 3 个阶段，最终产生抗原特异性的免疫应答反应。特异性免疫应答反应具有抗原特异性和对自身组织产生免疫耐受。非特异性免疫应答即固有免疫应答，主要是由组织屏障和一些固有免疫细胞和免疫分子组成。特异性免疫和非特异性免疫是相辅相成的，固有免疫可以通过早期的抗原加工和提成为特异性免疫做准备，特异性免疫的效应分子可以促进固有免疫细胞的吞噬能力。

根据免疫的作用方式，免疫治疗可以分为主动免疫治疗和被动免疫治疗。主动免疫治疗是通过特异性免疫应答，将肿瘤的免疫抑制环境转化为免疫刺激环境，目前主要是通过肿瘤疫苗来实现；被动免疫治疗是通过体外免疫活性物质且不依赖于宿主自身免疫机制而产生作用，主要包括一些单抗类药物介导的免疫反应、NK/CIK 等过继细胞免疫治疗等。

二、研究进展

肺癌是一种免疫源性较低的恶性肿瘤，迄今仍未发现肺癌特异性的肿瘤相关抗原，在肺癌中早期开展的一些干扰素、IL-1 的免疫研究也均以失败而告终，后续虽然一些 Ⅱ 期临床研究显示新一代的肿瘤疫苗表现出一定的临床活性，但最终的 Ⅲ 期临床研究均未能取得阳性结果。而近年来随着免疫检查点 PD-1、PD-LI 等免疫调控相关治疗靶点的明确，肺癌的免疫治疗开始出现转机，本文主要从疫苗、免疫调控两个方面阐述肺癌免疫治疗的新发展。

1. 肺癌疫苗相关研究

肿瘤疫苗进入患者体内后会诱发潜在的效应 T 细胞，从而达到清楚肿瘤细胞的目的，是典型的特异性免疫应答过程，目前在研的肺癌疫苗包括 MUC1 疫苗、BLP25 疫苗、黑色素瘤相关抗原（MACE-A3）、EGF 疫苗以及树突细胞疫苗等，但相关研究均未见到阳性结果。

（1）START 研究：是一项多中心的 Ⅲ 期临床研究，旨在探索 MUC1 抗原特异性肿瘤免疫治疗 Tecemotide 能否改善 Ⅲ 期不可切除 NSCLC 患者的生存。该研究纳入了 Ⅲ 期不可切除非小细胞肺癌患者，在完成放、化疗并达到病情稳定或治疗有效的患者中随机分配，接受 Tecemotide 或安慰剂的维持治疗，研究的主要重点是意向性人群的总生存时间。最终纳入了 1513 例患者，Tecemotide 组和安慰剂组中位总生存期时间分别是 25.6 个月和 22.3 个月，两组无差异，未达到研究设定的终点。

（2）MAGRIT 研究：目前最大的一项疫苗相关的研究，该研究旨在评估 MAGE-A3 癌症免疫疗法用于 ⅠB 期、Ⅱ 期和 ⅡA 期完全切除的 MAGE-A3 阳性非小细胞肺癌患者的疗效和安全性。MAGE-A3 是一种肿瘤特异性抗原，表达于多种癌症和睾丸内，但不存在于正常细胞内。MAGE-A3 在 NSCLC 中的表达约有 1/3。该研究设定了 3 个首要终点，分别为 MAGE-A3 阳性群体的无疾病生存时间（DFS）、未接受辅助化疗的人群 DFS 和潜在的基因预测标志物。该研究最终纳入了 2312 例患者，在完成必要的辅助化疗后随机进入疫苗组或安慰剂治疗组，结果显示疫苗治疗组的 DFS 是 60.5 个月，而安慰剂组的 DFS 是 57.9 个月，两组无明显统计学差异，在未接受辅助化疗组，疫苗组合安慰剂的 DFS 分别为 58 个月和 56.9 个月，两组间同样无差异。而第 3 个首要研究重点因临床疗效较差而难以明确。该研究最终以失败告终。

（3）TIME 研究：一个双盲的 ⅡB 期/Ⅲ 期的临床研究，只在评估肿瘤疫苗 TG4010 联合一线治疗用于 NUC-1 阳性的 4 期 NSCLC 的有效性和安全性。MUC1 是一种跨膜糖蛋白,它在正常的管道上皮中都有表达,它的正常功能是与黏蛋白的形成有关,在肿瘤当中它的作用发生了改变,过量的糖蛋白表达会导致免疫活性的产生。TG4010 是 Ankara 病毒载体进行重组修饰后所得到的,它可以表达 MUC1 和 IL-2。该研究中ⅡB 期临床研究的目的在于前瞻性的分析基线时三阳性活化淋巴细胞(TrPAL,CD16+,CD56+,CD69+)的预测价值,首要研究终点是两组的 PFS。最终纳入了 217 例患者进入后续的研究,其中 170 例患者基线时 TrPAL 水平正常,该组患者中 PFS 的 HR 为 0.75,达到预设的研究终点,后续的 3 期临床研究正在开展中。

肺癌疫苗在后续的研究中遭遇"滑铁卢"是由多方面因素所决定的。肿瘤疫苗是一种有生物活性的前体,它首先与抗原提呈细胞(APC)结合,并被免疫辅助因子或者免疫刺激因子激活,而这些辅助因子或刺激因子多数以非活性状态或非特异性的形式存在。与结合了肿瘤疫苗的 APC 首先迁移至引流区淋巴结,然后激活免疫效应细胞,被激活的特异性免疫细胞,与肿瘤微环境相互作用发挥免疫治疗作用。所以从肿瘤疫苗的作用过程来看,一种疫苗能否起效首先取决于多方面的影响因素,包括靶向的抗原、肿瘤状态、机体状态、治疗前的免疫功能状态、治疗的安排、免疫抑制微环境等多方面因素的共同影响。其中机体的免疫微环境是导致失败的重要原因。Provenge 疫苗是首个被 FDA 批准用于晚期前列腺癌的肿瘤疫苗,它是 DC 细胞在体外经过抗原 PAP 和 GM-CSF 的刺激培养,再回输至人体,从而消除了免疫抑制微环境对肿瘤疫苗发挥疗效产生影响,这也是 NSCLC 肿瘤疫苗未来研究发展的方向,通过体外诱导培养并在体内发挥免疫治疗效果。

2.免疫检查点抑制药

异性免疫治疗的过程的是发生在 APC 细胞及 T 细胞之间的复杂反应过程,在 T 细胞的激活和抑制免疫信号之间存在着微妙的平衡。T 细胞活性的调节有几个关键的调节点。细胞毒性 T 淋巴细胞相关抗原(CTLA-4)和程序性死亡受体 1(PD-1)及其配体(PD-L1)是调节 T 细胞积聚和效应功能的共同阻碍因子,与他们的配体结合会导致 T 细胞的效应减弱。但两者也存在着一些不同,CTLA-4 在免疫反应的早期就会产生,它受到区域淋巴结抗原提呈细胞以及未处理 T 细胞水平的影响而 PD-1/PD-L1 在效应 T 细胞发挥作用时,是处于外周组织或者肿瘤组织当中的。

(1)伊匹单抗:针对 CTLA-4 的全人源单克隆抗体,可阻断 CTLA-4 及其配体 CD80 及 CD86 间的相互作用。伊匹单抗提高了晚期黑色素瘤生存 3.5 个月,目前已被批准用于治疗晚期黑色素瘤。在晚期 NSCLC 中开展了一项随机Ⅱ期临床研究,用特异性的免疫相关反应评价标准(immune-related response criteria,irRC)评估疗效,该标准和传统的 RECIST 标准和 WHO 疗效标准均不同。患者按 1∶1∶1 的比例随机接受同步治疗组(伊匹单抗与化疗同步)、分阶段组(化疗后序贯伊匹单抗治疗)或单纯化疗,结果显示,分阶段治疗组 Iplimaumab 显著提高了 ir-PFS(5.7 个月 vs 4.6 个月,$HR=0.72,P=0.05$),这可能是由于化疗药物促使肿瘤的抗原暴露至人体机体免疫之下,可以更好地激活 T 细胞反应,从而增强免疫节点调节作用以及机体的抗肿瘤免疫反应。这也提示我们免疫检查点的抑制药应该更多用于化疗之后才能发挥更好的免疫治疗效果。

(2)PD-1 单抗:Nivolumab 是针对 PD-1 的全人源化 IgG4 单抗,可以阻断其与 PD-L1/PD-2 的相互作用。临床研究证实 Nivolumab 治疗晚期 NSCLC 的 ORR 达 18%,7% 的患者病情稳定达到 24 周或以上,且对肺鳞癌更有效,应答率可达 33％,显示出早期、持久的缓解。Check Mate-017 时一项随机对照的Ⅲ期临床研究,比较 Opdivo 和多西他赛治疗用于继往接受过治疗的鳞状的晚期非小细胞肺癌的疗效和安全性,虽然最终数据没有公布,但分析显示总生存期明显优于多西他赛对照组,而 FDA 已批准其用于非鳞 NSCLC。Pembrolizumab 是一种临床在研的治疗晚期实体肿瘤的人源化的抗 PD-1 的单克隆抗体,在Ⅰ期 KEYNOTE-001 研究中,最初接受 Pembrolizumab 的 38 例患者的最佳总反应率为 21％,反应者的中位 PFS 在 62 周时仍未达到。随后的ⅠB 期研究中在初治(ORR,26％)和曾接受过治疗(ORR,20％)的使用所有剂量和所有方案的所有晚期 NSCLC 患者中观察到稳健的抗肿瘤活性,PD-L1 强阳性患者反应率(37％)更高,PFS($HR=0.52$)和 OS($HR=0.59$)更长。

(3)PD-L1 单抗:PD-L1 表达与 T 细胞、B 细胞表面及多种免疫细胞表面,在 NSCLC 在内的多重实体瘤中高表达,但 PD-L1 的表达水平与预后之间的关系还不明确。BMS-936559 是 PD-L1 的单克隆抗体,它不仅能够阻断 PD-L1 与 PD-1 的结合,还能够阻断与 CD80 的结合,通过抑制 PD-1 和 PD-L1 的通路可挽救功能下调的 T 细胞,恢复 T 细胞杀伤肿瘤的能力。Ⅰ期临床研究中,NSCLC 患者中客观缓解率达到 10％,另有 18％ 的患者在 24 周仍维持 SD。MPDL3280A 是另一个 PD-L1 的单抗,在Ⅰ期临床研究中,ORR 达到 24％,24 周的 PFS 达到 46％,特别是对于 PD-L1 阳性的患者 ORR 达到了 100％。

(4)联合用药:化疗、靶向治疗仍是目前 NSCLC 治疗的主要手段,而免疫治疗与这些治疗的联合应用也进行了一些探索性的研究。一项 Nivolumab 联合铂类二联的化疗方案用于晚期 NSCLC 一线治疗的Ⅰ期探索性研究显示客观缓解率为 33％～55％,1 年的 OS 率为 59％～87％,且耐受性良好,提示了联合治疗不错的疗效。而与分子靶向联合方面,Nivolumab 联合厄洛替尼,24 周的 PFS 率为 51％,OS 为 39.4 周,其中 1 例患者未接受过厄洛替尼治疗,疗效几乎 CR,其 OS 为 72 周。在黑色素瘤上 CTLA-4 和 PD-1 的双靶向免疫治疗展现了一定的疗效,在 NSCLC 上也开展了一些尝试,Ipilimumab 联合 Nivolumab 用于继往未接受过化疗的患者,不良反应发生率为 85％,3～4 级的不良反应发生率为 48％(22 例),有效性数据还在进一步的随访中。

综上所述,对于 NSCLC 来说,免疫治疗是下一个最有前景的治疗领域,虽然目前拥有的数据都是一些Ⅰ期/Ⅱ期的临床研究结果,还需要后续大样本的数据支持,而随着对免疫系统的更深入的了解,免疫相关的细胞、因子都可能作为治疗的靶点而存在。免疫治疗下一步发展的关键还在于疗效预测标志物的探索,需要进一步筛选免疫获益或者具有免疫应答的获益人群。

三、肿瘤全抗原致敏的恶性胸腔积液中肿瘤浸润免疫细胞的体外抗癌作用

目前认为肿瘤微环境中抗原提呈细胞及效应细胞是肿瘤微环境的关键细胞,可以发挥免疫监视及清除癌细胞的作用。近年来树突细胞(DC)作为抗原提呈细胞在机体的抗肿瘤免疫反应中的重要作用日益受到重视,对肿瘤浸润树突细胞(TIDL)的研究证实 DC 是肿瘤微环境中的主要抗原提呈细胞,但是无功能或功能低下。有关恶性胸腔积液肿瘤微环境中的 TIDC 研究较少,目前对恶性胸腔积液中的淋巴细胞的研究颇多,认为肿瘤浸润淋巴细胞(TIL)主要源于 T 淋巴细胞,IL-2 作用下可增生、分化为细胞毒性 T 细胞(CTL)。我们选择在体外用 IL-2 活化恶性胸腔积液免疫细胞,主要针对 TIL 和 TIDC 观察负载肿瘤全抗原后对肿瘤细胞

的体外杀伤作用,以期为恶性胸腔积液临床免疫治疗提供实验依据。

肺癌合并恶性胸腔积液临床常见,以胸膜转移为常见原因这些转移灶从生物学角度看具有异质性,每个转移灶对抗肿瘤药物的敏感性也存在异质性,单纯化疗除去所有转移灶并不可能。抗原提呈细胞将肿瘤抗原有效地提呈给T淋巴细胞,激活肿瘤抗原特异性细胞毒性T淋巴细胞(CTL)对肿瘤细胞的杀伤作用是特异性抗肿瘤免疫的关键环节。DC是体内功能最强的专职抗原提呈细胞,DC仅占外周血单个核细胞总数的0.5%~1.0%,肿瘤微环境DC的数量、功能的研究鲜见报道,TIDC是肿瘤微环境中的主要抗原提呈细胞,可能是一种无功能或功能低下的DC,肿瘤细胞在肿瘤局部分泌的免疫抑制因子可能是导致TIDC功能低下的原因之一,抑制免疫细胞的抗肿瘤免疫应答,研究TIDC对了解肿瘤免疫逃避机制具有重要意义。由于晚期癌症患者全身免疫功能的低下,导致了癌性胸腔积液中的TIL处于免疫抑制状态。TIL体外活化后其特异性及细胞杀伤活性等已得到临床证实,自体肿瘤细胞的TIL对肿瘤具有强大的细胞毒作用,对正常组织无杀伤性,随着肿瘤免疫学的深入,提出了"肿瘤微环境"的概念,由于恶性肿瘤在患者体内生长时能分泌免疫抑制因子,抑制免疫细胞的抗肿瘤免疫应答。因此,如何解除肿瘤细胞的免疫抑制作用,优化机体的特异性抗肿瘤免疫的微环境,提高肿瘤患者机体自身的抗肿瘤免疫应答,是对癌细胞扩散和转移的预防及治疗过程中一个重要的问题。以往的研究发现,IL-2基因修饰的DC免疫治疗后,能优化肿瘤宿主体内抗原提呈的微环境,腔内直接注入TIL,对局部抗肿瘤免疫应答的微环境起到了优化和增强作用,能有效地抑制晚期癌症患者胸腔积液中癌细胞的增长。研究发现IL-2活化TIL的同时,使胸腔积液中的无功能TIDC转变为成熟DC,肿瘤抗原致敏的TIL和TIDC有特异性杀伤作用。本研究结果显示恶性胸腔积液中的TIDC数量极少,经过IL-2活化,T细胞免疫功能明显上调,且对于肿瘤抗原具有特异性杀伤作用。

(张明辉)

第七节　基因治疗和靶向治疗

一、基因治疗

肺癌的发生、发展是一个多基因参与的复杂过程,包括原癌基因的激活、抑癌基因的失活及凋亡等相关基因的改变。基因治疗是针对肺癌的分子生物学特点,将人的正常基因或有治疗作用的基因通过一定的方式导入人体靶细胞以纠正基因的缺陷或者发挥治疗作用,从而达到治疗疾病的目的的一种现代生物医学新技术。

与肺癌有关的原癌基因有myc、K-ras、ErbB1、C-erbB-2、Bcl-2、c-fos、c-Jun等;抑癌基因包括p53、RB、p16、PTEN、APC、NM23等;凋亡相关基因有p53、Bcl-2及BAD等。

肺癌的基因治疗方法主要包括抑癌基因治疗、免疫基因治疗、自杀基因治疗、反义基因治疗和RNA干扰技术等。

(一)抑癌基因治疗

肺癌是一种多基因遗传性疾病,其发生的根本原因在于细胞基因组DNA的损伤,导致细胞癌基因的激活或者过表达、抑癌基因(TSG)的丢失或其产物的失活,或两者兼有,可引起细胞无限制生长从而形成恶性肿瘤。

常见的抑癌基因 p53 是 1979 年由 Lane 等首次发现的第一个肿瘤抑制基因,该基因是迄今与人类肿瘤关系最密切的基因,50％以上的肿瘤都有 p53 基因的变异。肺癌患者常有 p53 基因的突变和缺失。45％~75％的 NSCLC 和 70％以上的 SCLC 可检测到 p53 基因突变。Baker 等首先观察到野生型 p53 基因导入结肠癌肿瘤细胞后,肿瘤细胞出现了明显的凋亡。体外和体内实验均已证明,给肺癌细胞内导入抑癌基因 p53 可抑制肿瘤细胞生长,诱发细胞凋亡,并可增强肿瘤细胞对放化疗的敏感性。

重组人 p53 腺病毒注射液是世界上第一个上市的肿瘤基因治疗药物,由正常人肿瘤抑制基因 p53 和改构的 5 型腺病毒基因重组而成。前者是发挥肿瘤治疗作用的主体结构;腺病毒载体是目前肿瘤基因治疗研究中应用最多的一种病毒载体,可携带治疗基因 p53 进入肿瘤细胞内发挥作用。其主要的作用机制包括阻滞肿瘤细胞复制,启动并促进程序性死亡;增强肿瘤细胞对于化疗药物的敏感性;增强机体的免疫功能。有报道称重组人 p53 腺病毒注射液与放、化疗联合使用显示了较好的抗癌效果。目前,重组人 p53 腺病毒注射液的用药途径为静脉滴注、经支气管动脉介入治疗、瘤内注射及恶性浆膜腔灌注治疗等。对于传统手术及放、化疗效果不理想且肿瘤阻塞气道明显者,可采用导入野生型 p53 基因和反义 K-ras 基因治疗。此两方案已被美国重组 DNA 顾问委员会批准为临床治疗方案。但如果肿瘤细胞内没有 p53 基因缺陷或 p53 功能正常的肺癌细胞,此法一般无效。

大量的体外、体内实验提示 p53 基因治疗对于 NSCLC 有一定的治疗效果,目前尚缺乏 p53 基因治疗肺癌的大规模临床试验数据。

(二)免疫基因治疗

免疫基因治疗是采用一定的方法或载体将目的基因导入肿瘤细胞或效应细胞-TILs,然后将表达目的基因的细胞输入患者体内,通过提高人体免疫系统对肿瘤细胞的识别、抑制与杀伤,以达到治疗目的。这种抗肿瘤效应只针对肿瘤细胞而不针对正常细胞,安全、有效。

(1)细胞因子免疫治疗:将细胞因子通过基因转染技术,导入某种运载细胞基因组中,使其表达,再将这些运载细胞回输到人体内,通过其聚集在肿瘤局部,持续分泌一定量的细胞因子来激活机体抗肿瘤免疫反应或直接杀伤肿瘤细胞。利用 IL-2、IL-12、IL-6、IFN-γ、GM-CSF、肿瘤坏死因子、趋化因子、生长因子等细胞因子导入肿瘤细胞促进肿瘤抗原表达以增强其免疫原性,引发对肿瘤细胞的识别,促进 T 细胞、NK 细胞增生和杀伤活性,并降低肿瘤细胞的成瘤性。该法具有一定的定向性,杀伤力强。

(2)树突状细胞免疫治疗:DC 是迄今为止已知的体内功能最为强大的专职 APC,表达丰富的抗原捕获分子、抗原提呈分子以及免疫共刺激分子。经抗原刺激的 DC 细胞向淋巴结迁移,将其携带的抗原信息传递给相应的 T 淋巴细胞,启动、激发 CD4＋/CD8＋T 细胞免疫应答,特异性地杀火肿瘤细胞。该方法具体包括多肽致敏、抗原蛋白致敏以及肿瘤细胞致敏的 DC 免疫治疗。

以 DC 为基础的肺癌基因治疗方法包括细胞因子基因修饰 DC、腺病毒载体介导基因修饰 DC、p53 基因修饰 DC 等,各种方法的研究均有报道,但其剂量、疗程、疗效及其安全性还需在临床试验中不断摸索。

在转移性黑色素瘤患者的Ⅲ期临床试验中,T 细胞增效剂 Ipilimumab 可显著改善患者的生存期;在前列腺癌的Ⅲ期临床试验中,使用 Sipuleucel-T 细胞因子免疫治疗可显著降低患者的死亡风险。这些成功的Ⅲ期临床试验为肺癌的免疫基因治疗奠定了基础。

(三)自杀基因治疗

自杀基因治疗又称病毒介导的酶解药物前体疗法(VDEPT),即把能够表达外源性酶活性的基因通过载体转染给肿瘤细胞。当被转染的有限的肿瘤细胞中基因表达时,活性酶可将原无细胞毒或低毒药物前体转化为细胞毒物质,从而达到杀灭肿瘤细胞的目的。自杀基因治疗的优点是特异性杀伤肿瘤细胞,而正常细胞不受损害;未转染的肿瘤细胞有旁观者效应,因此不需要所有肿瘤细胞都被转染;能同时增强机体对肿瘤细胞的免疫反应。而缺点是自杀基因疗法仅杀伤 S 期细胞,杀伤效应有限,肿瘤内部用药对远处转移肿瘤无效等。

研究最多的为单纯疱疹病毒胸腺嘧啶激酶(HSV-TK)/丙氧鸟苷(GCV)系统和大肠杆菌胞苷脱氨酶基因(CD)/5-氟胞嘧啶(5-FC)系统。HSV-TK 基因作用原理为:将 HSV-TK 基因通过反转录病毒载体导入肺癌细胞中,TK 基因表达产物能使没有细胞毒性的环核苷丙氧鸟苷(GCV)活化,活化后的 GCV 能抑制 DNA 合成,从而特异性杀伤肺癌细胞。与 HSV-TK 基因作用类似,CD/5-FC 系统中菌胞嘧啶脱氨酶基因表达产物能将 5-氟胞嘧啶转化为具有细胞毒和抗代谢活性的氟尿嘧啶,从而特异性杀伤肿瘤细胞。HSV5-TK/GCV 系统是最有希望在临床上用于肿瘤基因治疗的方法之一,Dancer 等以转基因小鼠的肿瘤血管内皮为靶细胞,证实 TK/GCV 系统可抑制肺癌血管生成而阻止肿瘤生长。

单一自杀基因的临床疗效尚不能令人满意。因此,人们开始构建融合自杀基因。由于对 HSV-TK/GCV 和 CD/5-FC 系统的研究最广泛,技术较成熟,故双功能融合自杀基因 CDglyTK 成为基因治疗研究的首选。Ma 等研究发现 CDglyTK 系统能选择性抑制肺癌细胞系 A549 中肿瘤细胞的增生,促进细胞凋亡。CDglyTK 系统有可能成为肺癌基因治疗的新策略。但目前自杀基因治疗肺癌的研究仍主要停留在实验室阶段。

(四)反义基因治疗和核酶基因治疗

反义基因治疗就是基因封闭或基因灭活,即用反义核酶在转录和翻译水平阻断某些异常基因的表达,阻断细胞内异常信号传导,使肿瘤细胞进入正常分化轨道或者导致细胞凋亡。包括反义癌基因治疗、反义多耐药基因治疗、反义免疫抑制因子基因治疗等。

(1)反义癌基因治疗:有文献报道,将反义 K-ras 基因的重组表达质粒导入有 K-ras 基因异常的 NSCLC 患者细胞后,肺癌细胞内 K-ras mRNA 的表达几乎完全被抑制,其产物 p21 蛋白的合成减少了 70%～90%,细胞生长速度减慢了 3 倍,裸鼠成瘤性下降。反义 C-erbB-2 基因的表达能抑制有 C-erbB-2 过度表达的肺腺癌细胞的成瘤性。反义 L-myc DNA 能明显抑制 SCLC 细胞的增生。

硫代磷酸寡核苷酸为反义核苷酸治疗的标准类型,已有几个硫代磷酸寡核苷酸靶向治疗方案进入临床试验。肺癌基因治疗药物 ISIS 5132 为 C-Raf 激酶 mRNA 的表达抑制药,ISIS 2503 是一种抑制 RAF-1 的反义寡核苷酸,但在 SCLC 和晚期 NSCLC 的 I 期和 II 期临床试验中 ISIS 5132 和 ISIS 2503 的试验结果均不尽如人意。

(2)反义多耐药基因治疗:肺癌产生耐药性的主要原因是多耐药基因(MDR-1)表达增强及其编码产物 P-糖蛋白(Pgp)表达增多。Pgp 具有药物泵的作用,能将进入细胞内的药物运到细胞外,肿瘤细胞因而耐药。因此,逆转耐药基因是成功治疗肺癌的关键。

应用构建反义 MDR-1 重组反转录病毒载体,转染肿瘤细胞后发现肿瘤细胞内 MDR-1 mRNA 的表达受到抑制,Pgp 表达明显下降,肿瘤细胞对化疗药物的敏感性增强。除了 MDR-1 基因外,多耐药相关蛋白(MRP)基因在肿瘤耐药中也起重要作用。但在 NSCLC 和

SCLC 的Ⅱ期和Ⅲ期临床试验中患者均未获益。

另外，野生型 p53 基因除了有抑制肿瘤生长和诱导细胞凋亡作用外，还可以增加药物敏感性，而突变型 p53 基因与肿瘤耐药性密切相关。因此，理论上可以用反义突变型 p53 基因转染肿瘤细胞，进行反义基因治疗，以增强肿瘤细胞对化疗药物的敏感性。

（五）RNA 干扰技术

RNA 干扰（RNAi），也称转录后的基因沉默（PTGS），是指将外源性或内源性双链 RNA 导入细胞后引起与该段 RNA 同源的 mRNA 产生特异性降解，其相应的基因受到抑制。在针对肿瘤的基因治疗策略中，RNAi 技术以其特异性高、效率高、快速、可遗传等特点，在不影响正常基因功能的前提下，可以针对在细胞癌变过程中发挥重要作用的原癌基因、抑癌基因、凋亡相关基因、血管生成因子及其受体以及部分关键酶等，抑制突变基因表达或基因的过表达。但是，由于目前尚没有合适的转基因技术，RNAi 在临床肿瘤治疗上的应用有待于进一步研究。

二、靶向治疗

近年来对分子靶向药物的研究成了肿瘤治疗领域的热点之一，其特点是选择性地作用于肿瘤细胞的一些与其发生发展有关的特殊结构，达到抑制肿瘤及血管的生长，并使肿瘤凋亡增加的目的。分子靶向药物不良反应小，特异性强，在杀死肿瘤细胞的同时不杀死或极少杀伤正常细胞。目前，肺癌分子靶向治疗药物对 SCLC 疗效不显著，而针对 NSCLC 有效的药物较多，研究最广泛的靶向治疗药物主要有 EGFR 家族抑制药、血管生成抑制药、多靶点抑制药、信号传导抑制药等。

（一）以表皮生长因子受体（EGFR）为靶点的治疗

1. 小分子酪氨酸激酶抑制药（TKI）

（1）吉非替尼（易瑞沙）：首个口服 EGFR-TKI。该药于 2003 年获美国 FDA 批准用于既往化疗失败的晚期 NSCLC 患者。吉非替尼是游离碱，在酸性水溶液可稍溶，易在二甲亚砜溶液中溶解。研究发现，吉非替尼口服吸收较缓慢，生物利用度为 59%，进食不影响药物吸收，胃液 pH 高于 5 时，吉非替尼吸收水平降低 50%，3～7 小时吉非替尼血药水平达高峰，吉非替尼血浆蛋白结合率为 90%，血浆半衰期为 48 小时。

吉非替尼一般每次 250mg，每天 1 次，空腹或与食物同服；对有吞咽困难的患者，可将片剂置于水中（非碳酸饮料），搅拌 10 分钟、溶解后饮下。常于第 7～第 10 天可到达稳态血药水平，易产生有效治疗作用。一般吉非替尼血水平 80nmol/L，即可特异性 100% 抑制表皮生长因子受体 EGFR 的酪氨酸激酶活性。吉非替尼片 250mg/片。

（2）厄洛替尼（特罗凯）：另一种针对 EGFR 的小分子 TKI，与吉非替尼的结构和作用机制相似。该药已在美国、欧洲及我国上市，用于化疗失败后的 NSCLC 的二、三线治疗。厄洛替尼应在进食前 1 小时或进食后 2 小时服用，口服吸收快，生物利用度为 60%，食物可提高其生物利用度到 100%（给药时一般应避免进食），4 小时血药水平达高峰，连续口服 7～8 天血药水平达稳定，血浆蛋白结合率为 95%，单次给予厄洛替尼的血浆半衰期为 36.2 小时，主要在肝脏由细胞色素 P450 氧化酶（CYP3A4）代谢清除，部分经细胞色素 P450 氧化酶（CYP1A2/CYP1A1）代谢；83% 通过胆管排泄、从粪便排出，8% 由肾排出。脑室中的厄洛替尼水平为血药水平的 7%。厄洛替尼是 ATP 结合盒转运体 ABCG2 的抑制药，能抑制 ABCG2 排出治疗药物。给予细胞色素 P450 氧化酶(CYP3A4)诱导剂利福平、苯妥英钠、卡马西平、苯巴比妥，能使厄洛替尼血药水平下调 67％。给予细胞色素 P450 氧化酶(CYP3A4)拮抗药酮康唑，能使厄洛替尼血药水平上调 102％。

(3)拉帕替尼:喹唑啉类化合物，为表皮生长因子受体 EGFR 和 ErbB2 双激酶抑制药，能比吉非替尼等更牢、更持久地结合酪氨酸激酶域的 ATP 结合位点、抑制 ATP 结合、活化蛋白激酶，能抑制下游的蛋白激酶 PI3K/ERK 信号通路，生物利用度不稳定，口服后吸收常不完全，3 小时血水平达高峰，连续口服 6～7 天后，可达稳态血水平。稳态血水平随剂量增加而升高；与食物同服及同一天分次口服，可增加血水平，一般可每次 1250mg，每天 1 次，空腹口服，连续 21 天为 1 个疗程；其中第 1～第 14 天，联用卡培他滨，2000mg/m²，每天 1 次，2 种药物给予时间隔 12 小时。

拉帕替尼血浆蛋白结合率为 99％，主要经细胞色素 P450 氧化酶(CYP3A4/CYP3A5)等代谢，单次给予药物的血浆半衰期为 14.2 小时，重复给予药物的血浆半衰期为 24 小时。27％拉帕替尼原形从粪便排出，重度肝功能不佳时，拉帕替尼血药水平升高 63％。拉帕替尼是 P-糖蛋白、细胞色素 P450 氧化酶(CYP3A4)等的底物。高水平拉帕替尼抑制 P-糖蛋白，也能抑制乳腺癌耐药相关蛋白/OATP1B1，抗耐药。

拉帕替尼能抑制表皮生长因子受体 EGFR 的过度活化，能剂量依赖性抗肿瘤细胞增生，是放疗增敏剂，已被 FDA 批准用来治疗 ErbB2 阳性、赫赛汀治疗无效的晚期肿瘤。拉帕替尼的不良反应有疲劳、心悸、腹泻、血细胞减少等。孕妇、哺乳时不应用。

2.单克隆抗体

(1)西妥昔单抗:针对表皮生长因子受体 EGFR 胞外区的一种人鼠嵌合型单克隆 IgG1 抗体，分子量 15.2kD。

西妥昔单抗单药在复发、转移的非小细胞肺癌患者，至少有二线以上的治疗作用，但单用治疗效果较小，有效率为 3％，疾病稳定率为 28％。西妥昔单抗联合化疗的效果较好。西妥昔单抗能特异性结合表皮生长因子受体 EGFR，一般非小细胞肺癌中的表皮生长因子受体 EGFR 基因突变，对西妥昔单抗的疗效没有预测意义。

西妥昔单抗已被批准用来治疗肿瘤等，能减少肿瘤细胞对拓扑异构酶抑制药的抗药性，能促进肿瘤细胞凋亡，对放、化疗有增敏作用。西妥昔单抗很少引发抗其抗体(1/53)。

西妥昔单抗静脉注射后，血药水平与剂量相关。西妥昔单抗给予 20mg/m²、200mg/m²时，血浆率分别为 0.08L/(m²·h)、0.021L/(m²·h)。西妥昔单抗注射液首剂应缓慢给药，一般静脉滴注 2 小时以上，首次剂量常为 400mg/m²，10mg/min，然后为 250mg/m²，每周 1 次，60 分钟内静脉滴注完，10mg/min；第 3 周血药水平达稳态；单药给予第 8 周时的血药水平为 151.6μg/mL。可连续治疗 4 周。250mg/m² 剂量时，血浆半衰期为 70～100 小时。西妥昔单抗主要通过与肝、皮肤细胞的表皮生长因子受体 EGFR 结合、被内吞而清除。

(2)尼妥珠单抗:我国第一个用于治疗恶性肿瘤的人源化单克隆抗体药物。临床主要用于 EGFR 蛋白阳性的头颈部肿瘤、恶性神经胶质细胞瘤和消化道肿瘤。目前也试用于治疗 EGFR 蛋白阳性的肺癌。

已有研究证实尼妥珠单抗可以阻断 EGFR 的过度活化，并抑制肺癌细胞生长。对肺癌细胞系 A549 使用尼妥珠单抗后，A549 细胞系中 STAT3 磷酸化水平降低、肿瘤增生减慢、细胞周期停滞、细胞凋亡增加。同时，一项针对无法耐受化疗的 NSCLC 患者所进行的临床试验结果显示,尼妥珠单抗联合放疗用于治疗 NSCLC 的 ORR 和 DCR 分别达到 46.7％和 100.0％。而不良反应多为轻度淋巴细胞减少和无力,没有皮疹和变态反应的发生,当尼妥珠单抗每次用量达到 200mg 时,可以发生中性粒细胞减少性肺炎。该研究提示,尼妥珠单抗联合放疗有很好的耐受性和可行性,为尼妥珠单抗在 NSCLC 中的进一步临床应用提供了依据。

尼妥珠单抗相关的不良反应主要有轻度发热、寒战、血压下降、恶心、呕吐、头晕、头痛、皮疹、贫血和肢端青紫等;罕见不良反应主要有吞咽困难、口干、潮红、心前区痛、嗜睡、定向障碍、肌痛、血尿、转氨酶升高和肌酐升高等。轻度不良反应一般可自行缓解,中重度不良反应可予对症治疗,必要时可停药。

(3)曲妥珠单抗:鼠/人嵌合性单抗,能直接阻断高度活化的表皮生长因子受体 2(高水平 ErbB2 能促进其与其他 erbB 家族成员的异二聚体的信号通路活化),可抑制 ErbB2 信号通路的活性,也能活化抗体依赖性细胞毒作用,可抑制血管生成,一般 2～4mg/(kg·d),可与顺铂、紫杉醇联用,也作为手术后的辅助治疗,能提高手术后化疗的效果大约 50％。有心脏毒性,尤其是与蒽环类联用时。还有 Pertuzumab,与 HER-2 的不同部位结合。注射用曲妥珠单抗每瓶 440mg。

(4)帕尼单抗:已被 FDA 批准用来治疗结直肠癌等,是完全人源化抗表皮生长因子受体 EGFR 胞外区的单克隆抗体,与表皮生长因子受体 EGFR 有高亲和力,不引起人体内产生抗帕尼单抗的抗体,耐受性、安全性较好;是 IgG2 亚类抗体,一般不引发抗体依赖性细胞毒反应。帕尼单抗联合紫杉醇＋卡铂标准化疗,治疗表皮生长因子受体 EGFR 高表达阳性的进展期非小细胞肺癌患者,结果显示两组缓解率和平均生存时间等无统计学差别,正在进一步研究中。不良反应有皮疹,发生率达 80％。

帕尼单抗分子量为 14.7kD,静脉滴注帕尼单抗时,每次 6mg/kg,每周 1～2 次,应用生理盐水 100mL 稀释后静脉滴注 60 分钟;剂量＞1000mg 时,应用 150mL 生理盐水稀释后静脉滴注 90 分钟。一般在第 3 次静脉滴注后血水平达稳态,血浆半衰期为 7.5 天。如在静脉滴注时有一般输液反应,应减慢滴注速度一半,有严重输液反应,应停药。经输液泵给予药物时,帕尼单抗应使用 0.2μm 过滤网过滤。输液管可应用生理盐水冲洗一下,帕尼单抗不能与其他药物混合应用。帕尼单抗注射液 200mg/10mL。

(二)以肿瘤血管生成为靶点的治疗

1. 血管内皮生长因子(VEGF)和血管内皮生长因子受体(VEGFR)靶向药物

VEGF 和 VEGFR 是血管内皮细胞存活必不可少的主要调控因子并且是一种潜在性内皮细胞特异性促进生长因子。现阶段已生产一系列能抑制血管生成的 VEGF 单克隆抗体及合成某些能抑制微管、微丝等小分子,以起到抑制血管表皮细胞的无限制生长。目前较为成熟的有贝伐珠单抗。在 ECOG4599 临床研究中,贝伐珠单抗与紫杉醇、卡铂联用与单独使用化疗相比,在有效率、PFS 和中位生存时间都有显著提高,但其血液学毒性更为常见。而国内学者在 BEYOND 研究也证实,在东亚人群中,贝伐珠单抗联合化疗(紫杉醇＋卡铂)相对于单独化疗,可显著延长患者无进展生存及总生存,因此可作为无治疗禁忌患者的标准一线治疗。

2. 内皮抑素(YH-16)

YH-16 为内源性抗血管生成因子。有学者组织了用国产的内皮抑素 YH-16 的Ⅰ～Ⅲ期临床研究。其中Ⅲ期临床研究分别加入了长春瑞滨/顺铂(NP)方案组和 NP 联合 YH-16 方案组,有效率分别为 19.5％、35.4％,中位 TTP 分别为 3.6 个月、6.3 个月,不良反应并未因加入 YH-16 而增加,对初治与复治均有效果。该研究说明,YH-16 可以与 NP 方案发生协同或相加作用,能明显提高晚期 NSCLC 的有效率,并延长中位肿瘤进展时间。

3.基质金属蛋白酶抑制药(MMPIs)

基质金属蛋白酶(MMP)是细胞外基质降解过程中的重要酶类,与肿瘤侵袭和转移有密切关系,是肿瘤治疗的新靶点。BMS-275291 是一个新的广谱 MMHs,Prinornastat 是一种选择性 MMPIs,Leignl 和 Bissett 等的临床研究结果均提示 BMS-275291,Prinornastat 并未提高化疗的疗效,尚需进一步的临床研究。

(三)多靶点治疗

1.索拉非尼(BAY24329006)

索拉非尼是一种多靶点激酶抑制药。52 例化疗失败的Ⅳ期 NSCLC 患者服用索拉非尼后,疾病控制率达到 60%,其中 29%有肿瘤缩小,中位生存期 29.3 周。主要不良反应是皮疹和腹泻。由于此药除作用于 VEGFR,PDGFR 还可作用于 Raf 通路,故此药值得在 K-ras 突变的 NSCLC 中进行临床观察试验。

2.凡德他尼(ZD6474)

ZD6474 是血管内皮生长因子受体 2、表皮生长因子受体 EGFR、RET 激酶抑制药,是合成的苯胺喹啉化合物,口服,还可抑制 Fit-1,PDGFR、Tie-2、FGFR1、ErbB2、IGF-1R、CDK2、Akt、PDK 等蛋白激酶;2009 年报道用于治疗肺癌 697 例,随访 12.8 个月,发现凡德他尼＋多西他赛或培美曲赛可延长 PFS,提高总体缓解率。最大耐受剂量为每天 300mg,主要不良反应有皮疹、腹泻、高血压、Q-T 延长。

3.卡奈替尼(CI1033)

CI1033 是喹唑啉类药物,为对表皮生长因子受体 EGFR/ErbB2/ErbB4 的非特异性、不可逆性抑制药,可抑制其表皮生长因子受体 EGFR/ErbB2/ErbB4 下游的蛋白激酶 PI3K 信号通路/蛋白激酶 MAPK 信号通路,抑制非小细胞肺癌生长。口服最大耐受剂量随着药物连续应用天数的延长而降低,在每周给药方案中最大耐受剂量为每天 500mg,在连续服 7 天后停药 1 周的方案中为每天 250mg,在连用 21 天每天口服的方案中为每天 150mg。治疗晚期非小细胞肺癌的 1 年生存率为 26%,疾病总体稳定率为 23%;最常见的不良反应是皮疹和腹泻。出现皮疹、ErbB2 高水平表达的患者,常提示卡奈替尼治疗效果较好。

(四)针对信号传导途径的靶向治疗

1.Ras/MAPK 通道抑制药(FTIs)

常见的 FTIs 有 R11577、SCH66336、BMS214662 等,这些药物尚需要大量临床研究。

2.蛋白激酶 C(PKC)抑制药

Affinitak(LY90003/ISIS3521)是 PKC 抑制药。Affinitak 联合不同化疗方案治疗晚期 NSCLC 的Ⅱ期临床试验结果显示了 Affinitak 有一定的抗肺癌疗效。

(五)ALK 基因融合

非配体依赖性二聚体引起 ALK 激活。ALK 信号可通过激活 RAS-MEK-ERK,JAK3-STAT3 和 PI3K-AKT 信号通路导致细胞增生和分化。NSCLC 中,ALK 易位与腺癌组织学、印戒细胞、年轻患者及非吸烟史等临床病理特征相关,发生率约为 5%。2007 年首次在 NSCLC 中发现 ALK 的重排,不到 5 年时间内,系列 ALK 抑制剂克唑替尼临床研究均显示出了良好的疗效,并被批准进入临床使用。克唑替尼目前已被 NCCN 等国内外指南推荐作为

ALK 重排患者的标准一线治疗。关于 ALK 抑制药克唑替尼的大型 I 期研究证实在包含 ALK 易位的癌症患者中有效率为 57%，疾病控制率为 90%。随后进行的 PROFILE1007 和 PROFILE1014 研究证实，克唑替尼相对于标准的一线、二线化疗，可显著提高治疗有效率、延长患者 PFS，因此被推荐作为 ALK 易位的肺癌患者的标准治疗。

（浦海宏　张明辉　孙伟玲）

参考文献

[1] 阿曼·恩斯特,菲力克斯·ＪＦ　赫斯.介入呼吸病学理论与实践[M].天津:天津科技翻译出版有限公司,2017.

[2] 高慧,张毅,钟诚.低分子肝素在急性心肌梗死患者溶栓治疗中的早期应用价值[J].海南医学,2018(17):2397-2399.

[3] 陈平,罗红.呼吸疾病临床流程及技术操作规范[M].长沙:湖南科学技术出版社,2017.

[4] 李有霞,王红嫚,杨茂祥,等.慢性阻塞性肺疾病急性加重合并肺栓塞血液相关风险因素分析[J].国际检验医学杂志,2017(20):2829-2831.

[5] 郭佑民,陈起航,王玮.呼吸系统影像学[M].2版上海:上海科学技术出版社,2016.

[6] 刘春英,周建华,陈锋,等.普通肝素与低分子肝素治疗急性肺栓塞临床效果及血浆肌钙蛋白对预后的评估价值探讨[J].基层医学论坛,2017(13):1589-1590.

[7] 王善全.呼吸内科疾病规范化治疗[M].天津:天津科学技术出版社,2018.

[8] 张荣丽.凝血功能和动脉血气分析指标在诊断慢性阻塞性肺疾病合并肺栓塞中的价值[J].中国慢性病预防与控制,2016(12):936-937.

[9] 王辰.临床路径释义:呼吸疾病分册[M].北京:中国协和医科大学出版社,2018.

[10] 刘萍,张雪飞.乌司他汀联合俯卧位通气在重症肺炎合并急性呼吸窘迫综合征早期临床应用分析[J].中国药物与临床,2018(11):2030-2031.

[11] 王胜昱.实用临床呼吸治疗手册[M].北京/西安:世界图书出版公司,2017.

[12] 李新,崔巍,徐治波,等.乌司他丁治疗急性呼吸窘迫综合征的效果及其对血清炎性因子、血气指标的影响[J].疑难病杂志.2017(12):1225-1228＋1232.

[13] 梁名吉.呼吸内科急危重症[M].北京:中国协和医科大学出版社,2018.

[14] 王洪武.呼吸内镜操作技术规范[M].北京:科学技术文献出版社,2019.

[15] 张志华.两种无创正压通气在新生儿呼吸窘迫综合征治疗中的应用研究[J].中国医学创新,2019(20):119-122.

[16] 庚俐莉.呼吸科急危重症救治手册[M].郑州:河南科学技术出版社,2019.

[17] 潘长坤.无创呼吸机治疗对COPD合并呼吸衰竭患者肺功能和血清hs-CRP水平的影响[J].医学理论与实践,2019(10):1508-1509.

[18] 朱翠云,孙峰,张文宏,等.耐氟喹诺酮类药物的耐多药结核病患者预后影响因素分析[J].中国临床医学,2017(05):685-689.

[19] 王季政.呼吸内科临床诊疗[M].天津:天津科学技术出版社,2018.

[20] 雷红.噻托溴铵联合多索茶碱对慢性阻塞性肺病患者气道重塑及炎性因子的影响[J].健康研究,2019(01):75-77＋83.

[21] 熊维宁.实用呼吸介入诊疗策略:如何开展呼吸介入[M].武汉:华中科技大学出版社,2019.

[22] 袁娅,黄民,阮世冲.寒喘祖帕颗粒联合二羟丙茶碱片治疗支气管哮喘临床研究[J].

中国药业,2019(23):55-57.

[23] 刘达富.孟鲁司特钠对慢性阻塞性肺疾病急性期患者甲强龙用量的影响[J].中国药业,2018(13):36-38.

[24] 王晓波.实用呼吸病学[M].长春:吉林科学技术出版社,2019.

[25] 吴洪,朱晓丹.无创正压通气联合纳洛酮注射液治疗慢性阻塞性肺疾病联合呼吸衰竭分析[J].中国药物与临床,2019(05):799-801.